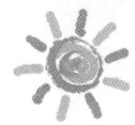

高等师范院校系列教材
学前教育专业核心课教材 吴玲/执行总主编

学前儿童卫生学

主 编 童慧玲
副主编 梅养宝 王 萍

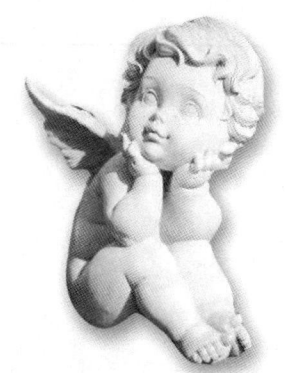

Xueqian Ertong Weishengxue

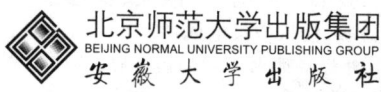

北京师范大学出版集团
BEIJING NORMAL UNIVERSITY PUBLISHING GROUP
安徽大学出版社

图书在版编目(CIP)数据

学前儿童卫生学/童慧玲主编.—合肥:安徽大学出版社,2019.8(2021.7重印)
ISBN 978-7-5664-1872-2

Ⅰ.①学… Ⅱ.①童… Ⅲ.①学前儿童－卫生保健 Ⅳ.①R179

中国版本图书馆 CIP 数据核字(2019)第 107426 号

学前儿童卫生学

童慧玲　主编

出版发行:	安 徽 大 学 出 版 社
	（安徽省合肥市肥西路 3 号 邮编 230039）
	www.ahupress.com.cn
印　　刷:	安徽昶颉包装印务有限责任公司
经　　销:	全国新华书店
开　　本:	170 mm×240 mm
印　　张:	18.75
字　　数:	357 千字
版　　次:	2019 年 8 月第 1 版
印　　次:	2021 年 7 月第 2 次印刷
定　　价:	48.00 元

ISBN 978-7-5664-1872-2

策划编辑：钟　蕾　李海妹　　　　装帧设计：李　军
责任编辑：李海妹　　　　　　　　美术编辑：李　军
责任印制：赵明炎

版权所有　侵权必究

反盗版、侵权举报电话：0551－65106311
外埠邮购电话：0551－65107716
本书如有印装质量问题，请与印制管理部联系调换。
印制管理部电话：0551－65106311

目 录

前　言 ··· 1

绪　论 ··· 1
  第一节　学前儿童卫生学研究的对象和任务 ··· 1
  第二节　学前儿童卫生学研究的内容和方法 ··· 6

第一章　学前儿童的生长发育 ··· 9
  第一节　学前儿童解剖生理特点及其卫生保健 ·· 9
  第二节　学前儿童生长发育基本规律 ·· 39
  第三节　学前儿童生长发育的调查和评价 ·· 45

第二章　学前儿童的传染病、常见疾病及预防 ··· 51
  第一节　学前儿童的传染病及预防 ··· 51
  第二节　学前儿童的常见疾病及预防 ·· 71

第三章　学前儿童的营养卫生 ··· 91
  第一节　学前儿童对营养素及热量的需要 ·· 91
  第二节　婴儿的喂养 ·· 110
  第三节　学前儿童的合理膳食 ··· 120

第四节　学前儿童的饮食卫生 …………………………………… 126

第四章　幼儿园教育过程的卫生 …………………………………… 130

第一节　教育过程的卫生原理 …………………………………… 130
第二节　幼儿园生活制度的卫生 ………………………………… 139
第三节　幼儿园各项活动的卫生要求 …………………………… 147

第五章　幼儿园的建筑和设备卫生 ………………………………… 162

第一节　幼儿园的建筑卫生 ……………………………………… 162
第二节　幼儿园的设备卫生 ……………………………………… 179

第六章　学前儿童的安全与急救 …………………………………… 191

第一节　常用的学前儿童护理方法 ……………………………… 191
第二节　学前儿童常见意外事故的急救与处理 ………………… 194

第七章　学前儿童健康教育 ………………………………………… 204

第一节　学前儿童健康教育的目的和任务 ……………………… 204
第二节　学前儿童健康教育的内容 ……………………………… 207
第三节　学前儿童健康教育的途径和方法 ……………………… 213

第八章　学前儿童的心理卫生 ……………………………………… 219

第一节　学前儿童心理卫生概述 ………………………………… 219
第二节　学前儿童常见的心理障碍及预防 ……………………… 236
第三节　学前儿童常见的问题行为及矫治 ……………………… 245
第四节　学前儿童心理疾病及心身疾病 ………………………… 258

第九章　集体儿童卫生保健 ………………………………………… 273

第一节　托幼园(所)卫生保健工作的意义和任务 ……………… 273
第二节　托幼园(所)卫生保健工作的主要内容 ………………… 275

参考文献 …………………………………………………………………… 294

前　言

学前儿童卫生学作为高等师范院校学前教育专业的一门专业基础课程,是研究保护和增进学前儿童身心健康的一门学科。为满足我国学前教育事业改革与发展和高等师范院校学前教育专业教学的需要,我们根据《幼儿园教育指导纲要》(以下简称《纲要》)精神,编写了本教材。

在编写过程中,我们结合多年的教学与实践经验,特别注重以科学性、思想性、系统性和实用性等原则为指导,参考了大量的资料,针对学前教育专业学生的接受能力,在内容的编排上力求做到知识无误、条理清晰、通俗易懂,便于学生理解与掌握。考虑集体儿童教育机构的实际需要,在内容结构组成方面增加了具有实用性和可操作性的部分。

全书共十个部分:绪论,第一章学前儿童的生长发育,第二章学前儿童的传染病、常见疾病及预防,第三章学前儿童的营养卫生,第四章幼儿园教育过程的卫生,第五章幼儿园的建筑和设备卫生,第六章学前儿童的安全与急救;第七章学前儿童健康教育,第八章学前儿童的心理卫生;第九章集体儿童保健。

本教材由童慧玲担任主编,负责设计框架结构和章节体系及全书的统稿规划工作,具体写作任务由童慧玲、梅养宝、王萍、单双、姚晗雯共同完成。

在本书的编写过程中,得到安徽大学出版社的支持和吴玲教授的悉心指导,并引用、借鉴了许多国内外同行的研究资料,在此一并表示衷心的感谢!由于我们水平有限,书中难免有不当之处,敬请广大读者批评指正,多提宝贵意见,使我们的教材更加完善。

编者

2018 年 6 月

绪　论

第一节　学前儿童卫生学研究的对象和任务

一、学前儿童卫生学研究的对象

卫生学是关于健康的科学，是保护、增进人体健康的科学，研究个人、集体和外部环境间的联系和相互作用，及各种环境关系对人体健康的影响。

学前儿童卫生学是研究儿童生命运动的规律，研究保护、促进儿童健康成长及增强体质等理论问题和实践问题。

二、学前儿童卫生学研究的任务

学前儿童卫生学研究的任务是根据学前儿童的解剖生理特点、生长发育规律及教育任务的要求，研究其自身生命活动的规律，研究自然环境和社会环境对其机体的影响以及两者之间的相互关系；依据研究所得出的科学结论，制定各种卫生制度和指标，提出各种卫生要求；利用、改造、创建多种外界环境，促进学前儿童生长发育，积极增强体质，不断提高健康水平，使他们在体、智、德、美诸方面都得到发展，为进入小学做好准备，为培养跨世纪人才打好基础。

学前儿童的身心健康关系到我国人口素质的提高，关系到国家的繁荣和富强。为此，要努力提高学前儿童卫生学的科研水平，使广大的幼教工作者掌握现代化的科学知识和技能，为培养优秀的学前儿童做出更大的贡献。

三、医学模式和现代健康观

(一)医学模式

医学模式是指人们观察医学问题的思想与行为方式,它左右着学校卫生保健方向。医学模式受社会生产力、生产关系、科技水平以及哲学思想的影响。它的发展大致经历了以下几个阶段:

1. 迷信唯心模式

17世纪以前,由于生产力发展水平低以及封建专制与宗教统治的影响,人们认为疾病是鬼神作怪,是天谴神罚,认为健康是上帝或鬼神赐予、主宰的,只有靠祈祷来获得。这是一种唯心主义的医学模式。这种模式虽然陈旧,但在现代社会中仍有市场。尤其在农村和边远地区,有人用烧香拜佛来防治疾病,还有人因此延误病情、死于非命。应该舍弃这种模式。

2. 机械唯物模式

18世纪中叶以后,随着工业革命的发展,机械唯物主义思想出现,人们认为机体好似一部机器,疾病是某个"零件"发生故障,且人和动物的区别只是多几个弹簧与齿轮,保健就如同维护机器,治病就是要换掉失灵的部件。这个模式虽看到了疾病的"物质"性,比迷信唯心模式有进步,但它忽视了生命个体的生物特性和社会特性,防治疾病收效甚微。

3. 生物医学模式

19世纪后,由于社会生产力的发展和科技水平的提高,人类先后发现了20～30种细菌,进入了"细菌学时代"。人们开始认识到疾病是生物因素引起的,健康是人体—自然环境—生物病因三者之间的平衡,防治疾病就是要通过预防接种、杀菌灭虫和抗菌药物来消灭生物性病原体。在此模式的影响下,全世界传染病和寄生虫病的发病率大大下降,防治疾病的效果较为明显。但此模式也有不足之处,即它只重视自然环境和生物病因,未能看到社会环境和心理因素对人类健康的影响。

4. 生物—心理—社会医学模式

20世纪50年代以来,随着疾病谱的变化、传染病减少、慢性病增加以及医学的社会化,国家、社会、公众参与了保健事业,人们逐步认识到,人类的疾病与健康受到多种因素的影响,仅用生物医学模式来指导现代保健收效甚微,必须倡导新的医学模式。1977年,美国学者 G. L. Engel 在《科学》杂志上发表了论文《需要新的医学模式——对生物医学的挑战》,正式提出生物—心理—社会医学模式这个概念。此文被认为是现代医学模式开始的标志。该模式从人的生物、心理、社会的整体因素研究健康与环境的关系,全面、深刻地认识疾病与健康的本质,即保健就是要求实现人与生物、心理、社会环境之间的平衡。在此模式影响下,数十年来世界各国卫生保健取得了丰硕成果:在学校卫生保健方面,学生生理疾病得到及时防治,心理社会方面的问题也得到密切关注;很多异常行为矫正中心、家教咨询门诊、早教与培智学校机构纷纷建立,个体、家庭、幼儿园和社区等从不同层面对学生实施身、心、社会方面的综合保健,极大地提高了他们的健康水平。

医学模式的演变影响着学校保健模式的发展变化。保健模式是指卫生保健的理论范式、目标与体系。传统的学校保健模式重在对学生生理疾病的防治,它强调对儿童实施计划免疫,使之"不患病,睡得安,吃得饱,长得高"。这种传统的保健模式已不适应当前社会的现实。绝大多数当代儿童能在生理保健方面得到及时、足够的照顾,但仍有不少儿童"营养不良""体弱多病"。究其原因,有父母的"溺爱"、不正确的教养方式、"过高的期望"与孩子实际能力之间存在差距等。当代儿童除了生理上的需要,还有心理上的多层次需要:他们需要"睡得香,吃得合理,长得美,玩得好";他们需要更多的心理与社会方面的关心。因此,现代学校保健模式必须顺应这种变化,必须依据现代医学模式的理论框架提出新的学校保健目标与体系。

(二)现代健康观

人们对健康的观念影响着保健的目标。人们常引用的是世界卫生组织对健康所作的定义:健康是身体、心理和社会方面的完善状态,而不仅仅是没有疾病和虚弱现象。

20 世纪 80 年代以来,有不少学者对上述定义提出质疑,认为它过于抽象和保守,且"完善状态"难以确定。现代人不再满足于维持良好的身心状态,而是要促进健康,提高身心和社会方面的适应阈值,获得更好的环境质量和生活质量,以能愉快、幸福地生活、学习和工作。要减少对医生的迷信和依赖,学会家庭保健和自我保健,降低自我创造生活方式的危险性,改变不良行为习惯和负性情绪状态。无病时也要加强预防,经常锻炼,增强体质,讲究营养合理,正确安排作息时间,创设良好的家庭物质与精神环境,提高教育水平和文化素养,懂得丰富的卫生保健知识。这种健康观受到社会经济条件诸方面的制约,需要国家、社会和公众的共同努力才能逐步实现。

新的医学模式和健康观将成为现代儿童保健工作的指南。

(三)影响健康的因素

根据现代医学模式和健康观念,可把影响健康的因素分成生物、心理、社会三个方面,它们相互关联,共同影响人的健康。

1. 生物因素

生物因素的研究是从生物医学模式时代开始的。它包括遗传、围产期损害、疾病感染等。遗传对健康的影响作用已经被肯定，如人的身高、体型、血型、气质、神经结构与机能特点等都是由遗传决定的。通过家系调查、双生子研究和寄养子研究以及分子生物学、细胞与分子遗传学等多方面研究，发现很多疾病是遗传性的，如先天愚型、心脏病、哮喘、糖尿病和精神分裂症等。人的许多心理行为也受遗传因素影响，如性格内向或是外向，行为退缩或是攻击，情绪焦虑或是抑郁，甚至包括酗酒、抽烟、吸毒等恶习的出现也受遗传影响。

围产期是指胎儿28周至出生后7天。此期间容易遭受生物因素的刺激，尤其是在脑中毒和损伤会导致终身发育损害与残疾；母亲孕期酗酒、服药、抽烟或吸毒，婴儿出生后的感染与用药均是危险因素。因此，婴儿的卫生保健需要母亲乃至整个家庭的配合，要从"负一岁"开始提供保健服务。

生物性病原体侵入人体后会导致许多传染病出现，使儿童的健康水平下降。疾病会干扰儿童体内的能量代谢：体温过高会使其脑细胞受损，影响儿童智力发育；消化道疾病会加重患儿的营养不良；流脑、乙脑会造成严重的后遗症，甚至威胁生命。因此，防治感染性疾病仍是儿童保健的重点工作。

2. 心理因素

身心状态作为健康的一个维度，虽在现代医学模式中才被强调，但对身心相互关系的研究却历史悠久。我国古代医学巨著《黄帝内经》就提出了身心的联系：怒伤肝，喜伤心，思伤脾，忧伤肺，恐伤肾。身心关系的真正科学研究开始于20世纪初，美国著名生理学家坎农经的实验证明：外界压力引起个体情绪改变，机体按照"斗争和逃跑"的原理，分泌大量的"交感神经素"，传递到身体各部位，准备应付这种紧急状况。接着，加拿大学者塞里提出了"应激学说"，认为人在遭受压力时可产生下丘脑—脑垂体—肾上腺皮质系统一系列反应，被称为"全身性适应综合征"，如调节成功，就恢复平衡，若调节失败，就会产生疾病甚至死亡。在影响健康的诸多心理因素中，对应激的研究较为深入。所谓"应激"(stress)，是指个体觉察环境刺激对生理、心理及社会系统产生过重负担时的整体现象。学前儿童生活中的应激源很多，心理性应激源有亲子关系或师生关系冲突，心理需要未能满足，父母、教师的过高期望和学前儿童能力不足的矛盾等；还有躯体性应激源、社会性应激源、文化性应激源等。应激源作用于机体，经认知系统评价后可影响机体的神经系统、内分泌系统和免疫系统，从而导致人的身心、行为变化。好的变化是机体的适应调整；坏的变化是出现心理障碍和躯体疾病。

除了应激，性格、情绪状态等也影响健康水平。如A型性格的人易患冠心病，性格内向、顺从、依赖性强的人易患消化性溃疡；情绪愉快能促进生命活动，提高学习效率；情绪消极会导致神经功能失调，产生躯体疾病。

3. 社会因素

社会因素与健康的关系密切，它常常通过心理因素对人的身心产生影响。社会因素有很多，在社会组织结构方面，可分为教育机构、家庭、社区等因素；在社会意识结构方面，又可分为政治思潮、道德观念、风俗习惯、文化信仰等因素。

家庭与儿童健康的关系最为密切。研究表明，家庭的经济和营养状况、家庭的结构和子女人数、家庭成员间的情感联系、家庭的教养方式、家长的身心素质等都会对学前儿童的健康发展产生影响。家庭的经济收入会直接影响他们的生活水平。在对高、中、低三档收入水平的家庭的调查中发现，中档收入水平的家庭数量多，这样家庭子女的健康问题少；低档收入家庭生活条件差，这样家庭子女营养缺乏、疾病增加；而高档收入家庭虽生活条件优裕，但这样家庭子女仍然会营养不良，其原因主要是家长营养知识缺乏造成的膳食不平衡。营养合理是儿童健康发展的基本物质条件。家庭的人数会影响物质的分配，家庭成员的情感联系也会影响学前儿童的心理社会性发展。调查表明，父母感情破裂家庭的子女有较多的身心问题，早期母子依恋等亲子关系不能形成，会导致孩子终身的社会性退缩和人格障碍。在家庭教养方式上，对孩子溺爱、纵容、忽视、打骂、期望值太高，家长教育态度不一致等都会影响孩子的健康成长。家长的文化素质也会影响家庭保健能力，教育水平高的家长具备一定的保健知识，会投入一定的时间与精力，会及时关怀孩子的身心需求，采用合适的教养方法，促进孩子健康成长。

幼儿园是儿童社会化的重要场所。儿童在幼儿园学习文化知识，学会人际交往，此阶段是孩子健康成长的关键时期。幼儿园是个小社会，它对健康的影响是多方面的，如幼儿园物质与精神环境、教育过程、生活作息制度、膳食管理、防病措施和卫生教育等。师幼关系也是影响儿童健康的重要因素。其中起主导作用的是教师的教育态度、教学方法和个性特征等方面。教师对儿童缺乏爱心，对本职工作缺乏热情，教学方法简单粗暴，或专制，或放任，教师自身的人格偏异、情绪多变等，都会给儿童造成不良影响。因此，教师要加强学习，树立职业责任感与使命感，做一名合格的教师。儿童的同伴关系也很重要，他们通过模仿学习，建立友情。健康的关系是和睦相处，互助互爱。如果相互咒骂，相互猜疑，相互攀比，或是远离群体，孤独自处，相关儿童身体、心理的以及社会性发展就会严重受阻，难以成为一个健康的社会人。许多成年心理障碍患者都有不良的同伴交往历史，有的是在遭受挫折后逐渐形成退缩、孤僻的个性，有的是盲目模仿、帮派交往，最后导致品行障碍和违法犯罪。因此，要让学前儿童从小形成良好的同伴联系，这也是幼儿园的保健目标之一。

家庭和幼儿园都处在社会大系统之中，社会文化背景如风俗、习惯、宗教、信仰都会影响教师和家长，进而影响儿童。学界对传播媒介电视对儿童的影响研究得较多,学前儿童看电视、手机、平板电脑时间太多,会减少其与他人情感交流的时间,还会影响他们的视力发育。目前儿童类电视节目并不少,但优秀的却不多。正确引导儿童看电视、促进其身心健康发展目标的实现,需要社会各界加强合作,尤其是教师需进行认真研究,家长也要积极参与。

第二节 学前儿童卫生学研究的内容和方法

一、学前儿童卫生学研究的内容

(一)学前儿童健康教育

学前儿童身心健康是其接受全面发展教育的基础,是关系到祖国和民族发展的重要问题。因此,幼教工作者必须认真学习并研究有关理论问题,努力做好本职工作,同时,要根据学前儿童身心的活动规律,采取有效措施,保护他们的身心健康。

(二)学前儿童解剖生理特点及其生长发育

在研究学前儿童解剖生理特点的基础上,研究儿童生长发育的一般规律及各种因素对生长发育的影响。搜集与儿童生长发育和健康状况有关的资料,并对其进行整理、分析和评价,从而制定促进儿童生长发育和提高其健康水平的措施。

(三)学前儿童的营养卫生

营养是儿童生长发育的物质基础。本学科应根据儿童生长发育规律和不同年龄的解剖生理特点,研究营养对其生长发育和健康的影响,研究各种营养素及热量的需要量和供给量,从而保证他们从食物中获得成长所需要的热能及其他营养物质。同时,还要调查学前儿童膳食中热量及其他营养素供给的数量和质量,及时发现存在的问题,并采取适当措施加以改善。

(四)学前儿童的教育过程卫生

学前儿童的成长经历着发育和教育两个过程。这两个过程是相互联系、密不可分的。学前儿童卫生学应该遵循党的教育方针,研究学校各项教养、教育措施中的卫生学问题,包括儿童的生活制度,学习、游戏、劳动、卫生习惯的培养与儿童生长发育及健康的关系。重点研究在教育过程中,如何不断改善外界环境条件,设法增强儿童对外部环境的适应能力,以利于身心健康等一系列理论问题和实际问题的解决。

（五）学前儿童的心理卫生

这是学前儿童卫生学最具特色的研究内容。随着医学模式的发展变化，心理卫生已成为儿童健康的重要组成部分。学前儿童卫生学研究的是儿童心理健康的标准与判断方法，探讨影响儿童心理健康的内外因素，阐释儿童时期常见的心理行为问题的表现、原因及矫治方法。

（六）幼儿园建筑和设备卫生

幼儿园中的建筑设施和各种设备，是学前儿童赖以开展各种活动和游戏的物质环境。其是否符合卫生要求和卫生标准，对生活于其中并与其相互作用的学前儿童的身心发展和健康具有至关重要的作用。学前儿童卫生学研究如何利用、改造、创建外界条件，从而保证儿童有良好的学习环境和生活条件，有利于他们健康成长。

（七）学前儿童疾病预防

学前儿童躯体疾病防治是学前儿童卫生学的经典研究内容。疾病防治工作做得越好，学前儿童的健康水平就越高。学前儿童卫生学重点阐述幼儿园传染病预防的原则和方法，选择性地介绍幼儿园数种非传染性常见病的病因、表现和防治措施，描述幼儿园意外伤害和急救原则，还要介绍幼儿园体检的内容和方法。

（八）集体儿童保健制度

集体儿童保健制度是保证儿童健康的主要因素，它对儿童的生活、饮食、体格锻炼、安全及健康检查、卫生消毒、防病工作等方面提出了一定的要求，制定了相应的制度，以确保集体儿童的健康，促进其生长发育，提高其身体素质。

（九）学前儿童的安全与急救

研究对学前儿童危害较大的意外事故的处理，以及如何做好学前儿童安全教育。

二、学前儿童卫生学研究的方法

学前儿童卫生学研究方法主要有以下几种：

（一）身体检查法

此方法较为常用。对儿童进行健康检查、身体测量、体力测验及有关疾病的检查、诊断等都属于身体检查法的范畴。

（二）调查统计法

此方法指研究者对儿童的生长发育、生活制度、营养卫生、环境卫生、疾病和健康的状况及学校的卫生保健制度等进行调查，然后整理调查资料并作统计学处理，最后进行分析和评价。

（三）观察法

学校应设有隔离室或观察床。在传染病流行期间，应立即对患病儿童进行隔离治疗，对于与患儿接触过的小朋友，均要进行隔离或检疫和认真观察。

（四）实验法

1. 实验观察法

此方法指研究者在外界环境条件可控的情况下，观察和检查实验对象的身心变化情况。

此方法可以研究生活制度或饮食营养对学前儿童的身体健康的作用，也可以研究教学内容或教学方法对学前儿童的健康和智力发展的影响，以及体育锻炼、环境因素对学前儿童身体的影响等。

2. 实验室检查法

此方法为采用物理、化学、生物化学及细菌学等方法，对搜集来的实物标本和材料进行检验和分析。如对儿童的食物、饮用水等进行检验分析，对活动室的空气、照明进行检查测定，对环境污染及噪音进行检查测定。

第一章
学前儿童的生长发育

【内容摘要】 本章全面系统地介绍了学前儿童的解剖生理特点及生长发育规律，以及各年龄分期阶段性主要特征和相应的卫生保健要点。学前儿童的身体正处于迅速发育过程中，各组织器官和系统都和成人有很大的不同，学习掌握好这些知识，是做好相应的卫生保健工作，维护和增进学前儿童身心健康的重要前提。

【学习目标】 掌握学前儿童解剖生理特点，了解学前儿童身体生长发育原理及影响因素，正确进行学前儿童身体生长发育评价。

每个孩子都经历着生长发育的过程。教育工作者要想使学前儿童生长发育的潜力得到最大程度的发挥，就必须了解他们的解剖生理特点以及卫生保健常识，认识并发现其生长发育的一般规律和各种影响因素，掌握生长发育调查和评价的科学方法，从而对不同年龄阶段的儿童采取相应的卫生保健措施，保证他们身心健康地成长。

第一节 学前儿童解剖生理特点及其卫生保健

生理解剖学是研究正常人体各部分形态、结构、功能及生命活动基本规律的学科。

学前儿童的机体与成年人的机体相比较，有许多不同之处。学前儿童不是成人的等比例缩小版，在解剖生理方面，有自己独特之处。祖国医学中的儿科学就强调："小儿脏腑娇嫩，形气未充，是稚阳稚阴之体"，且"生机蓬勃，发育迅速"。这正是对小儿机体高度概括：既是娇嫩之体，又生机蓬勃。

学前儿童机体各器官、各部位,不仅比成人的小,而且结构也简单,机能也不成熟。学前儿童对环境的适应性、对自身的保护能力和对各种知识的学习等方面,都是随着年龄的增长而不断发展的。学前儿童所具有的生理解剖特点如下:

一、运动系统

运动系统是由骨、骨联结(以关节为主)和骨骼肌三部分组成的,是人们从事劳动和运动的主要器官。

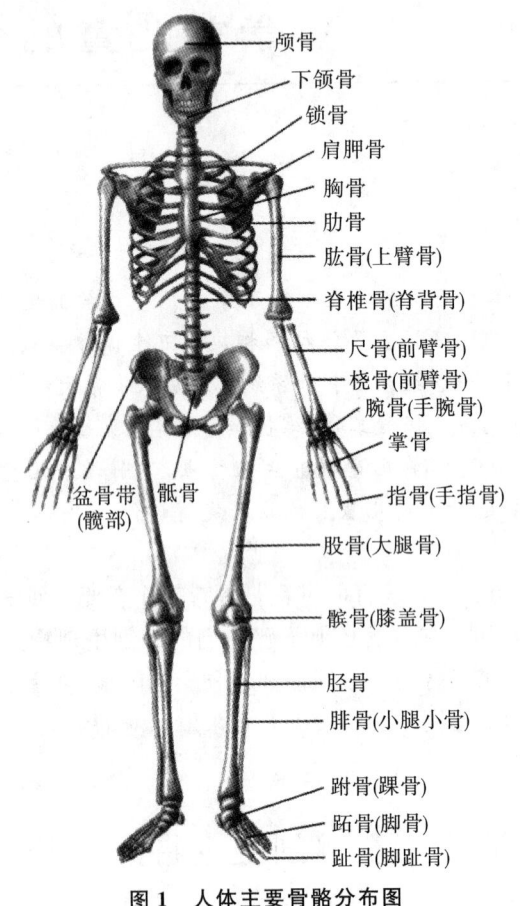

图1 人体主要骨骼分布图

(一)骨骼

人体共有206块骨头,凭借关节联结起来构成骨骼,维持人体的形态并保护内部器官,成为人体的支架。

学前儿童的骨骼短而细,软骨多,比较柔软,骨化没有完成。

在骨骼生长过程中,骺软骨不断地增生并骨化,使骨伸长。同时,骨膜下的

成骨细胞不断增生,使骨增粗。(如图2所示)

学前儿童骨组织的化学成分与成人不同,骨中含有机物较多,含无机物较少。成人骨中有机物和无机物含量的比例约为3∶7,而学前儿童骨中有机物和无机物的比例为1∶1。因此,学前儿童骨组织弹性大而硬度小,不易骨折而易发生变形。随着年龄的增长,骨内的无机盐增加,有机物减少,其坚硬度逐渐加大。

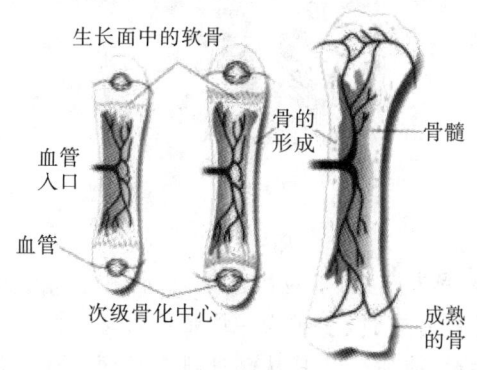

图2 骨的生长

学前儿童的脊柱发育的时间较长,一般要到青春期开始时方能基本定型。在发育阶段,学前儿童的脊柱易受外界影响而发生变形。成人脊柱有四个生理弯曲,即颈曲、胸曲、腰曲和骶曲。这些生理弯曲在新生儿时期是没有的,随着小儿身体的发育,能抬头、坐立、行走时,才初步形成并逐渐巩固。14岁前,椎骨之间充满软骨,约15岁时,椎骨之间出现新的骨化点,椎体的上下两面出现板状物。在20岁左右,这些板状物与椎体接合,脊柱才最后定型。因此,人在整个学前儿童和青少年时期,都要注意预防脊柱弯曲。(如图3所示)

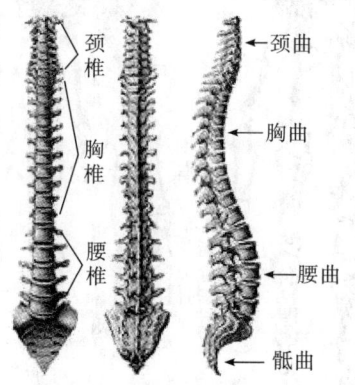

图3 脊柱前面观 后面观 侧面观

学前儿童的胸廓尚未完全接合,胸骨柄、胸骨体和剑突连在一起,但不是很牢固。胸骨的接合要到20~25岁才能完成。缺少维生素D、患有呼吸道疾病或坐姿不正确,都可能影响儿童胸骨的正常发育,易形成胸骨畸形,甚至影响内脏

器官的发育。(如图4所示)

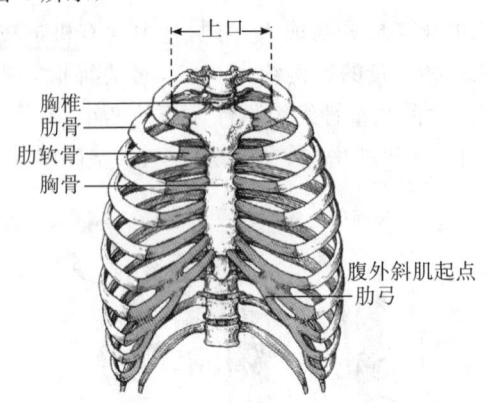

图4 胸廓

学前儿童的骨盆尚未定型,髋骨由髂骨、耻骨和坐骨依靠软骨连接而成,一般要到19～24岁骨化完成时,才成为一块整体骨。因此,要注意对学前儿童的运动保护,尤其是女童,应避免让其从高处跳向较硬的地面,以防这三块骨出现移位,发生不正常的接合,影响骨盆发育,甚至影响成年后的生育机能。

新生儿没有腕骨,以后逐渐发育。腕骨的骨化中心渐次出现,整外腕骨在10～13岁骨化完成,女孩比男孩早两年,掌指骨的骨化在18岁以前完成。(如图5所示)

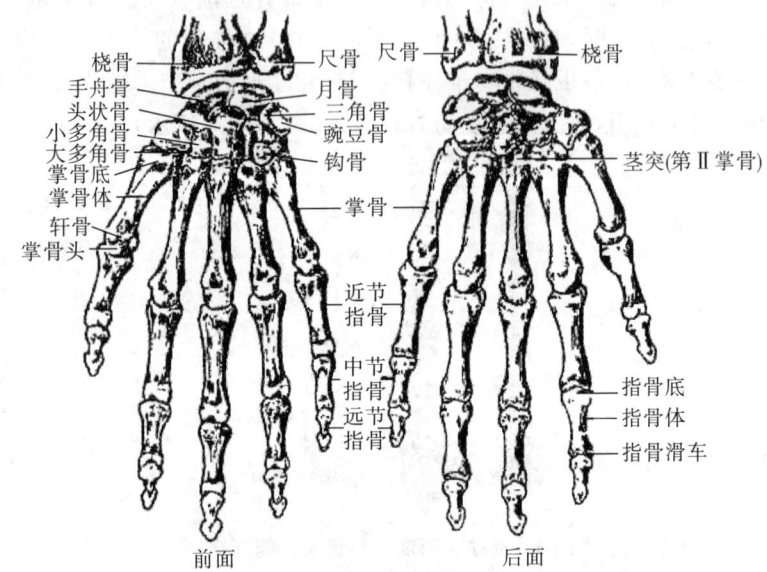

图5 腕骨 掌指骨

教育工作者应根据这些特点,适当地安排学前儿童的学习和活动。当前,多采用摄取腕骨骼的X线摄片,检查腕骨骨化中心出现的个数,与当地正常标准进行比较,将此作为判断该儿童发育是否正常的重要依据。

表1 腕骨骨化中心出现的年龄

腕骨名称	出现骨化中心的年龄	
	男	女
头状骨	初生至1岁	初生至1岁
钩骨	初生至1岁	初生至1岁
三角骨	2～6岁	2～4岁
月骨	3～7岁	2～5岁
手舟骨	5～7岁	4～5岁
大多角骨	4～7岁	3～5岁
小多角骨	4～10岁	3～5岁
豌豆骨	10～16岁	9～14岁

(二)关节和韧带

全身各关节都由关节面、关节囊、关节腔构成。关节面是组成关节的相邻两骨的接触面,其形状是相互适应的,一般一个为凸面,另一个为凹面。附着在关节面周围及其附近骨面上的结缔组织囊,叫关节囊。关节囊内的空腔叫关节腔,内含少量滑液。(如图6所示)

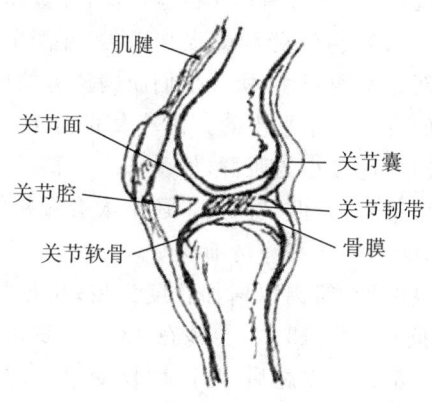

图6 关节构造

当关节受到强大外力作用,导致关节头从关节窝内脱出,即为脱臼。脱臼后,关节凸与关节凹不在正常位置,关节就不能再活动,同时因为关节囊被拉长或撕裂,会产生剧烈的疼痛感。

因为学前儿童的关节囊、韧带的伸展性大,所以关节的运动范围大于成人,但关节囊、韧带较松弛,牢固性差,在过强的外力作用下,与成人相比,更容易脱臼。

当学前儿童肘部处于伸直位时,手臂被用力牵拉,常可造成"外伤性桡骨头半脱位",又名"牵拉肘"。肘部受伤后会处于半屈位,伴疼痛,手不能握物。复位后仍需注意保护肘关节,使其勿受暴力作用,以免发生习惯性脱臼。

(三)肌肉(骨骼肌)

肌肉与骨骼有机地联系着,共同构成人体的基本轮廓和运动器,具有运动、支撑和保护的作用。人体的肌肉有 600 多块,成人的肌肉约占体重的 40%,而足月新生儿肌肉仅占体重的 20% 左右。肌肉细胞核的数目在整个儿童时期不断增加,肌肉重量从 1 岁半至 5 岁有一次突增。(如表 2 所示)

表 2 不同年龄肌肉重量占体重的百分比

年龄	身高(cm)	体重(kg)	肌肉重量占体重百分比(%)
新生儿	50	3.5	20
3 个月	60	5.5	22
1 岁半	80	11	23
5 岁	110	19.9	35
10 岁	140	31	37

学前儿童的肌肉尚未发育成熟,在形态、成分和机能方面,都与成人的肌肉有一定的差别。

学前儿童的肌肉较成人柔软,肌纤维较细,间质组织相对较多,肌腱宽而短,肌肉所含水分多,含蛋白质、脂肪、糖和无机盐较少,能量储备较差。所以学前儿童的肌肉在活动后较成人容易疲劳和受损伤,而且年龄越小,这个特点就越明显。因为学前儿童的新陈代谢旺盛,所以他们肌肉疲劳的恢复比成人快。

学前儿童各肌群的发育是不平衡的。比较大的肌群,如躯干、大腿、小腿、上臂、前臂的肌群发育较早;比较小的肌群,如手部小肌群,则发育较晚,所以 3~4 岁的儿童两条腿走路已很自如,但是两只手还不太会做精细动作,5~6 岁之后,手部小肌群开始发育,能初步做一些精细动作。

在儿童快速长身高时期,肌肉以增加长度为主;在儿童快速长体重时期,以肌纤维增粗为主。女孩在 11~13 岁,男孩在 13~15 岁,身高开始迅速增长时,肌纤维长度明显增加;16~17 岁之后,身高增长变缓,肌纤维则明显增粗,横断面增大,肌肉比较结实有力。

(四)运动系统的卫生保健

其一,应该培养学前儿童坐、立、走的正确姿势,防止胸廓和脊柱畸形。学前儿童的各种姿势正确,不仅会对骨骼的生长发育有利,还可以缓解肌肉疲劳,提高工作效率。在引导儿童形成正确的姿势时,应注意桌椅的高度要合适,以免导致儿童驼背。

其二,经常组织学前儿童参加户外活动,充分利用自然因素锻炼儿童身体。

教师要科学组织体育活动,加强全面、适宜的锻炼,以利于学前儿童骨骼、肌肉、关节的发育,提高他们身体的力量和灵活性。活动能促进血液循环,使肌肉变得粗壮有力,使骨骼变得更坚固,增强对折断和挤压的抵抗能力,还能促使骨长得长、长得粗,使身体长得健壮。

其三,在活动中,学前儿童的两臂要交替使用,负重时应该用双肩来维持身体的平衡,双腿、双脚也要交替活动,交替负重,防止体态变形。

其四,要预防骨折、脱臼、肌肉损伤等事故的发生。

其五,学前儿童肌肉纤维娇嫩,含营养物质较少,力量和耐力较差,所以容易疲劳。为了提高肌肉的工作效率,组织儿童活动时要注意动静交替,活动量要适当。

其六,要保障学前儿童的营养。需为幼儿提供充足的蛋白质、钙、磷及维生素D,促进骨的钙化和肌肉的发育,防止佝偻病的发生。

其七,学前儿童的上衣、裤子、鞋袜不宜过小、过紧,以免影响其骨骼、肌肉的正常发育。

二、呼吸系统

(一)呼吸系统的特点

人体从外界吸进新鲜氧气,排出二氧化碳的过程称为呼吸。

呼吸系统包括鼻、咽、喉、气管、支气管和肺。其中,鼻、咽、喉被称为上呼吸道,气管、支气管、肺被称为下呼吸道。(如图7所示)

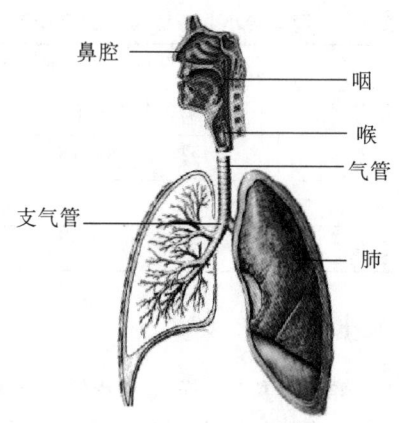

图7 呼吸系统

学前儿童呼吸器官的基本特点是黏膜娇嫩,有丰富的毛细血管,呼吸道管腔较窄,易发生感染或导致呼吸困难;声带不够坚韧,声门肌肉易疲劳,所以应该保护嗓音;肺活量较小,呼吸功能较差,但机体对氧气的需要量并不低,所以特别需要呼吸新鲜空气。

相对于成人而言,学前儿童的鼻腔较短小,鼻道较为狭窄,鼻黏膜柔嫩且富有毛细血管,易被感染。感染后,鼻黏膜充血、肿胀,学前儿童会出现鼻塞及呼吸困难等症状,这时,学前儿童常常用口呼吸,病原体容易侵入体内。

学前儿童的咽部相对狭小,且较垂直。儿童的扁桃体从1岁开始发育,4至10岁是发育高峰。扁桃体具有防御机能,但有时病原体会隐藏在陷窝深处,成为病灶,使扁桃体发炎。

学前儿童的喉腔相对狭窄,黏膜纤细柔弱,下层组织疏松,发生急性喉炎时,会使喉腔更窄,进而出现呼吸困难。学前儿童的声带较短,不够坚韧,声门肌容易疲劳,常常出现嘶哑和失音的症状。

学前儿童气管、支气管的管腔较成人狭窄,管壁和软骨柔软,缺少弹性组织,黏膜富于血管,但分泌的黏液少,比较干燥,管壁黏膜上纤毛的运动机能差,所以容易造成感染。

学前儿童肺脏弹性纤维发育较差,间质组织比较多。其中,毛细血管比较发达,肺泡的数量较少,肺泡的容积相对比成人小,容纳气体量少,所以整个肺脏的含血量多,含气量少。又由于肺泡壁的弹性纤维少,致使肺泡的扩张与回缩的功能较差,所以儿童易患肺炎,婴儿的肺炎发病率更高。

学前儿童的胸廓较为狭小,呼吸肌运动能力较弱,肺泡数量少、容积小、易被黏液堵塞,所以肺通气量较小。但是学前儿童的新陈代谢旺盛,他们对氧气的需求量较大,是通过增加每分钟呼吸的次数来加大肺通气量,所以他们呼吸的频率很高,如表3所示。

表3　不同年龄小儿呼吸次数的平均值

年龄	每分钟平均呼吸次数
新生儿	40～50
0～1岁	30～40
1～3岁	25～30
4～7岁	20～25

(二)呼吸系统的卫生保健

其一,保持室内空气新鲜,注意通风换气。新鲜空气里有充足的氧气,能促进身体的新陈代谢,对学前儿童身体的发育是十分有利的。室内空气新鲜,病菌的数量就少,就能减少呼吸系统疾病的发生。

其二,引导学前儿童养成良好的卫生习惯。学前儿童的呼吸器官处于生长发育的特殊时期。形成良好的卫生习惯,不仅可以保护器官,防止疾病,而且能

第一章 学前儿童的生长发育

培养文明的卫生行为。

第一,培养学前儿童均匀地有规律地用鼻呼吸的好习惯,纠正张口呼吸的毛病;第二,教会他们正确的擤鼻涕方法,养成用手绢和卫生纸擤鼻涕的习惯;第三,告诉学前儿童不能随地吐痰,要养成咳嗽、打喷嚏时用手绢捂住口与鼻的习惯;第四,不让他们随便用手挖鼻孔,免得损伤黏膜而引起炎症;第五,教育儿童在吃饭时,不随便说笑、打闹,平时口中不含异物,严防异物进入呼吸道;第六,睡觉时不蒙头,保证有足够的氧气。

其三,注意引导学前儿童保持正确的身体姿态,使脊柱、胸廓发育正常,呼吸正常。

其四,加强体育锻炼和户外活动。学前儿童在活动中会加深、加快呼吸,扩大胸腔活动的范围,促使大部分肺泡得到舒展,从而增强抵抗力,降低呼吸道疾病的发生率。

其五,注意唱歌、朗读的卫生。活动场地要保持空气湿润、清爽。冬天不宜在室外冷空气中唱歌和朗诵。选材要符合学前儿童的音域特点,防止声带过度紧张。要避免让学前儿童长时间地大声唱或喊叫,提醒他们注意休息,注意预防呼吸道疾病和声带的疲劳,在咽喉疲乏或有炎症时不得参加激烈的活动。

三、血液循环系统

(一)血液循环系统的特点

血液循环系统是一个封闭的、连续性的管道系统,它由心脏、血管(包括淋巴管)以及在它们所组成的管道中流动的血液构成。心脏是血液循环的动力器官,血管是血液流动的管道,心脏收缩推动血液按一定的方向流动,经体循环和肺循环形成血液循环系统,如图 8、9 所示。

血液循环系统担负着机体的运输任务。血液在心脏和血管中不停地流动,将氧气、营养物质和激素运送到全身各组织和器官,并将各组织和器官所产生的二氧化碳和代谢物运送到排泄器官而排出体外,保证机体组织细胞新陈代谢和生理功能的正常进行。

学前儿童心脏重量与体重的比值大于成人。学前儿童的心脏重量占体重的 0.89%,成人则为 0.48%~0.52%。初生时,心脏重 20~25 克。1 岁时的心脏重量为初生时的两倍,5 岁时的心脏重量为初生时的 4 倍,9 岁时的心脏重量为初生时的 6 倍,青春期后的心脏重量为初生时的 12~14 倍,已达到成人的水平。除了 12~14 岁这个时期,男孩的心脏都比女孩的心脏重。

心脏的容积随着儿童年龄的增长而逐渐增大。新生儿心脏容积为 20~22 毫升,2 岁半时的心脏容积为初生时的两倍,7 岁时的心脏容积为初生时的 5 倍,

14岁时的心脏容积为初生时的7倍,18岁时的心脏容积为初生时的12倍,达到了成人的水平。

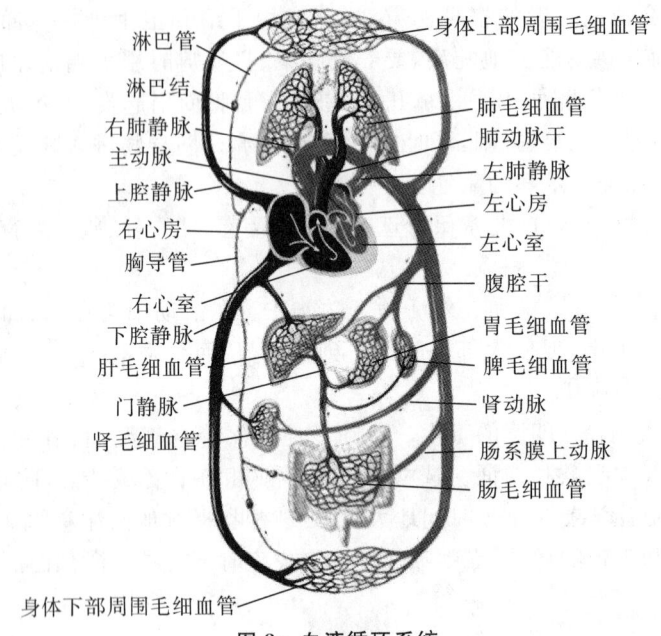

图8 血液循环系统

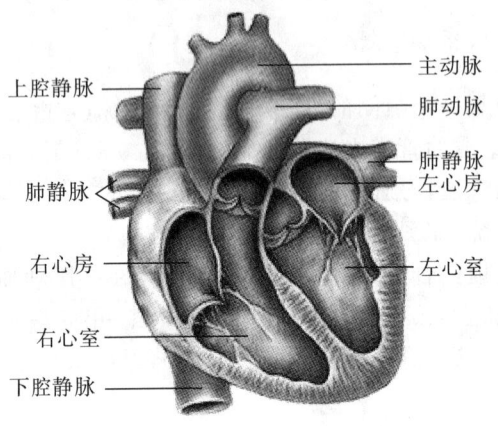

图9 心脏

学前儿童左、右心室壁的厚度几乎相等,弱性纤维少,心肌纤维束彼此交织较为疏松,收缩力较弱,每搏输出量和每分钟输出量都比成人少。

心脏的活动受神经系统调节,支配心脏活动的神经纤维的发育要在儿童10岁左右才基本完成。因此,儿童在10岁以前,经常会出现心搏不稳定、脉搏不规律等现象。

心率和脉搏频率在正常情况下是一致的。人的年龄越小,心率和脉搏频率

第一章 学前儿童的生长发育

就越快。这是因为正处于生长发育阶段的儿童的新陈代谢旺盛,需要较多的氧气和营养物质;心脏发育尚未完善,只有提高心脏搏动的频率,增加每分钟输出量,才能满足学前儿童肌体各器官、各组织对氧气和营养物质的需求。不同年龄学前儿童的心率平均值如表4所示。

表4 不同年龄心率平均值

年龄	新生儿	1岁以内	1~2岁	3~4岁	5~6岁	成人
心率(次/分)	140	120	110	105	95	70±

在六七岁前,儿童血管的发育速度比心脏的发育速度快。学前儿童的血管弹性较小,管壁较薄,管腔比成人宽,毛细血管丰富,血流量大。

学前儿童的血压低于成人,年龄越小,血压就越低。年龄越小,血管的发育超过心脏发育的程度就越明显。心脏发育不完全,会导致排出的血量较少,血液内的水分和浆液较多,血管内径较大,血流受到的阻力小,最终导致血压较低。随着年龄的增长,儿童的血压也逐渐升高,10岁以上已接近成人。不同年龄段儿童的血压值如表5所示。

表5 不同年龄的血压

年龄	新生儿	5岁	10岁	10岁以上
血压 kPa	10.1/4.5	13.3/8.0	14.7/9.3	16.0/10.7

儿童的血液量和体重之比是大于成人的,不同年龄段人的血液量占体重的百分数如下:新生儿时15%,1岁时11%,14岁时9%,成人时7%~8%。

学前儿童每公斤体重血量约85毫升,血液内红细胞和血红蛋白的含量随年龄的增长而稍有变动。(如表6所示)4~5岁后接近成人水平。儿童出生时血液内的白细胞总量是成人的两倍,数天后其比例就会下降。儿童的白细胞中的淋巴细胞的比例高于中性粒细胞,随着年龄的增长,白细胞总数比新生儿的有所减少,各种比例也有变化。儿童血液内的中性白细胞比例较低,发育不成熟,所以机体的抵抗力较弱,易生病。

表6 不同年龄儿童血细胞成分的平均值

血液成分＼年龄	6月	1~2岁	4~5岁	8~14岁
红细胞(百万/立方毫米)	4.2	4.3	4.4	4.5
血红蛋白(克/100毫升)	12.3	11.8	13.4	13.9
白细胞(个/立方毫米)	12 000	11 000	8 000	8 000
中性粒细胞(%)	31	36	58	55~65
淋巴细胞(%)	60	56	34	30
血小板(万)	25	25	25	25

学前儿童的骨髓及骨髓外造血器官,如淋巴结、肝脏、脾脏的功能很强,但很不稳定,微小的影响就会破坏其功能。学前儿童在患感染或营养性疾病时,也会有贫血或肝脾肿大的疾病。

(二)血液循环系统的卫生保健

其一,为防止学前儿童发生营养性贫血,应为他们提供足够的营养,供给合成血红蛋白的原料,多吃些含铁和蛋白质较多的食物,如猪肝、瘦肉、芝麻酱、鸡蛋黄、黄豆等。

其二,为保护学前儿童的心脏正常活动,要合理安排一日生活,做到动静交替,劳逸结合,对不同体质的学前儿童要区别对待。要让学前儿童养成按时睡眠的好习惯,因为安静时需要的血液量比活动时少,必要的睡眠可以减轻心脏的负担,消除疲劳。

其三,要创设条件,使学前儿童保持愉快的情绪,避免长时间的精神紧张,保证心脏有规律地正常活动。

其四,经常组织学前儿童参加体育锻炼和户外活动。经常参加体育锻炼能提高心血管系统的机能,使心肌发达,血管壁弹性增加,心率稳定而有力,从而减轻心脏的负担。一个健康的人在安静状态下,心脏每分钟输出的血液量约为5 250毫升,这就能满足身体的需要。正常人的心脏每收缩一次输出的血量约为70毫升,每分钟心脏搏动75次左右。运动员的心肌发达,收缩力强,每次搏出量较多,所以他的心脏在每分钟搏动40~50次就能满足需要了。由此可见,组织学前儿童积极参加体育锻炼,对提高循环系统的功能是十分重要的。

其五,组织学前儿童活动时运动量要适宜。运动前要做好准备活动,这能提高神经的兴奋性和活动效率;结束时应做好整理活动,不要立即停下来,因为活动时心脏血液输出量剧增,如果突然停止运动,必然会影响静脉血液流回心脏。此时较多的血液还在肌肉中,心脏输出血量减少,血压降低,由于重力的影响,血液不容易输送到头部。这时极易发生暂时脑贫血,出现头晕、恶心、心慌,甚至失去知觉等症状。在组织活动时,还要注意运动量不宜过大、过猛,学前儿童不宜开展拔河、长跑、长时间踢球等剧烈的体育活动。

其六,剧烈运动后不应马上喝大量的白开水。因为大量水分在胃部会防碍横膈的运动,水分吸收后会增加循环的血量,增加心脏的负担。运动时出汗过多、丧失过多盐分会出现头晕、眼花、口渴等症状,严重者还会晕倒,所以最好喝少量的淡盐水。

其七,衣服应宽大舒适,以保持血液循环的畅通。狭小的衣领会压迫颈部的血管,使脑部血液循环受到阻碍;衣服狭小会压迫胸廓,影响呼吸;紧束腰带会压迫腹腔,影响消化器官的血液循环;紧小的鞋对下肢的血液循环也有影响。

其八,要积极做好传染病的预防工作。因为学前儿童血液中的嗜中性粒细胞较少,对传染病的抵抗力较弱,所以要做好预防工作。

四、消化系统

(一)消化系统的特点

消化系统包括消化管和消化腺两部分。消化管包括口腔、咽、食道、胃、小肠、大肠、肛门,所起的是物理性(机械性)的消化作用。消化腺包括唾液腺、胃腺、胰腺、肠腺等,它们分泌各种消化液,其中含有各种消化酶。(如图10所示)

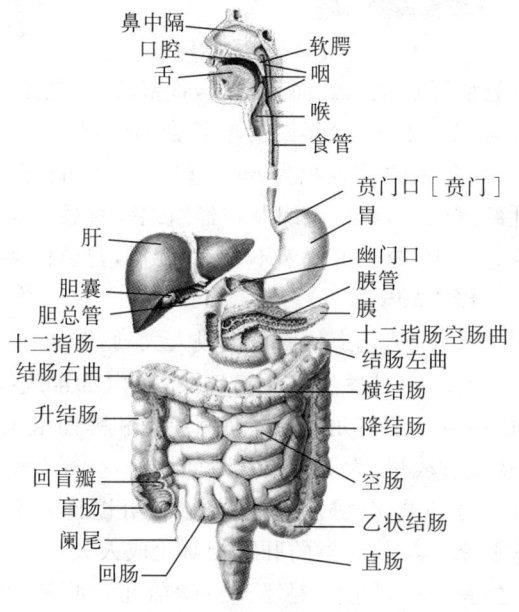

图10 消化系统模式图

消化系统的机能是摄取食物、消化食物、吸收营养物质和排除残渣废物。

人在机体发育过程中,先后会长出两组牙齿,第一组为乳牙,第二组为恒牙。正常发育的小儿,乳牙在出生后6~8个月开始萌出,2岁左右20颗乳牙会全部出齐。若乳牙萌出较晚或出现异常,一般为营养不良、佝偻病或其他疾病所致。6~7岁时乳牙开始脱落,恒牙开始萌出,乳牙逐渐为长出的恒牙所代替。13岁左右,乳牙、恒牙交换完毕。最初一颗恒牙虽然在6岁左右开始长出,但它的钙化过程早在出生时就已经开始,最后一个恒牙钙化完成时,为25岁左右。由此可见,每个年龄阶段儿童的健康状况,对牙齿的钙化过程会有不同影响。

学前儿童乳牙牙釉质比较薄,牙本质软而且脆,牙髓腔比较大,易形成龋齿。学前儿童的口腔较小,黏膜薄嫩脆弱,容易发生损伤感染。牙齿的构造如图11所示。

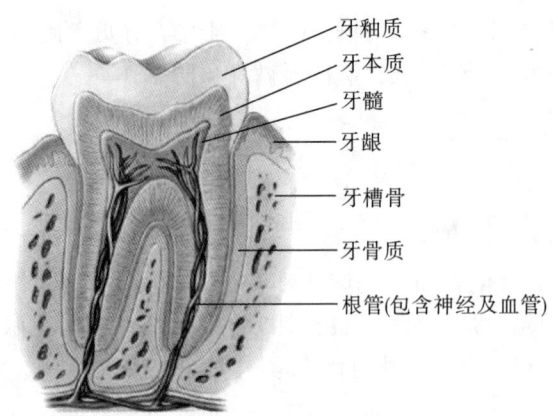

图 11 牙的结构

学前儿童的食管明显比成人短而且狭窄,管壁较薄,黏膜细嫩,易受损伤。

学前儿童的胃容积较小,随着年龄的增长会不断增大。一般3岁儿童的胃容积为680毫升,6岁儿童的胃容积为890毫升。他们的胃黏膜柔嫩而富有血管,胃壁较薄,弱性纤维较少,肌肉组织及神经组织发育较差,所以胃的蠕动能力较差。他们的胃腺数目少,分泌的胃液不多,酸度低,胃蛋白酶的含量少,所以这一年龄段的儿童消化能力较弱。

儿童的肠管比成人长,消化道的面积比成人大,肠壁薄,黏膜上血管多,通透性强,故吸收率高。因此,一旦发生消化道感染,肠内毒素或细菌也容易通过肠壁进入血液,使病情加重。学前儿童肠壁肌肉组织和弹性组织发育较差,肠蠕动比成人弱,所以食物通过较慢,大肠吸收大量的水分,往往会造成便秘。

胆汁是由肝细胞分泌的,分泌后由肝管流出,可以排入十二指肠,也可以由肝管传入胆囊储存起来。学前儿童的肝脏相对比成人大。五六岁时肝脏的重量占体重的3.3%,之后会缩入肋下,触不到。学前儿童肝脏的细胞分化不全,胆汁分泌量较少,对脂肪的消化能力弱,他们的肝组织脆弱,肝内有丰富的血管,容易充血,抵抗力较弱,解毒能力亦弱。

学前儿童胰腺富有血管及结缔组织,实质细胞少而且分化不全。胰腺分泌的胰液总量虽不如成人多,但已具备成人胰液所包含的各种消化酶,胰液、胆汁和小肠液协同作用,保证了小肠内消化过程的完成。

唾液腺于小儿出生时形成,分泌唾液淀粉酶及黏蛋白等,可湿润口中的食物,并使少量淀粉开始分解。唾液分泌量随儿童年龄的增长而增加。唾液中的溶菌酶可杀灭细菌。(如图12所示)

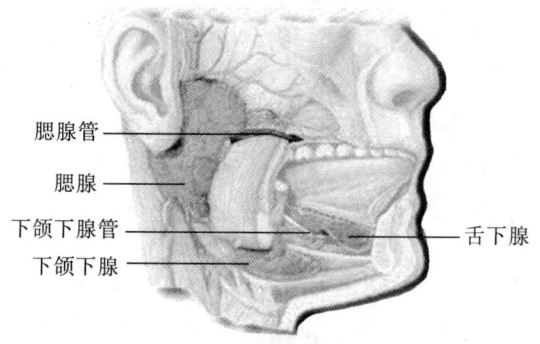

图12 大唾液腺

（二）消化系统的卫生保健

其一，保持学前儿童的口腔清洁卫生，让他们饭后漱口，早晚刷牙，不吃过冷、过热、过硬的食物，不给他们滥用药物，保证牙齿的正常发育。同时，还要定期带他们去检查口腔，发现问题要及时治疗。

其二，要制订科学的饮食方案。学前儿童的食量和饭菜的烹调技术都要符合学前儿童消化系统的特点。安排食谱时应注意选配体积小、质量高、容易消化的食物，要培养学前儿童吃饭时细嚼慢咽、定量定时、不暴饮暴食、不挑食的习惯，教育他们在平时不随便吐唾液，因为唾沫是健康之津。

其三，进餐时保证学前儿童有愉快的情绪，不允许学前儿童边说闹边吃饭，要安静进餐。

其四，注意搞好饮食卫生、个人卫生和环境卫生，如餐具要消毒，水果要洗净，熟食要加工，饭前便后要洗手，环境要清洁。

其五，提醒学前儿童吃饭前后不做剧烈活动。

其六，培养学前儿童定时排便的习惯，最好养成早饭后排便的习惯。饮食中应有粗粮、蔬菜，这些食物含粗纤维较多，有利于大便通畅。

其七，学前儿童的用药量一定要准确，要严防药物中毒。

五、泌尿系统

（一）泌尿系统的特点

泌尿系统由肾脏、输尿管、膀胱和尿道组成。它的机能是将机体在代谢过程中所产生的代谢终产物、多余的水分和进入体内的异物等，以尿的形式排出体外。如图13所示。

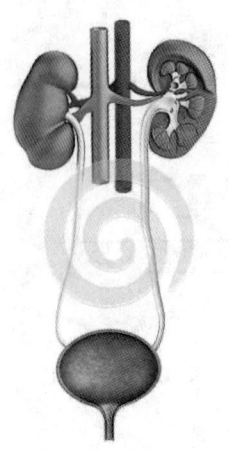

图 13　泌尿系统

学前儿童肾脏的重量相对大于成人,新生儿肾脏重与体重之比约为 1∶100,而成人则为 1∶200。婴儿期和先学前期,肾皮质发育不全,所以肾功能较差。

学前儿童的膀胱肌肉层较薄,弹性组织不是很发达,黏膜柔弱,贮尿机能差,膀胱容量小,加之学前儿童的新陈代谢旺盛,进水量较多,所以排尿的次数较多。如 3～7 岁的儿童每昼夜排尿 7～10 次,每次 90～150 毫升,而且容易发生夜间遗尿现象。学前儿童的神经系统发育得不够健全,对排尿的调节能力较弱,所以不能自主地控制排尿,年龄越小,表现得越明显。

学前儿童的输尿管的管壁肌肉及弹性纤维发育较差,输尿管弯曲度较大,容易被压扁而扭转,发生尿路梗阻,而且容易导致感染。

学前儿童的尿道较短,女孩较男孩更短,黏膜(管腔的内壁)薄嫩,弹力组织发育较差,容易发生尿路感染和损伤。

(二)泌尿系统的卫生保健

其一,培养定时排尿的习惯。在组织集体活动及睡觉之前均应让学前儿童排尿,对个别因为贪玩而忘记排尿的孩子要及时提醒,对有尿床习惯的学前儿童尤其应该注意。

其二,每天都应该让学前儿童喝适量的水,使体内废物及时随尿排出。尤其是冬天,学前儿童汗液分泌少,从尿中排出的代谢废物增多,若饮水量不足,则不利于新陈代谢。

其三,注意尿道口周围的卫生,预防尿路感染。女孩尿道短,附近有阴道、肛门,比较容易感染,所以必须保持会阴部位的清洁卫生,每晚睡觉前应给她们清洗好。学校的厕所、便盆必须每天清洗消毒,还要教会学前儿童便后擦屁股的方法,注意防止学前儿童玩弄生殖器,当发现时要分析原因,及时教育、纠正。

其四,学前儿童的内裤要经常更换、消毒,预防尿路感染。

六、皮肤

(一)皮肤的特点

皮肤是由表皮和真皮组成,借皮下组织与深部的组织相连。皮肤的附属物有汗腺、皮脂腺、毛发和指(趾)甲等。如图14所示。

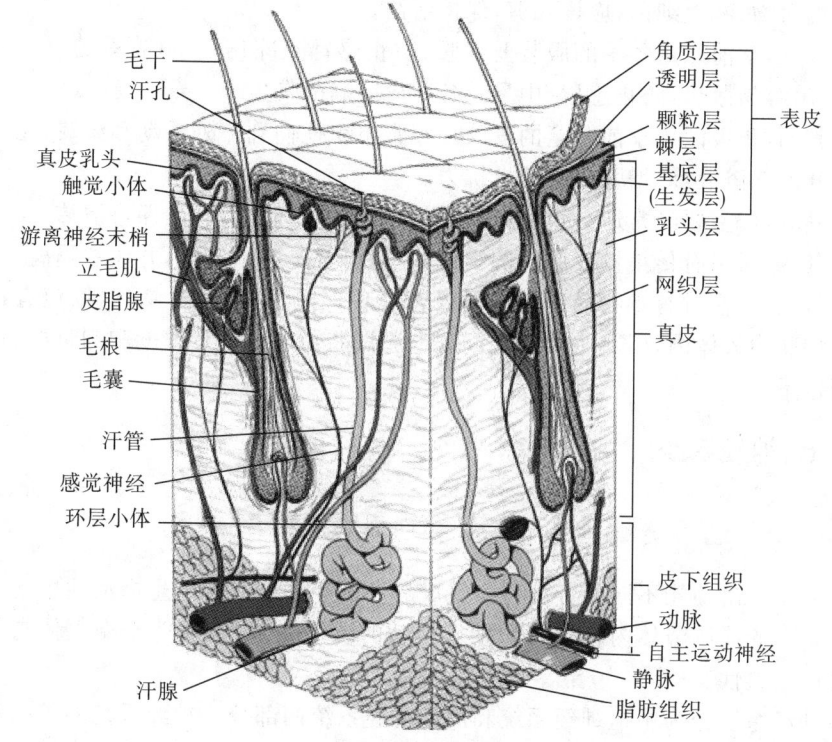

图 14　皮肤结构

皮肤不仅是感受器,还具有保护机能、排泄机能和调节体温等作用。

皮肤的感觉机能主要有触压觉、温度觉和痛觉。儿童的触压觉不如成人敏感,对痛觉的定位也不够准确。

学前儿童皮肤的角质层薄嫩,保护机能较差,容易受到损伤。

皮肤的表面积与体重之比,学前儿童比成人的大,所以在单位时间内,学前儿童皮肤散发的热量比成人要多一些。学前儿童的皮肤比成人薄嫩,渗透作用强,毛细血管丰富,流经血量较多,所以散热较快。又因为他们的神经系统对体温调节的作用不够稳定,体温调节功能差,所以往往不能很快适应外界气温的变化,这是他们容易患感冒的原因之一。

学前儿童的汗腺发育得比较好,排泄机能较强,所以出汗较多,应注意预防感冒。

(二)皮肤的卫生保健

其一,保持皮肤的清洁卫生。根据学前儿童的年龄特点,培养良好的盥洗习惯,随时保持清洁,脏了就立即洗净。平时要经常洗澡,勤换衣服,定期理发,等等。

其二,保持指(趾)甲的清洁卫生。指(趾)甲过长会影响触觉,指甲缝里也容易藏纳污物、滋生细菌,应该勤剪,保持清洁。

其三,学前儿童冬季的服装要保暖,防止感冒及冻伤发生;夏季的服装要通风透气,容易散热,防止感冒、中暑及各种皮肤病的发生。

其四,积极锻炼学前儿童的皮肤。经常组织他们到户外活动和游戏,尤其要坚持开展三浴锻炼,增强皮肤的抵抗力。

其五,居室要经常通风换气,被褥应常洗、常晒,防止潮湿,保持清洁。

其六,对患有传染性皮肤病的学前儿童,要及时给予治疗,并注意隔离。

其七,对盛过有毒物品的容器要妥善处理,勿让学前儿童拿到,以免有毒物质经皮肤渗入体内,引起中毒。在皮肤上涂拭药物时要注意浓度和剂量要适当,不要过量。

七、神经系统

(一)神经系统概述

人体是由功能不同的各种器官组成的。神经系统在人体生命活动中起主导作用。它既能调节体内各器官的生理活动的统一完整性,又能平衡人体与外界环境的一致性。

神经系统分为中枢神经系统和周围神经系统两部分。神经系统的结构和机能单位是神经元。神经元的主要功能是接受刺激,并经过分析综合,传递给下一级的神经元或靶细胞。虽然神经元的形态是多种多样的,但是每个神经元都是由细胞体的突起组成的。突起从细胞体上发出,根据突起的数目,可把神经元分为单极神经元、双极神经元和多极神经元。中枢神经系统和植物性神经节中的神经元,绝大多数是多极神经元。多极神经元可有几个或十几个突起,其中有一个是轴突,其余都是树突。树突的功能是接受前一级神经元传来的冲动,并传向细胞体。轴突的功能是把神经冲动从细胞体传向下一级的神经元。中枢神经元的轴突大部分都有髓纤维,即轴突离开细胞体一段短距离后,便被一层髓鞘包围。

神经系统活动的基本方式是反射。反射的完成,有的只需要中枢神经的低级部位——脊髓参加,如膝跳反射。从接受刺激到发生反应有一定的通路,这个通路叫反射弧。反射弧包括感受器、传入神经纤维、神经中枢、传出神经纤维及效应器五个环节。

反射是神经系统活动的基本方式,是机体在中枢神经系统调节支配下对内、外环境刺激表现出的回答性反应。反射可分为两大类:一类是生来就有的先天性反射,也叫非条件反射,这种反射由皮层下中枢完成;另一类是儿童在生活过程中逐渐形成的,被称为条件反射。条件反射是在非条件反射的基础上,经过反复的刺激和不断学习,在大脑皮层的参与下形成的。条件反射是脑的高级功能,具有更大的适应性。神经系统的构成如图15所示。

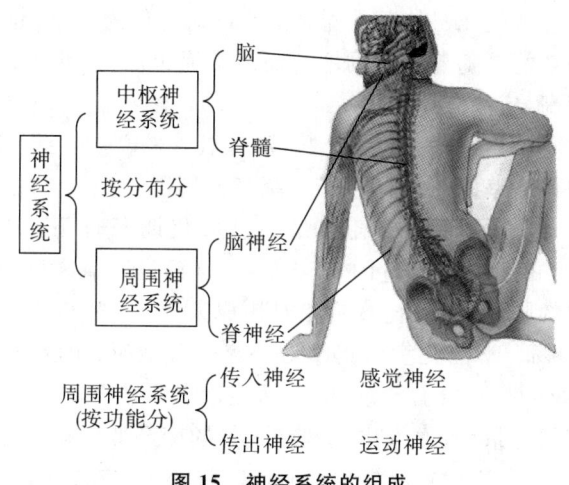

图15 神经系统的组成

1. 神经系统的发育

胎儿期:当胚胎发育到3周左右,沿着胚盘中线的外胚层细胞增厚,形成神经板,继而神经板凹陷成为神经沟。神经沟左右两侧高起,并逐渐在背侧愈合成一个与外界不相通的神经管。

神经管头侧膨大发育成脑,较细的尾侧发育成脊髓。到胚胎第四周,脑部已出现前、中、后三个脑泡。第五周脑部已初步形成端脑、间脑、中脑、后脑和末脑。大脑半球由端脑发育而成,大脑表面的主要沟、回于胎儿7个月大时已基本形成。后脑主要发育成小脑,末脑发育成延脑。

新生儿脑重为350~390克。大脑皮层的脑回较少,脑沟也较浅。延髓、脊髓已基本发育成熟。小脑发育较差。

1岁儿童脑重约950克,植物性神经发育基本完成,神经纤维髓鞘化正在迅速进行。

3岁儿童脑重约1 100克。小脑发育已基本完成,能维持身体的平衡和动作的准确性。

6岁儿童脑重约1 200克,7岁儿童脑重约1 300克,8岁儿童脑重约1 400克,已接近成人的重量。神经细胞的突起由疏到密,长度由短到长,形成了越来越复杂的网络。6岁左右的儿童,大脑半球的神经纤维已完成髓鞘化,在接受刺激后能较迅速、准确地做出反应,并能形成比较稳定的条件反射。

2. 中枢神经系统的某些生理特点

(1)脑组织的成分。神经系统的化学成分主要有水分、无机物质和有机物质。大脑中水分的含量会随年龄的增加而逐渐减少。在脑组织的有机物质中,各种脂类的含量占第一位,蛋白质含量占第二位。

(2)血脑屏障。血脑屏障指中枢神经系统的毛细血管能限制血液中某些物质进入脑内。这种功能比身体其他器官的毛细血管更为明显,起着关卡的作用。

血脑屏障的功能是随着年龄的增长而逐渐完善的,小儿中枢神经系统受感染的概率比成人高,应注意预防。

(3)氧和葡萄糖对脑代谢极为重要。从耗氧量来说,神经系统的代谢率比机体内其他系统的代谢率高。中枢神经系统又比周围神经高20～30倍。成人脑组织只占体重的2.5%,而它的耗氧量在基础代谢条件下,占全身耗氧量的20%,脑血流量也占心脏输出量的15%左右,这都说明氧在脑组织代谢中的重要性。在发育中的脑,儿童的耗氧量相对比成人大。5岁以下儿童脑的耗氧量为全身氧量的50%。学前儿童脑组织对缺氧十分敏感,耐受力很差,尤其是大脑,它不能耐受3～5分钟的严重缺氧。从能量来源来看,中枢神经系统主要依靠葡萄糖氧化获得能量,对血液中葡萄糖含量的变动非常敏感。学前儿童的肝糖原储量少,在进食量少时容易发生低血糖,直接影响脑的正常功能。

3. 大脑皮层功能的某些特点

(1)条件反射的建立。新生儿具有一些非条件反射,如觅食反射、吸吮反射、颈肢反射、拥抱反射、握持反射。

阳性条件反射的建立。阳性条件反射是大脑皮层兴奋过程的表现。随着大脑及各感觉器官的发育,在先天性反射的基础上,大脑皮层可建立阳性条件反射。如非条件刺激物(奶头)和无关刺激(姿势),这两种刺激总是相随相伴,经过多次重复以后,皮层的兴奋区就建立了暂时的机能联系。这时仅有无关刺激(姿势),新生儿就会做出(吸吮)动作,无关刺激已转化为条件刺激了。

阴性条件反射的建立。阴性条件反射是大脑皮层抑制过程的表现,其建立意味着大脑皮层鉴别、分析能力的初步形成。如一个4个月的婴儿,开始他见到红套奶瓶(有奶)和绿套奶瓶(无奶)都吸吮,但经过反复刺激后,该婴儿只在见到红套奶瓶时才出现吸吮动作,当见到绿套奶瓶时,不但不会有吸吮动作,反而会啼哭。

第二信号系统的建立。语言、文字是外界事物的信号,是代替自然界具体信号的信号,即第二信号。由第二信号引起的皮层活动,形成第二信号系统,它是在第一信号系统的基础上建立起来的。

(2)优势兴奋灶。在大脑皮层兴奋与抑制的相互作用中,存在着优势原则。大脑皮层的某一区域的兴奋状态占优势,就会形成优势兴奋灶。由于优势兴奋灶"综合"了其他的兴奋冲动,所以占"统治"地位,效果最佳,条件反射形成得也快。

(3)动力定型。当内部和外部的条件刺激按固定不变的顺序重复多次后,大脑皮层上的兴奋和抑制过程在空间和时间上的关系就固定了下来,各种反应的出现就愈来愈恒定和精确,即形成了动力定型。学前儿童年龄小,机体可塑性强,容易形成动力定型。

(4)镶嵌式活动。大脑皮层的不同部分执行着不同的任务,在从事一项工作时只有相应部分的神经元群处于兴奋状态,其他部分的神经元群则处于抑制状态,形成工作区和休息区相互镶嵌的模式。随着工作任务的改变,兴奋区和抑制区不断轮换,不断形成新的镶嵌式。所以在组织学前儿童活动时,避免单调的内容和方式,是预防疲劳的有效措施。

(5)启动缓慢。大脑皮层神经元的活动,开始时是缓慢的,需要克服自身的惰性。在安排活动时,应逐渐增加学习的难度和强度,坚持由易到难的原则。

(6)保护性抑制。凡工作要求超出大脑皮层细胞工作能力的限度,大脑皮层就会产生超限抑制。因为神经细胞的兴奋有一定的极限,当受到强的、频繁的或长期的刺激作用,兴奋就会被抑制代替,活动的机能会暂时降低,以使大脑皮层得到休息,避免损耗,并尽快消除疲劳。这是一种具有保护作用的生理机制。

(7)觉醒和睡眠。在觉醒的状态下,人体才能进行劳动、交往,为生存而活动;而睡眠可以使人体的精力和体力都得到恢复,以便在睡眠后保持良好的觉醒状态。

与觉醒时相比,睡眠时人体的许多生理功能都发生了变化,一般表现为嗅、视、听、触等感觉功能暂时减退;骨骼肌反射运动和肌紧张减弱;伴有一系列植物性神经功能的改变,如血压下降,心率减慢,尿量减少,体温下降,代谢率降低,呼吸变慢,胃液分泌增多而唾液分泌减少,发汗功能增强。

所需睡眠时间的长短因年龄而不同,年龄越小,需要的睡眠时间就越长。(如表7所示)如果白天过分兴奋或疲劳,受到恐吓或强烈的刺激,就会导致睡眠障碍,出现梦游、夜惊等现象。因为学前儿童大脑发育尚未成熟,兴奋和抑制过程不够完善,是非辨别能力差,精神易受刺激等,所以他们出现睡眠障碍的频率较高。

表7　不同年龄儿童一昼夜所需的睡眠时间表

年龄	新生儿	2～3个月	5～9个月	1岁	2～3岁	4～5岁	7～13岁	成年人
时间(小时)	18～20	16～18	15～16	14～15	12～13	11～12	9～10	7～8

4.神经精神发育

小儿神经精神的发育体现在一切形式的活动中,包括坐、爬、站等动作能力,饮食,排便,语言的理解和表达,对周围人的感情反应,记忆,想象,计算等能力的发展。(如表8所示)

表8　小儿动作及行为发展表

年龄	平衡及粗、细动作	语言	适应和行为
4个月	会抬头、挺胸,头能竖直,手能握紧玩具	咿呀学语	能主动以笑脸迎人
6个月	稍能坐,扶之能站直,喜欢扶立跳跃	发出个别音节,如妈、爸,以唇音为主	能伸一只手取物,知道人面生熟
8个月	坐得稳,会爬,扶之能站	能发出"爸爸""妈妈"等复音	会两手传递玩具
10个月	扶物能站稳	能模仿大人的声音	会用拇指、食指对指取物
12个月	能自己站立,大人扶一只手便可以走	能用简单的词表达自己的意思	用杯喝水,穿衣时会伸手入袖
15个月	会独立行走,会叠放两块积木	能听懂一些日常用语,会说吃、睡等日常生活单词	会指出所需要的东西
18个月	跑得稳,大人拉一只手可上台阶	可说出图画上的物品名	会自己吃东西,有困难知道找人帮助
2岁	会上、下楼梯和开门	能说2～3个字组成的话,开始学唱歌	会画圆圈,基本上能控制大小便,会看图
3岁	会倒退走,会折叠纸张	会说多个字组成的话,知道性别、年龄	会洗手和玩简单游戏
4岁	会一只脚跳,会用剪刀剪图画	会讲小故事	可仿画简单画,爱和小朋友玩,自己会上厕所
5岁	会双脚并跳	能说出各种颜色,会唱儿歌	能区别物体的轻重,会穿衣和脱衣,能认字,会数10以内的数

(二)神经系统的卫生保健

其一,必须制定和执行合理的生活制度。根据学前儿童的年龄特点来安排一天的活动时间和内容,使他们能按时游戏、休息、就餐、睡眠等。生活有一定的规律,长期坚持下去,就会在大脑皮层上形成一系列条件反射,形成动力定型。这样,学前儿童就会自觉地、有秩序地去做应该做的事情,减轻神经系统的负担。

其二，积极开展体育锻炼。适量的体育锻炼可以提高神经系统的兴奋性，并且能够调节大脑皮层的兴奋过程和抑制过程，使之趋于平衡。在各项体育活动中，要求各器官、系统的生理活动更密切地相互配合，以适应机体的需要，从而加强对神经系统的锻炼，促进其功能进一步完善，加强神经系统调节控制的能力。

其三，科学地组织、安排学前儿童的教育、教学活动，教学活动的内容要浅显易懂；方法要直观形象，要反复练习，反复强化；活动的时间不宜过长；要避免周围环境的多余精神刺激，保证有轻松愉快的活动氛围；让学前儿童在听听、说说、看看、做做的有趣活动中，劳逸结合、动静交替，积极增强其神经系统的机能。

其四，消除造成学前儿童精神紧张的一切因素，保证学前儿童健康成长。教师和家长要树立正确的教育观和儿童观。不要体罚或变相体罚学前儿童，必须热爱、尊重他们，保持平等、"伙伴"的关系。这既有利于教育工作的开展，又有利于学前儿童神经系统的发育。

其五，保证充足的睡眠。睡眠是一种具有保护性的抑制，能使神经细胞消除疲劳，使中枢神经系统、感觉器官和肌肉等得到充分的休息。所以要保证学前儿童有充足的睡眠，培养按时入睡的良好习惯。

其六，保证供给充足，营养合理。只有供给充足的蛋白质、磷脂、维生素B和脂肪等，才能促使神经系统正常发育。

八、感觉器官

感觉器官在协调机体活动和认识客观世界中，起着重要作用。人们认识世界从感觉开始。感觉器官接受外界环境和身体内部的各种刺激，产生神经冲动，传入中枢神经系统，进行分析综合，产生感觉。这是人的认识过程的第一步。

人体的感受器官可分为两大类：一类是感受体内各种变化的，被称为"内部感受器官"，器官位于肌肉、关节和内脏中，可以把身体的位置和姿势等刺激信息传入中枢；另一类是外部感受器官，包括眼、耳、鼻、舌、身等，主要感受外界环境的变化，它们的构造复杂，并且有一些附属结构，被称为"视觉器官""听觉器官""嗅觉器官""味觉器官"及"皮肤"等。

（一）视觉器官——眼

引起视觉的感受器官是眼睛。光刺激引起视觉的过程是这样的：首先，光线透过眼的折光系统，到达视网膜，并在视网膜上形成物象。然后光刺激兴奋视网膜的感受神经单位，产生神经冲动，沿视神经传导到视觉中枢而形成视觉。据研究，在人脑获得的全部信息中，有95%以上来自视觉系统，眼无疑是人体最重要的感觉器官。眼睛的构造图如图16所示。

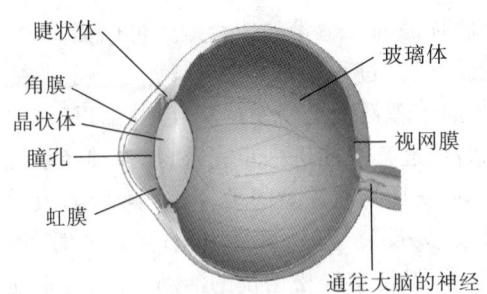

图 16　眼睛的构造

1. 学前儿童眼球的特点

视觉器官的主要部分是眼球。学前儿童的眼球和成人的眼球结构相同,但他们的眼球较小,前后轴较短,大多数是远视眼。因为晶状体调节能力强,所以人们能够看清较近的物体。但是长时间看近距离物体,会使睫状肌过度紧张,使眼内液体的循环出现障碍。学前儿童眼内压较成人更容易变化,眼内巩膜柔弱,前后轴容易伸长,所以他们的眼睛在发育的过程中变化较大。随着年龄的增长,眼的屈光状态由远视逐渐变为正视,对各种不良的环境刺激更敏感,更容易受影响,近视眼就会出现。还有少部分学前儿童因为没有保护好眼睛,患上弱视或斜视等疾病。

儿童的辨色能力从半岁开始,3 岁时已能辨认几种基本颜色,但对相近颜色还是分辨不清。

2. 眼睛的卫生保健

(1) 注意科学采光。学前儿童在画画、写字或看书时,应该有充足的光线。不要让他们在日光直射或过暗的地方做这些事情,因为光线过强或过暗或字小纸暗等,都会很快使儿童的眼睛疲劳,并影响他们的视力。光线最好从左侧射来,以免出现暗影遮光。阳光中的紫外线也会损伤眼睛,平时面部被阳光直射的时间不宜太长。

(2) 写字、绘画、看书、看电视等都要保持正确的姿势。坐姿要端正,背直、头正。看书时,眼与书的距离保持 1 尺为宜,看电视时,与电视的距离要超过 1.5 米,最远不得超过 5 米,这样眼睛不需要做紧张的调节工作。正确的姿势与桌椅的高度有关,所以要按标准制作桌椅。看书、画画与体力活动要交替进行,使眼睛得到休息。看电视的时间也要科学安排,如每周不得超过 2~3 次,3~4 岁每次最好不要超过 10~15 分钟,5~7 岁每次最好在 30 分钟左右。在儿童看电视时,最好在儿童的后面放置一盏小灯,以缓解他们的视力疲劳。要教育学前儿童不要在走路、躺卧、乘车等时候看书、画画,以免增加眼球的紧张度,引起斜视。

(3) 除培养学前儿童养成良好的用眼卫生习惯外,还要帮助他们养成良好的保护眼睛的卫生习惯。教育他们不用手揉眼,不使用别人的毛巾或手绢,自己的盥洗用品要保持清洁。同时,要组织学前儿童认真做眼保健操。

(4)经常组织学前儿童开展各种户外活动;注意供给充足的营养,如维生素B_1、维生素B_2、维生素D和鱼肝油等。

(5)对视力差的学前儿童,应及时查明原因,及时给予治疗。5岁以前是儿童视觉器官发育的关键时期和可塑性较强的阶段,年龄越小,治疗的效果越好。

(二)听觉器官——耳

耳是听觉和位觉的感受器官,由外耳、中耳和内耳三个部分组成。(如图17所示)

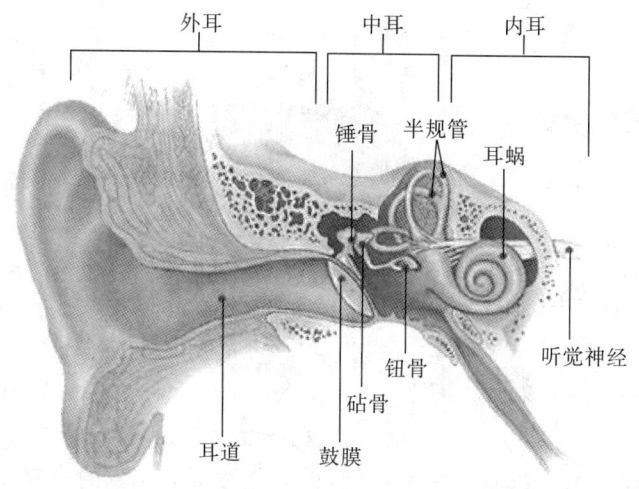

图17 耳的构造

1.学前儿童耳的特点

咽鼓管是中耳通气的唯一通道。学前儿童的咽鼓管较短、管腔宽,管咽口与鼓室口几乎在同一平面上,所以鼻咽部细菌容易进入中耳,引起中耳炎。学前儿童的外耳道比较狭窄,5岁时外耳道壁还未完全骨化和愈合,10岁时才能完成。而且鼓膜的血管和硬脑膜的血管相通,所以耳部的感染容易扩散到脑及周围其他组织,引起脑膜炎或其他病症。儿童的耳蜗的基膜纤维的感受能力比成人强,听觉也比较敏锐。

2.耳的卫生保健

(1)注意保持鼻腔和咽腔的清洁卫生,注意预防感冒,防止中耳炎的发生。如感冒时不要用力擤鼻涕,保持耳道的清洁,避免病菌侵入耳道引起炎症。

(2)禁止用锐利的工具挖取耳垢,以免损伤外耳道和鼓膜。在正常情况下,耳道聚集的耳垢,会随着运动、侧身睡、打喷嚏等动作自动掉出来,倘若发生耳塞,可请医生取出。

(3)成人与学前儿童说话时的声音、儿童听的录音的音量等都要适当,不要很大,更要防止噪音。如在震耳的大声音发出前要提醒儿童捂耳、张口,防止强音震破耳膜,影响听力。同时,要教育学前儿童平时轻声说话,用自然的声音唱歌。

(4)为预防学前儿童患聋哑症,应提倡优生,开展孕期和围产期保健;严格限制使用耳毒性药物;积极预防各种传染病,有效防治中耳炎;定期进行听力检查,如发现问题,要及时治疗。

(三)嗅觉器官——鼻

为了获得明显的嗅觉就必须用力吸气,因为吸气时气流的速度快,会在鼻道中形成涡流,使一部分空气进入上鼻道。(如图18所示)

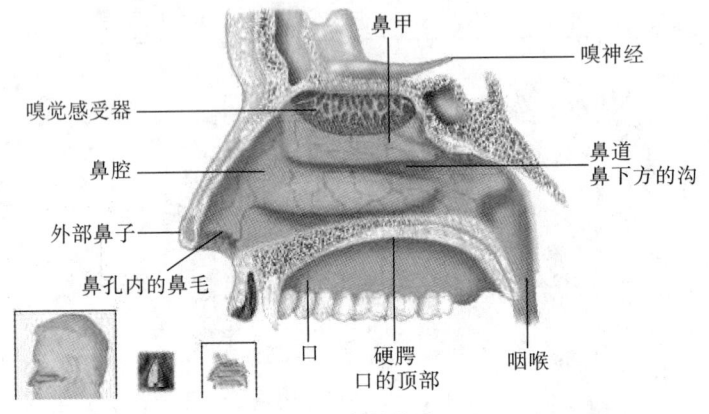

图18 鼻的构造

嗅感受性(敏感)以嗅觉阈来评定,即以能够刺激嗅觉的有气味物质的最小量来评定,一般来说是以在一升的空气中含有的有气味物质的毫克数来表示气味的浓度。

嗅觉的适应现象表现得比较明显,当浓度较高的有气味物质长时间作用于嗅觉感受器时,就会出现嗅敏度降低的现象。在人多次嗅到浓度很低的有气味的物质后,嗅敏度也会降低。

1. 儿童嗅觉器官的特点

学前儿童的嗅觉器官发育较差,对气味的辨别能力不如成人。

2. 嗅觉器官的卫生保健

(1)要防止感冒,保护嗅觉器官的发育。

(2)应该有计划地组织一些辨别各种气味的游戏和活动,每次训练的时间要短,以提高学前儿童对各种气味的辨别能力。这对帮助学前儿童学会区别有害和健康的食品和饮料来说,是有重要的意义的。

(3)学校周围环境的空气要清新,要杜绝有害物质的气味污染空气;要严防学前儿童嗅浓度较高的气味。

(四)味觉器官——舌

味觉主要是舌的功能,它会使人按照个人欲望和对营养物质的需要去选择食物。如图 19 所示是舌解剖图。

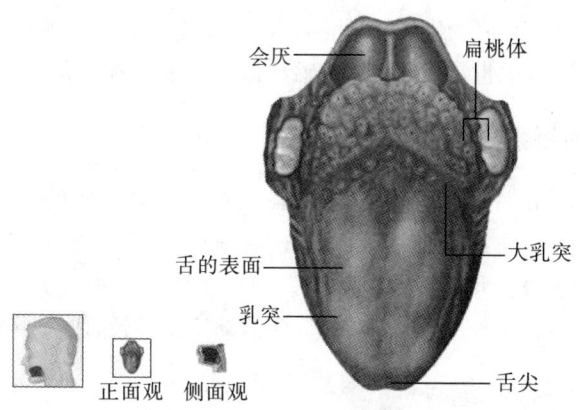

图 19　舌解剖图

舌面上的许多突起叫舌乳头。在舌乳头里有味觉感受器,即味蕾,味觉感受器接受一些溶于水的物质的刺激,产生兴奋,通过神经传入大脑,便产生味觉。

舌能辨别四种基本的味道:酸、甜、苦、咸。舌表面对各种味觉刺激物的敏感度不同,对甜味,舌尖最敏感而舌根较差,对苦味,舌根的敏感性最强而舌尖最弱,对酸味,最敏感的是舌的两侧,对咸味,最敏感的是舌尖和舌缘。

我们所吃食物的味道远远不止四种。不同食物的味道往往是复合的。当我们患感冒鼻腔不能通气时,觉得吃东西没有滋味,是因为嗅觉细胞接触不到气味刺激。

1.儿童味觉的特点

儿童出生后已能辨别四种基本味道,味觉比较敏感。如习惯吃母乳的孩子就不愿喝牛奶。

2.味觉器官的卫生保健

(1)要保护口腔的卫生,预防疾病,防止味觉的敏感性降低。

(2)在安排学前儿童膳食时应注意提供多种味道的食物,不仅要帮助他们识别各种食品的味道,而且要帮助他们养成不挑食的好习惯。

(五)触觉器官——皮肤

皮肤上有触觉、痛觉和温度感觉的感受器。皮肤上的感受器的分布并不均匀,密度越大,感觉越灵敏,如触觉最灵敏的地方是手指头(指腹),触觉不敏感的是颈部和背部。

触觉的发育可使学前儿童的生活知识更丰富,便于他们了解周围环境的细微部分,所以要解放他们的双手,引导他们发挥双手的作用。

教师和家长可以引导学前儿童感受物体的大小、厚薄以及表面的状况等,从而发展触觉。

因为学前儿童年龄小,缺乏知识和经验,各种感觉感官的机能又不完善,所以教师和家长应该引导他们观察周围的事物,多看看、听听、嗅嗅、摸摸、尝尝,在实践中感知世界、认识世界,同时促使感觉器官的发育和功能的完善。

九、内分泌系统

内分泌系统是由许多内分泌腺、内分泌组织和细胞组成的。内分泌腺分泌的激素,直接进入血管、淋巴管内,然后被运送到全身。激素对机体的新陈代谢、身体的发育和机体的免疫力均有重要的作用。内分泌调节和神经调节一起,共同构成人体统一的调节控制系统,使身体各部分的活动协调一致,成为一个有机的整体。

（一）内分泌系统组成

人体主要的内分泌腺有脑垂体、肾上腺、甲状腺、甲状旁腺、胸腺、松果体、胰岛和性腺等。（如图20所示）

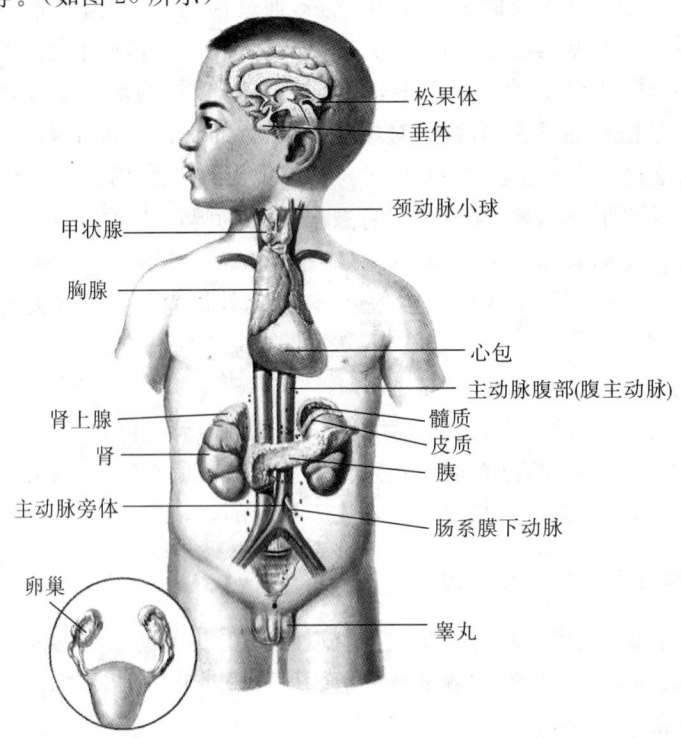

图20 主要内分泌腺体

1. 脑垂体

脑垂体位于脑底,与下丘脑相连,一般在 4 岁前及青春期发育迅速,机能也活跃。

脑垂体的主要作用是能分泌多种激素,如前叶分泌生长激素、促甲状腺素、促肾上腺皮质激素、促性腺激素,后叶分泌抗利尿激素和催产素。

脑垂体能调节人体新陈代谢、生长发育,并且能调节其他内分泌腺的活动,所以它是内分泌腺的枢纽。例如,分泌的生长激素可以促进人体的生长发育,不仅能使骨骼生长快,还能促进蛋白质的合成,使肌肉发达。如果在儿童时期生长激素分泌不足,就会导致生长迟缓,身材矮小,有的成年后身高才 70 厘米左右,但智力一般仍正常,这种病叫侏儒症。而如果儿童时期脑垂体机能亢进,生长激素分泌过多,则会使人长得非常高大,生长速度过快,有的可高达 2.6 米,这种病叫巨人症。

2. 肾上腺

肾上腺由肾上腺皮质和肾上腺髓质两部分组成。肾上腺髓质分泌肾上腺素和去甲肾上腺素;肾上腺皮质分泌糖皮质类固醇、盐皮质类固醇和性激素。这三种激素的主要作用是调节水盐代谢的平衡,调节糖、蛋白质和脂肪的代谢,调节性器官和第二性征的发育,并能增强机体对有害刺激(如过敏、炎症)的耐受力。

3. 甲状腺

甲状腺是人体内最大的内分泌腺。小儿出生时甲状腺已形成,在 14~15 岁发育最快。甲状腺的功能是调节新陈代谢,影响中枢神经系统的兴奋性,促进生长发育。它会对软骨骨化、牙齿生长、面部的外形和身高比例产生广泛的作用。如果甲状腺机能不足,可能会出现呆小症(克汀病),如骨骼生长停止,身材矮小,头骨发育过早停滞,大脑不发达,智力弱,性发育停滞。甲状腺功能亢进在儿童期较为少见。

4. 甲状旁腺

甲状旁腺分泌甲状旁腺激素,主要作用是调节体内的钙、磷代谢。当儿童甲状旁腺机能不足时,会出现血钙下降、血磷增高、神经兴奋性增高,可发生手足抽搐现象。

5. 松果体

松果体位于丘脑下部,会加速整个机体的神经精神机能的均衡发展。它和胸腺共同促进身高的增长,对生殖器有抑制作用。青春期以后,松果体逐渐钙化,活动能力开始减弱。

6. 胰岛

胰岛分泌胰岛素,主要作用是调节糖代谢,使血糖浓度降低。当胰岛素分泌不足时,会出现糖尿病,这种情况在儿童期较少见。

7. 性腺

女性的性腺是卵巢,男性的性腺是睾丸,它们既是生殖器官,又是内分泌器官。

新生儿时期性腺已经发育得较好,10岁以前生长得十分缓慢,直到青春期才迅速地发育,出现生理性活动。性腺除产生生殖细胞外,还分泌性激素,睾丸分泌雄激素(主要为睾酮)及少量雌激素,卵巢主要分泌雌激素和黄体酮,促进生殖器官的成熟,维持其功能。

(二)内分泌系统的卫生保健

其一,要积极组织学前儿童锻炼身体,增强体质,预防疾病,促进内分泌系统器官正常地生长发育。

其二,要为学前儿童提供科学的膳食。合理的营养搭配,可以促进内分泌腺体机能的提高。如食物中缺碘会使合成甲状腺素的原料不足,引起疾病。所以妊娠期、哺乳期的妇女应该适当多吃些含碘的食品。

十、免疫系统

免疫是机体同进入体内的抗原物质相互作用,而保持自身完整性和稳定性的反应。免疫反应是机体的一种防御功能,免疫功能是由免疫系统实现的。免疫系统包括免疫器官、免疫细胞和免疫分子三个部分。

(一)免疫器官

免疫器官包括胸腺、骨髓、脾脏、淋巴结及其他淋巴组织(扁桃体、阑尾等)。

刚出生的孩子的胸腺仅有10~15克,两岁时有20克左右,青春期达30~40克,以后逐渐退化萎缩,为脂肪组织代替,到年老时只留残迹。胸腺的功能主要是诱导干细胞分化成T淋巴细胞。这一过程是在胸腺素的影响下完成的。胸腺不仅是一个免疫器官,也是一个内分泌器官。胸腺的功能以胚胎期和新生儿期较大。此时期对免疫功能的形成起主要作用。先天性胸腺缺少的小儿,往往在5岁前就会夭折。先天性胸腺发育不良的小儿,易患感染性疾病。成人胸腺即使被摘除,但因T淋巴细胞已广泛移居到外周淋巴组织(脾脏、淋巴结、扁桃体、阑尾)中,对人的免疫功能的影响也不大。

骨髓是多能干细胞的发源地,也是B淋巴细胞的分化成熟部位。

脾脏是体内最大的淋巴器官,能产生T淋巴细胞和B淋巴细胞。

淋巴结及其他淋巴组织是重要的免疫活性器官,它们是体内免疫活性细胞分布和衍生的场所。

（二）免疫细胞

免疫细胞主要包括 T 淋巴细胞、B 淋巴细胞和 K 细胞三类。

T 淋巴细胞主要分布在外周血液中，占淋巴细胞总数的 70%，其细胞更新慢，存活时间较长。它的功能主要是进行细胞免疫和肿瘤免疫。

B 淋巴细胞主要分布在淋巴结和脾脏的红髓中，在血液中的含量为 30%。其细胞更新快，寿命短，能生存数天。它的功能是产生免疫球蛋白分子，发挥液体免疫作用。

K 细胞又称"杀伤细胞"，可以把结合有抗体的靶细胞杀伤和破坏。

（三）免疫分子

免疫分子主要有免疫球蛋白和补体。

免疫球蛋白就是抗体。人的免疫球蛋白分子目前已能够分离的有五类，即 IgG、IgA、IgM、IgD、IgE。其中，IgG 是人体内最主要的抗体，在血液中的含量占血清总抗体的 80%，对各种病毒、细菌、毒素、真菌和寄生虫都具有免疫活性。IgG 水平随着年龄的增长而增加，成年后增长的速度下降。IgA 是人体分泌液中的主要抗体，有抗菌和抗病毒的抗体活性，在呼吸道、消化道等黏膜上发挥局部免疫作用。在不同年龄段，免疫球蛋白在血清中的水平不同，过高或过低都是病理状态。

补体是血清中的正常成分，是一个多种血清蛋白酶系统，占正常人血清蛋白的 10%。补体参与多种免疫反应，在机体正常的防御机能上起重要作用。

综上所述，应该认识到儿童的机体是一个统一的整体。各系统的发育互相关联，前后交替，一个系统的发育为其他系统的发育打好了基础。这是一种自然辩证的关系。教育工作者应该掌握这一关系，做好全面的卫生保健工作，积极促进学前儿童的生长发育，增强他们的体质。

第二节　学前儿童生长发育基本规律

一、生长和发育的概念

生长是指细胞繁殖、增大及细胞间质增加，表现为全身各器官组织的大小、长短和重量的增加。这是机体的量变过程，是可以测量出来的变化。

发育是指身体各系统、各器官、各组织在结构和功能方面的改变，包括形态的改变及细胞与组织的分化过程。这是机体质量方面的变化。

生长和发育是两个不同的概念，但两者又是紧密联系、不可分割的，是从量变到质变的复杂过程。比如,随肠道长度和胃容积的不断增加,消化道的功能也在日趋完善。

随着机体的生长发育,尤其是神经系统的发育,学前儿童在生活、活动和学习过程中,新的需要和原有水平之间会产生矛盾。这些矛盾不断斗争与统一的过程,会推动学前儿童心理健康地发展。

二、生长发育年龄阶段的划分

(一)胎儿期

从受孕到分娩为胎儿期,共 280 天。

妊娠孕满 28 周(相当于 6 个半月)至孩子出生后 1 周,称为"围产期"。

母亲的身体状况、情绪、营养等,都可能影响胎儿的生长发育。因此,卫生保健工作应从此期开始。

(二)新生儿期

从出生到生后 28 天,称为"新生儿期"。

此时小儿由母体内转到母体外独立生活,不断接触外界新环境。因为新生儿各系统发育不够健全,功能不够完善,抵抗力很差,所以易受外界不良因素的刺激而生病。家长要科学护理和喂养新生儿,使他们免遭外界不良因素影响,帮助他们尽快适应环境的变化。

(三)婴儿期

从满月到周岁称为"婴儿期",又称"乳儿期"。

此时小儿生长发育迅速,需要的营养物质较多,但是他们消化能力较弱,如喂养不当,易患消化不良、营养不良、佝偻病、贫血等疾病。

此时的小儿中枢神经系统迅速发育,条件反射不断形成,但大脑皮层功能不够成熟,不能耐受一些不良的刺激。所以,婴儿易出现高烧、惊厥等症状。

对于这一阶段的小儿,应重点注意科学喂养,按时添加辅助食品,加强护理,定期进行预防接种。

(四)先学前期

1~3 岁为先学前期,又称为"托儿期"。

3 岁前的小儿往往会完成断奶,此时生长发育的速度较婴儿期会减慢,活动能力开始加强,大脑皮层的机制逐步完善,第二信号迅速建立。此阶段应注意加强教养,帮助小儿形成良好的生活卫生习惯。

3岁前的小儿往往会完成断奶,如饮食供给不适当,易导致体重缓增或营养缺乏症,所以喂养问题不容忽视。而且这时的小儿从母体获得的免疫能力已消失,加之他们与外界接触的机会增多,所以易患各种传染病,应该重视预防。

(五)学龄前期

3岁至六七岁为学龄前期,又称"儿童期"。

此时儿童生长发育的速度相对缓慢,但对热量及各种营养素的需求量仍然较大。所以要注意搞好膳食,满足他们生长发育所需热量及各种营养素的需求。

对于这一阶段的儿童,要培养他们对游戏及各种体育活动的兴趣,发展基本动作能力,培养想象力和创造力,提高机体的功能,增强体力,积极促进他们的生长发育。

此时学前儿童的活动范围已超出了家庭和幼儿园,与外界的接触日益增多,所以应积极预防各种传染病及外伤的发生。而且幼儿园教师和家长的教育起着重要的作用。教师应该与家长密切联系,共同配合,努力做好学前儿童的教育和卫生保健工作。

三、影响学前儿童生长发育的因素

学前儿童的生长发育过程是个体在先天遗传基础上,后天环境中各种因素相互影响的过程,也是机体的遗传性和适应性矛盾统一的过程。遗传决定机体发育的可能范围,而环境、教育则影响遗传潜力的发挥,以致决定发育的速度及达到的程度。

(一)遗传因素

遗传因素对学前儿童的生长发育有很大影响。一般来说,父母高的,子女也高。遗传因素不仅会影响子女的身高,甚至会决定子女的体型,并且会在很大程度上影响内分泌腺的发育。有关学者对同卵双胞胎的研究表明,骨骼系统发育受遗传因素影响较大,而体重则易受环境因素的影响。

在良好的生活环境下成长的学前儿童,其成年后的身高在很大程度上取决于遗传,这为身高预测创造了良好的条件。子女成人时的身高可用下列公式来计算:

儿子成人时身高(cm)=(父身高+母身高)/2×1.08

女儿成人时身高(cm)=(父身高×0.923+母身高)/2

(二)营养

学前儿童正处在迅速生长发育阶段,必须不断摄取各种营养素,尤其是足够的热量、优质的蛋白质、各种维生素和矿物质等,要经常保证同化过程超过异化过程,才能促进生长发育。研究表明,热量对细胞数量的增加影响很大;蛋白质则对细胞体本身的增大有重要影响。学前儿童期脑的发育十分重要,所以必须及时、充分地为他们提供健脑食品和脑细胞、神经细胞需要的各种营养素,否则将会影响他们的脑的发育。

我们要科学安排学前儿童的膳食,保证供给丰富且平衡的营养,促进其生长发育,否则不仅会影响儿童的发育,而且会使他们生病。

(三)疾病

疾病可破坏人的机体的能量代谢,尤其是当体温过高时,会使酶系统的正常功能受到影响,使得代谢率升高,会增加各种物质的消耗。有些疾病还会严重影响器官和系统的正常功能,影响神经系统的发育,以至于影响语言和动作的发展。有些传染病,不仅会造成严重的后遗症,严重的还会威胁学前儿童的生命。

疾病会直接影响学前儿童的生长发育。影响的程度决定于病变的部位、病程的长短和疾病的严重程度,因此,要积极防治急性或慢性疾病。

(四)体育锻炼和劳动

学前儿童积极参加体育锻炼和适当地参与劳动,能促进新陈代谢,增强呼吸系统、消化系统和循环系统的功能,尤其利于骨骼和肌肉的发育。锻炼和劳动能促进骨骼钙化,增强骨骼硬度。适当的锻炼能增强儿童应对气候突变的能力,能增强他们的体质,促进他们的生长发育,提高他们的健康水平。

(五)生活习惯

为学前儿童制定合理的生活制度,保证他们有适量的户外活动、游戏和学习时间,保证定时进餐和有充分睡眠的时间。在合理的生活制度指导下,学前儿童的生活有规律、有节奏,有利于形成良好的动力定型,养成良好的生活习惯;儿童的身体各部分包括大脑皮层在内,活动和休息适宜交替,以使得营养消耗可以得到及时补充,促进学前儿童的生长发育。若从小养成良好的饮食、起居习惯,必将终生受益。

(六)环境

1. 生活环境

1975 年以来,每间隔十年中国医学科学院儿科研究所组织的全国九省市儿童体格发育测量资料表明,我国城乡儿童生长发育水平明显高于中华人民共和国成立初期。中华人民共和国成立后,国家免费为儿童定期接种各种疫苗,有力地控制了各种传染病的流行。人民的生活水平逐渐提高,保证了有营养丰富的食物,有宽敞明亮的居室,有优美的环境和方便的交通等,这些都有利于儿童健康成长。

2. 其他环境因素

大气、水和土壤中有害物质的污染,以及噪音,对学前儿童生长发育都有不良的影响,应该引起人们的重视。

在不同的季节,孩子的生长发育速度不相同。一般来说,春季身高增长较快,秋季体重增长较快,这些都是多种因素综合作用的结果。

四、学前儿童生长发育的基本规律

人的生长发育同其他事物一样,有自身的客观规律。这个规律是在一定的生活条件下必然的趋势和内在的本质联系。认识和掌握了学前儿童生长发育的规律,就可以积极创造各种有利的条件,促进学前儿童健康成长。

(一)生长发育是由量变到质变的动态过程

学前儿童的生长发育是由量变到质变的复杂变化过程。不仅是身高的增长、体重的增加,而且是每个器官在结构上逐渐分化,在机能方面逐渐成熟。如消化系统的发育,从婴儿到成人有着复杂的变化过程。新生儿只能接受少量流食,随着年龄的增长,消化机能逐渐成熟,便能消化多种固体食物。

(二)生长发育既有连续性又有阶段性

一个人从出生到长大成人,生长发育过程是有一定程序的,既有连续性又有阶段性。每一个阶段都具有一定的特点。前一个阶段与后一个阶段是相互关联的,若某一个阶段的发育出现障碍,将会影响后一个阶段的发育。

教育者必须按照儿童各阶段发育的特点,为儿童创设必要的条件,给予适当的条件刺激和锻炼,引导他们有规律地从一个阶段向下一个阶段发育。

(三)生长发育的过程是波浪式的

人体的生长发育不是直线上升的,而是呈波浪式的,时快时慢地交替着。

以身高、体重为例。胎儿时期身高、体重的增长是一生中最快的。小儿出生后头两年的身体增长速度比后几年快。第一年内,身长增长 20~25 厘米,增长值为出生时身长(50 厘米)的 50%;体重增加 6~7 公斤,为出生时体重(3 公斤)的两倍。身高、体重在第一年的增长速度是出生后最快的一年。第二年内,身长增加 10 厘米,体重增加 2.5~3.5 公斤,速度也是较快的。2 岁以后,增长速度急剧下降,身高每年平均增加 4~5 厘米,体重每年增加 1.5~2 公斤,保持相对平稳、较慢的速度,直到青春发育期出现第二次突增。

在生长发育过程中,身体各部位发育的比例是不同的。一个人从出生到发育成熟,头部只增大了一倍,而躯干却增长了两倍,上肢增长了三倍,下肢增长了四倍。

(四)身体各系统的发育不均衡,但又统一协调

人的整体发育包括身体外形以及内脏各系统的发育,内脏各系统的发育与身高、体重的发育趋势一致,所以常常用身高、体重的发育趋势作代表。这一趋势呈波浪形,有两个突增的阶段。在同一年龄阶段,身体各系统的发育也是不均衡的。神经系统发育最快,尤其是大脑。出生时脑重约350克,相当于成人脑重的25%;6岁时,脑重已相当于成人的90%;6~20岁,脑重仅增加10%,但脑细胞的结构和功能继续向着复杂化的方向发展。淋巴系统的发育在出生后第一个10年内特别迅速,在第二个10年期间逐渐减缓。而生殖系统在第一个10年内,几乎没有什么发展,在第二次发育突增开始以后,才迅速发育。

身体各系统的发育时间和速度虽然各不相同,但是是一个统一的整体。各系统的发育是互相联系、互相影响、互相制约的。

(五)生理和心理的发展是密切联系的

生理发展是心理发展的基础,心理发展也会影响生理功能。

如果学前儿童生理上有缺陷,就容易产生自卑感以及不愿参加集体活动等不正常的心理状态。

学前儿童的情绪会影响他们的生理机能。当学前儿童情绪不好时,消化液分泌量会减少,食欲会减退,会直接影响学前儿童的消化和吸收。反之,当精神愉快时,学前儿童的食欲便会旺盛,消化吸收也会好,从而利于自己的生长发育。

(六)每个学前儿童的生长发育有自己的特点

由于每个学前儿童的先天遗传因素和后天环境条件不同,个体发育程度也不相同。在评价某一学前儿童的生长发育状况时,不能机械地以身高或体重的标准平均数为依据,而应该结合他以往的情况和现在的情况进行比较,这样才更有意义。

第三节 学前儿童生长发育的调查和评价

一、学前儿童生长发育调查

（一）调查目的

儿童生长发育调查的目的是研究学前儿童生长发育的规律、研究各种因素对学前儿童生长发育的影响，并从各种因素中找到主要矛盾和解决的办法，为采取相应的卫生措施，检验儿童卫生保健工作的效果，提供充分的科学依据。

根据调查获得的资料来制定的儿童生长发育正常值标准，能够作为不同群体间的比较资料，并可被用来评价学前儿童生长发育水平。

（二）调查内容

调查内容应根据调查目的来确定。一般是从人体形态、生理等方面选择少数重要的指标来表明生长发育状况。当然，调查时还要考虑指标的实际意义，要考虑测定技术的难度，测定的人力、物力等条件，最后确定调查的内容。

1. 生长发育的形态指标

生长发育的形态指标是指身体各部分在形态上可测出的各种量度（如长、宽、围度、重量）。最重要和常用的形态指标有身高和体重，还有胸围、头围等。此外，代表长度的还有坐高、手长、足长、上肢长、下肢长；代表横径的还有肩宽、骨盆宽等；代表围径的还有上臂围、大腿围、小腿围；代表营养状况的还有皮褶厚度等。

在针对不同年龄儿童的调查中，可选择代表该年龄阶段发育特征的指标。

2. 生长发育的生理机能指标

生长发育的生理机能指标是指身体各系统、各器官在生理机能上可测出的各种量度。握力和背肌力为骨骼肌肉系统的基本指标，肺活量则为呼吸系统的指标，脉搏和血压为心血管系统的基本指标。

3. 生化和临床检验

通过对生化和临床检验各项指标的调查，可了解机体内部组织成分的变化和新陈代谢的情况。

根据需要可进行血红蛋白、红细胞、尿中肌酐测定，也可测定血清中激素的水平等。

4. 心理方面的观察

心理方面观察的内容应包括儿童的感觉、知觉、注意、记忆、想象、思维、情感、言语、意志的发展，及儿童个性的形成与发展过程等。

(三)调查方法

鉴于不同的调查目的,采取的调查方法是多种多样的,最基本的有以下两大类。

1. 横断面调查

此种方法是在某一较短时期内,在一定的地区范围选择有代表性的对象,针对某几种项目进行一次大样本的测量调查。

根据调查的结果,可以制定出相关地区学前儿童生长发育的正常值标准。最好在若干年后,再进行一次调查,以便更好地分析这些地区学前儿童的发育动态。

2. 追踪调查

此种方法是一种动态观察法。选择的观察对象数量较少,在一个较长的时间内进行连续多次的调查,以观察被调查对象的发育动态。

通过长期追踪调查,可以找出学前儿童生长发育的规律,并可以研究某种因素的影响,进而总结出控制、改造外界因素、内在因素的办法和保健措施,达到促进学前儿童生长发育的目的。

(四)调查设计

1. 调查对象的选择和抽样
2. 测量时间和测量季节
3. 年龄的计算
4. 测量仪器
5. 测量生长发育形态指标的内容和方法

(1)身高。3岁以下幼儿的身高称为"身长"。它是衡量生长高度的重要指标,也是正确估计身体发育特征和评价生长速度时不可缺少的依据。测量时要脱掉帽子和鞋袜。

(2)体重。体重是指人体的总重量。在一定程度上,它代表着学前儿童的骨骼、肌肉、皮下脂肪和内脏重量及其增长的综合情况,也是推测学前儿童的营养状况的依据。

(3)胸围。胸围表示胸廓的容积以及胸部骨骼、胸肌、背肌和脂肪层的发育情况,并且在一定程度上表明身体形态及呼吸器官的发育状况。

接受测量时,3岁以下小儿取卧位,3岁以上小儿取立位,均不取坐位。要在小儿呼吸处于平静状态下测量。取立位时,受测者要自然站立,两足分开与肩同宽,双肩放松,两上肢自然下垂。测量者要面对受测者。软尺的松紧程度要适宜,需取呼气时与吸气时两个周围量度的平均数。读数应准确至 0.1 厘米。

第一章 学前儿童的生长发育

6.测量生长发育生理机能指标的内容和方法

(1)肺活量。测量肺活量时常用湿式肺活量计。测量时受测者取站立位,做一两次扩胸动作或在深呼吸后尽力深吸气,吸满后再向肺活量计的吹嘴(要消毒)尽力深呼气,直到不能再呼气为止。此时应立即关闭进气管的开关,待浮筒平稳后读数。每人测三次,按最高数记录。

(2)脉搏。因为个体脉搏的差异较大,易受体力活动及情绪变化的影响,所以应在儿童安静时进行测量。测量时,测量者要将食指、中指、无名指按在儿童腕部桡动脉搏动处,连测3个10秒或15秒的脉搏数,待其中两次相同并与另一次相差不超过一次时,可认为是安静状态时的脉搏,然后将得数乘6或4,积就是一分钟的脉搏数,填表记录。

(3)血压。血压的变化易受各种因素的影响,如运动、情绪紧张、体位变动均会使血压升高。在测前必须让受测者静坐休息10分钟,测其安静时的血压。一般测右臂血压。测量时所用袖带的宽度,因年龄不同而不同。7岁以下儿童常用8厘米宽的袖带。

测血压方法:将袖带缠于右上臂,紧贴皮肤,袖带下缘距肘关节2~3厘米。将听诊器胸件放在被测者的肘部肱动脉上,打气至脉跳声消失。徐徐放气,同时听诊,第一次出现脉搏声时,血压表上所示的数字即为收缩压。继续放气,脉搏声会渐渐增强,音调变高直至忽然变弱。开始变弱时,血压表上所示的数字即为舒张压。如果对一次测量不满意需要重复测量时,复测前要将气袋袖带内的空气排尽。记录血压的单位为千帕。

二、学前儿童生长发育评价

(一)生长发育标准的制定

生长发育标准是评价个体或集体儿童生长发育状况的统一尺度。

先运用横断面调查的方法,搜集大量学前儿童生长发育指标的正常数值,再用统计学方法按性别、年龄组,分别计算出各种指标的均值、标准差和标准误差、百分位数和回归系数等,经过统计整理所获得的资料,即是相关地区个体或集体儿童评价的标准。一般来说,生长发育的标准都是相对的、暂时的,只能在一定地区及一定时间内使用,因此,最好每隔5~10年重新进行一次大样本测量,以求得一个新"标准"。不仅全国应有一个统一的发育标准,各地区也应该有自己的标准。

(二)学前儿童生长发育水平群体分布趋势

正常儿童的多数发育指标是呈正态分布的。这个正态分布的范围又与均值和标准差呈一定的相关关系。68.3%的学前儿童发育水平在均值($\bar{x}$)±1个标准差(S)范围内;95.4%的学前儿童发育水平在均值±2个标准差范围内;99.7%的学前儿童发育水平在均值±3个标准差范围内。这说明学前儿童的发育水平比较集中地分布在均值上下,离均值越远的儿童数量越少。因此,用均值和标准差评价学前儿童的生长发育,比单用一个均值进行评价更科学、更准确。

此外,还可以用百分位数法评价学前儿童的生长发育。用百分位数法制定出学前儿童生长发育曲线标准,把调查资料分为3、25、50、75、97百分位数五个等级。如某儿童某项指标为25%~75%(即50%的人)是中等的,为3%~25%(即有22%的人)是中下等的,为75%~97%(即有22%的人)是中上等的;在3%以下(即有3%的人)是最低等的;在97%以上(即有3%的人)是最高等的。百分位数法的优点是当资料呈偏态时,也可以应用。

(三)评价方法

较好的评价方法应能够正确地反映发育水平、速度及各项发育指标之间的关系,以便于连续观察,使用起来也简便易行。发育评价方法多种多样,有指数法、离差法、相关法、发育年龄评价法等。

1. 指数法

指数法是借助一种数学公式来表示各项发育指标间的比例关系。常用的指数有体重身高指数、身高胸围指数、肺活量指数、握力指数、背肌力指数等。

2. 离差法

离差法是将均值和标准差作为评价标准,即根据某一指标数值与均值差异情况,判定儿童发育情况。此种方法是目前较为常用的,有以下几种。

(1)等级评价法。等级评价法常被用于评价发育水平。它是将个体的发育指标实测值与当地现行"标准"中的均值比较,用得到的差数除以标准差,得出超过或低于均值的标准差倍数,用以评定儿童的发育等级,有三级、五级、七级评价法,一般采用五级评价法。(如表9所示)

表9 五级评价标准表

等级	标准
上等	$\bar{x}+2S$ 以上
中上等	$\bar{x}+S$ 到 $\bar{x}+2S$
中等	$\bar{x}+S$ 到 $\bar{x}-S$
中下等	$\bar{x}-S$ 到 $\bar{x}-2S$
下等	$\bar{x}-2S$ 以下

等级评价法常用的指标是身高和体重。儿童的身高、体重数值在标准均值

±2个标准差(即$\bar{x}±2S$)范围以内,均可视为正常,大约95%的儿童属于这种情况。但在±2个标准差范围之外的也不能一概认定为异常,需要定期连续观察,并结合体格检查再作出判断。

等级评价法的优点是方法简单,缺点是无法对个体儿童的发育匀称程度作出正确的判断,同时也不便于对儿童的发育动态进行观察。

(2)曲线图法。若将儿童在不同年龄段连续测量的数值分别标在图上并连成曲线,便既能看出儿童各个时期的发育水平,又能了解其发育速度的快慢和发育的趋势,以便对儿童生长发育进行动态观察。

利用曲线图法评价集体儿童的发育情况时,可将相关地区同性别儿童某项发育标准的均值按不同的年龄标在坐标纸上,绘成标准曲线图。再标出集体儿童各年龄组单项指标的均值,并连接成曲线,通过比较两条曲线的高低,即可知道集体儿童发育的等级。

上述个体评价方法,有些方法也可以用来评价集体儿童发育。目前,还没有一种方法能满足全面评价的要求。因此,要结合评价目的,选择适宜的方法。当然,无论采用何种方法进行评价,都必须联系儿童的生活环境、健康状况、病症史等进行综合分析,这样才能作出科学的评价,给予全面的指导。

▶**阅读推荐**◀

[1]张慧颖.少儿卫生学.北京:科学技术文献出版社,2005

[2]张兰香.学前儿童卫生与保健学习指导与能力训练.北京:北京师范大学出版社,2015

[3]马洁,韩玙,姬静璐.学前儿童卫生与保育.北京:北京师范大学出版社,2017

▶**思考与探索**◀

1. 学前儿童运动系统的特点是什么?
2. 为使学前儿童的骨骼和肌肉正常发育,应符合哪些卫生要求?
3. 学前儿童心血管系统有什么特点及相应的卫生要求有哪些?
4. 在学前儿童呼吸系统方面,我们应当做好哪些卫生保健工作?
5. 组织学前儿童的膳食应注意什么?
6. 学前儿童的膀胱和尿道有什么特点?有哪些卫生要求?
7. 对学前儿童生长发育影响较大的是哪些腺体?为什么说脑垂体是人体内最重要的内分泌器官?

8. 学前儿童神经系统有哪些特点？应注意哪些卫生要求？
9. 学前儿童高级神经活动有什么特点？对教育教学有何指导意义？
10. 学前儿童的耳有什么特点？应该怎样保护学前儿童听力？
11. 学前儿童生长发育的一般规律是什么？
12. 影响学前儿童生长发育的因素有哪些？
13. 学前儿童生长发育的形态指标及测量方法有哪些？

第二章
学前儿童的传染病、常见疾病及预防

【内容摘要】 学前儿童正处于生长发育期,对外界环境的适应能力和对某些致病微生物的免疫能力较差,很容易受到环境中各种不良因素的影响,从而感染某些传染性疾病、寄生虫病或发生营养性疾病和其他常见疾病。这轻则影响其生长发育,重则导致其生理残疾甚至危及生命,极大地威胁他们的健康成长。因此,教育工作者掌握有关儿童疾病的基本知识,如致病的原因、主要症状、预防方法、护理知识等,将有利于学前儿童的生长发育,提高其健康水平。

【学习目标】 掌握学前儿童传染病的基本特征、基本过程及预防,学前儿童常见病的症状及预防。

第一节 学前儿童的传染病及预防

一、传染病概述

传染病是由病原微生物引起的能在人与人、动物与动物或人与动物之间传播的疾病。由于机体发育不成熟,学前儿童对病原体的抵抗能力弱,很容易被感染,特别是在幼儿园中,学前儿童频繁接触,一旦发生传染病,很容易迅速流行。因此,积极预防和及早发现传染病就成为幼儿园保健工作的重要内容之一。

(一)传染病的特征

1. 传染病的基本特征

传染病的种类很多,虽然它们的症状各不相同,但都存在以下几个方面的基本特征。

(1)有病原体。每种传染病都有其特异的病原体,包括微生物(病毒、立克次体、细菌、真菌、螺旋体等)和寄生虫(原虫、蠕虫等)两大类,这是传染病最基本的特征。如水痘的病原体是水痘病毒,麻疹的病原体是麻疹病毒,结核病的病原体是结核杆菌等。病毒是引发传染病的主要病原体,通常寄生在活的细胞内,比细菌小,对抗生素不敏感。

(2)有传染性。病原体被宿主排出体外后,通过一定方式到达新的易感染者体内,呈现出一定的传染性。所有传染病都有不同程度的传染性,其传染强度与病原体的种类、数量、毒力及人体免疫力的强弱等因素有关。传染病患者有传染性的时期被称为"传染期",每一种传染病的传染期都相对固定,可作为隔离患者的依据之一。

每一次病原体侵入机体,都会引起机体不同程度的反应,在机体与病原体的相互作用中,可出现五种表现。

①病原体被消灭或排出体外。病原体侵入人体后,有些被消灭在入侵部位,如皮肤黏膜具有屏障作用,胃酸具有杀菌作用,组织细胞具有吞噬作用及体液具有溶菌作用。还有些病原体因为机体的局部的免疫作用,经过呼吸道、肠道或泌尿道,被排出体外。在这种情况下,人体不出现病理损害和疾病的临床表现。

②病原携带状态。病原体侵入机体后,存在于人体的一定部位,只会有轻度的病理损害,不会出现疾病的临床症状。病原携带有两种状态,一是无症状携带,即客观上不易察觉的无临床表现或有轻微临床表现的携带状态;二是恢复期携带,亦称"病后携带"。在恢复期携带状态下,一般临床症状已消失,病理损伤得到修复,而病原体仍暂时或持续寄生于体内。因为病原携带者能够向外排出病原体,所以它们会成为具有传染性的重要传染源。

③隐性感染。机体被病原体侵袭后,仅会出现轻微病理损害,而不出现或出现不明显的临床症状。隐性感染是只有通过免疫检测方能发现的一种感染过程。

④潜在性感染。人体内保留病原体,潜伏在一定部位,不出现临床表现,病原体也没有被排出,只有当人体抵抗力降低时,病原体才会活跃增殖。

⑤显性感染。在病原体侵入人体后,因人体免疫功能的改变,导致病原体不断繁殖,并产生毒素,使机体出现病理症状及病理生理改变,临床出现传染病特有的临床表现,则为传染病发作。

如果排除人工免疫的干预,有些病原体引发显性感染的概率极高,如麻疹;有些则主要表现为隐性感染,发病者只占极少数,如流行性乙型脑炎。

(3)有流行性、地方性和季节性。

①流行性。按传染病流行过程的强度和广度可分为散发、流行、大流行和暴发。散发是指某种传染病在某地区的常年发病率;流行是指某种传染病当年发

病率超出该病的常年发病率;大流行是指某种传染病在短时期内迅速传播蔓延,遍及全国,甚至超出国界,在世界范围内传播;暴发是指某一局部地区在短期内突然出现众多病例。

按导致传染病流行的来源可分为外来性传染病和地方性传染病。外来性传染病是指国内或本地区原来不存在,从国外或外地传入的传染病,如霍乱。地方性传染病是指在某些特定的自然和社会条件下,本地区持续发生的传染病,如血吸虫病。

②地方性。某些传染病因其病原体需要特定的栖息地,受地理条件、气温条件变化及居民生活习惯的影响,常局限于一定的地理范围内发生。如寄生虫类传染病,自然疫源性疾病。

③季节性。有些传染病的发病率,在年度内有季节性地升高。这与气温、湿度、雨量的改变及昆虫媒介繁殖旺盛有关。

(4)有免疫性。传染病患者痊愈后,对该传染病具有了不再感染性,被称为"免疫性"。免疫是机体的一种保护性反应,通过识别和排除病原体和抗原性异物,达到维护机体的生理平衡和内环境的稳定。不同传染病产生的免疫程度差异悬殊,有的传染病在患病一次后几乎可终身免疫,如麻疹、水痘等,有的免疫时间很短暂,如菌痢、普通感冒等。

感染传染病后所获得的免疫力属于自然免疫,借助于传染病的免疫性特征,对传染病的易感者进行预防接种,称为"人工免疫"。人工免疫可以起到预防传染病的作用。

2.传染病的临床特点

每一种传染病从发生、发展到恢复,大致要经过四个阶段。

(1)潜伏期。从病原体侵入人体起至首发症状的这段时间称为"潜伏期"。不同传染病的潜伏期长短各异,短至数小时,长至数月乃至数年。推算潜伏期对传染病的诊断与检疫有重要意义。

(2)前驱期。潜伏期末至发病期前出现某些临床表现的这段时间称为"前驱期"。前驱期一般持续1~2天,患者会有乏力、头痛、微热、皮疹等临床表现。如发病急速便不会出现前驱期。前驱期的患者已经具有了传染性。

(3)发病期(症状明显期)。各种传染病特有的症状(如发烧、出疹等)随病情发展陆续出现的这段时间称为"发病期"。通常症状的出现由轻而重,由少而多,或逐渐或迅速达到高峰。

(4)恢复期。病原体完全或基本被消灭,患者免疫力得到提高,生理功能和组织损伤逐渐恢复,临床症状陆续消失的这段时间称为"恢复期"。多以身体痊愈而结束,少数疾病可能会留有后遗症。

3. 传染病的常见症状和体征

(1) 发热及热型。发热为传染病的共同症状,但不同传染病的热度与热型各不相同。按热度高低可分为低热、中度热、高热和超高热,按热型可分为稽留热、弛张热、间歇热、波状热、回归热、双峰热和消耗热。

(2) 皮疹。皮疹为传染病的特征之一。不同传染病有不同的疹型,包括斑疹、丘疹、斑丘疹、红斑疹、玫瑰疹、疱疹、脓疱疹、荨麻疹等。关于皮疹出现的日期、部位、出疹顺序、皮疹的数目等,各种传染病不完全相同。常见出疹性传染病有猩红热、麻疹、水痘、斑疹伤寒、伤寒、流行性脑脊髓膜炎、流行性出血热、败血症等。

(3) 中毒症状。病原体及其毒素进入血循环乃至扩散到全身,可出现四种形式的中毒症状。

① 毒血症。毒血症是指病原体在局部繁殖,所产生的内毒素与外毒素进入血循环,使全身出现中毒症状者。

② 菌血症。菌血症是指病原菌在感染部位生长繁殖,不断侵入血循环但只作短暂停留,并不出现明显临床症状者。病毒侵入血循环者称"病毒血症",其他病原体亦然,如立克次体血症、螺旋体血症等。

③ 败血症。败血症是指病原菌在感染部位生长繁殖,不断侵入血循环并继续繁殖,产生毒素,导致全身出现明显中毒症状及其他组织器官明显损伤的临床症状者。

④ 脓血症。脓血症是指病原体由血流扩散,到达某一个或几个组织器官内后繁殖,使之受到损害,形成迁徙性、化脓性病灶者。

(二) 传染病发生流行的三个条件

传染病在人群中传播,必须具备三个条件,即传染源、传播途径、易感人群。这三个条件是构成传染病在人群中发生和流行的生物学基础,只有这三个条件同时满足,传染病才可能传播与流行,而只要切断其中的任一条件,传染病就不能传播与流行。例如,接种疫苗就是为了保护易感人群,阻止传染病进一步扩散。

1. 传染源

传染源是指体内有病原体生存、繁殖,并能将其排出体外的人和动物。传染源体内一定有病原体生存、繁殖,并不时地排出体外,感染别人。传染源包括了患有传染病的病人、病原体携带者(体内带有病原体,但没有临床表现的人)和受感染的动物。

(1) 病人。病人是指感染了病原体,并有一定临床表现的人。就大多数传染病而言,病人是主要的传染源,因为病人体内的病原体数量多,而且病人的症状有利于病原体向外播散,如病原体可通过病人咳嗽、打喷嚏、呕吐、腹泻等方式被排出体外。病人排出病原体的整个时期叫"传染期",据此可决定对病人的隔离时间。一般传染病在发病初期的传染性最强,如麻疹、水痘、病毒性肝炎、霍乱等。有些传染病如白喉、伤寒在恢复期还有传染性。

(2)病原体携带者。病原体携带者是指没有任何疾病的临床表现而能排出病原体的人,可分为病后病原体携带者和健康病原体携带者。前者指的是病人患传染病后,症状虽已消失,但仍能排出病原体的人;后者指的是虽然病原体已侵入人体,但是人体没有临床表现,并且能排出病原体的人。传染源的病原体携带者传播传染病的程度和范围取决于其排出的病原体的量、携带病原体的时间长短、携带者的职业、携带者的社会活动范围、携带者的卫生习惯、环境卫生条件及防疫措施等。

(3)受感染的动物。受感染的动物是指感染了病原体,可将病原体排出体外传染给人的动物。如狂犬病,被狂犬病毒感染的狗、猫是重要的传染源。人类有许多传染病来自动物(包括家畜和野生动物),其中以鼠类最为常见,因为它能传播多种疾病,如鼠疫、出血热、钩端螺旋体病等。以动物作为传染源的疾病,被称为"动物性传染病",像炭疽、布氏菌病、狂犬病、流行性出血热、钩端螺旋体病等。这些动物性传染病可以由动物传染给人,但人与人之间一般不相互传染(鼠疫除外)。

2.传播途径

传播途径是指病原体自排出体外后经过一定的途径侵入他人体内,在外环境中所经过的全部过程。传染病可通过一种或多种途径传播,常见的传播途径有空气传播、消化道传播、接触传播、虫媒传播、血行传播、垂直传播、土壤传播和医源性传播。

(1)空气传播。病人和病原携带者鼻咽部的病原体可随唾液、飞沫、痰等排出体外而污染空气,导致他人感染。空气传播是呼吸道传染病的主要传播途径,像麻疹、腮腺炎、流脑、结核等传染病大都是通过空气传播的。经空气传播的传染病通常传播广泛、发病率高,幼儿很容易被感染。

(2)消化道传播。医学上也称"粪—口传播",被病原体污染了的食物、水,经口进入人体而受到感染,是消化道传染病的主要传播方式。如菌痢、甲型肝炎、伤寒、脊髓灰质炎等。夏季和秋季气温较高,细菌、病毒等病原体容易在水和食物中生长繁殖,且苍蝇、蟑螂、臭虫等活动频繁,所以夏季和秋季是消化道传染病的高发季节。

(3)接触传播。接触传播包括直接接触和间接接触两种传播方式。

直接接触是指病原体与人的皮肤黏膜直接接触造成的传染,如多种皮肤传染病与性病、狂犬病等。间接接触是指接触了被病原体污染的餐具、医疗器械、日常生活用品而造成的传染,如肝炎、白喉、沙眼等。

接触传播与职业和个人卫生习惯有关。炊事员、保育员等尤应注意个人卫生,幼儿园应严格执行消毒制度,以减少传播机会。家庭中也应提倡分餐或用公筷,毛巾、脸盆等生活用品要专人专用。

(4)虫媒传播。虫媒传播是指病原体通过蚊、蝇、虱、蚤等节肢动物传播的方式。虫媒传播又可分为吸血传播和机械传播。

吸血传播是指节肢动物通过吸血而传播传染病。如蚊子通过吸血可传播乙脑和疟疾,跳蚤通过吸血可传播鼠疫。机械传播是指节肢动物通过其虫体、爪、翅等机械运载传播传染病。如苍蝇和蟑螂一般并不吸血,而是通过它们的身体携带病菌传播到食品中,引起痢疾、伤寒等传染病。

(5)血行传播。血行传播是指病原体通过输血、注射等途径而进入健康人体,引起感染。如乙型肝炎、艾滋病主要是通过血行传播的方式进行传播的。

(6)垂直传播。垂直传播是指病原体由亲代传给子代而引起感染,如通过母乳喂养,母亲可将乙型肝炎病毒传染给婴儿,孕妇通过胎盘可将风疹病毒传染给胎儿等。

(7)土壤传播。土壤传播是指病原体随人的粪便污染土壤,受污染的土壤沾在人们手上,病原体经口腔进入人体而致病。土壤传播与人们接触土壤的机会及个人卫生习惯有关。

(8)医源性传播。医源性传播是指在医疗、预防工作中,由于未能严格执行规章制度和操作规程,而人为地造成某些传染病的传播。如因为医疗器械消毒不严,导致药品或生物制剂被污染,进而病人在输血时感染艾滋病、丙型肝炎等。

3.易感者

易感者是指对某种传染病缺乏免疫力或免疫力较弱而容易被病原体感染的人。人群的易感性取决于人群中每个人的免疫状况。当人群中的免疫个体足够多时,虽然此时尚有相当比例的易感者存在,但免疫个体构筑的"屏障"使得感染者(传染源)"接触"易感个体的几率较小,进而使新感染者出现的概率降至很低,从而可有效阻断传染病的流行,这种现象被称为"免疫屏障"现象。学前儿童和体弱者一般都是易感者,需要通过预防接种、加强营养和体育锻炼等方式提高免疫力,降低易感性,从而建构有效的"免疫屏障"。

下面以流感流行为例来说明传染病流行的三个基本环节。当流感患者讲话、咳嗽、打喷嚏时,会从鼻咽部喷出大量的含有流感病毒的飞沫。这些飞沫悬浮在空气中,如果周围的人吸入了以后,病毒便会进入呼吸道,就有可能引起流感。可见,流感的传染源是流感患者,传播途径是空气传播,易感人群则是大多数人。

二、学前儿童传染病的预防与管理

预防学前儿童传染病的目的是控制和消灭传染病,保护学前儿童的身体健康,促进学前儿童和谐发展。预防工作是幼儿园日常卫生保健工作的主要内容之一。幼儿园应针对传染病流行的三个基本条件,以综合性防疫措施为基础,认真贯彻以预防为主的方针。传染病的预防控制措施包括编写传染病报告和针对传染源、传播途径和易感人群采取多种预防措施。

(一)编写传染病报告

编写传染病报告是监测传染病的手段之一,也是控制和消除传染病的重要措施。我国1989年颁布的《中华人民共和国传染病防治法》规定的传染病分为甲、乙、丙三类,共35种。2004年修订后,规定的传染病仍为甲、乙、丙三类,病种调整为37种,具体如下:甲类:鼠疫、霍乱,共2种;乙类:传染性非典型肺炎、艾滋病、病毒性肝炎、脊髓灰质炎、感染高致病性禽流感、麻疹、流行性出血热、狂犬病、流行性乙型脑炎、登革热、炭疽、细菌性和阿米巴性痢疾、肺结核、伤寒和副伤寒、流行性脑脊髓膜炎、百日咳、白喉、新生儿破伤风、猩红热、布鲁氏菌病、淋病、梅毒、钩端螺旋体病、血吸虫病、疟疾,共25种;丙类:肺结核、丝虫病、包虫病、麻风病、流行性感冒、流行性腮腺炎、风疹、新生儿破伤风、急性出血性结膜炎、除霍乱、痢疾、伤寒和副伤寒以外的感染性腹泻,共10种。

同时规定,对乙类传染病中的传染性非典型肺炎、炭疽中的肺炭疽和感染高致病性禽流感,采取甲类传染病的预防、控制措施。

为了加强传染病信息报告管理,国家卫生部于2006年制定了《传染病信息报告管理规范》,其中规定各级各类医疗机构、疾病预防控制机构、采供血机构均为责任报告单位;执行职务的人员和乡村医生、个体开业医生均为责任疫情报告人。责任报告单位和责任疫情报告人发现甲类传染病和乙类传染病中的肺炭疽、传染性非典型肺炎、脊髓灰质炎、感染高致病性禽流感的病人或疑似病人时,或发现其他传染病和不明原因疾病暴发时,应于2小时内将传染病报告卡通过网络报告;未实行网络直报的责任报告单位应于2小时内以最快的通讯方式(电话、传真)向当地疾病预防控制机构报告,并于2小时内寄送出传染病报告卡。卫生防疫人员和医疗保健人员不得隐瞒、谎报疫情,或授意他人隐瞒与谎报。

(二)管理传染源

1.病人

对病人实施管理要求做到早发现、早诊断、早报告、早隔离、早治疗,一旦诊断病人患有传染病或疑似传染病,就应按传染病防治法规定实行分级管理。对病人隔离时间的长短依据该病的传染期来定,传染病疑似病人必须接受医学检查、随访或隔离措施,不得拒绝。

2.病原携带者

对病原携带者应做好登记、管理,并要随访至其病原体检查有2～3次阴性后。在托幼机构和服务行业工作的病原携带者必须暂时离开工作岗位。

3.接触者

凡接触过传染源并有可能受感染者都应接受检疫。检疫期为最后接触日至该病的最长潜伏期。甲类传染病接触者应在指定场所接受观察,应被限制活动范围,接受诊察、检验和治疗。乙类和丙类传染病接触者可正常工作、学习,但需接受体检、测量体温、病原学检查和必要的卫生处理等医学观察。对潜伏期较长的传染病如麻疹,可对接触者实施预防接种。

4.动物传染源

对危害大且经济价值不大的动物传染源应予以彻底消灭,对危害大的病畜或野生动物应予以捕杀、焚烧或深埋,对危害不大且有经济价值的病畜可予以隔离治疗。此外,还要做好家畜和宠物的预防接种和检疫工作。

(三)切断传染途径

对被传染源污染的环境,必须采取有效措施,去除和杀灭病原体。必须根据传染病的不同传播途径采取不同的防疫措施:对于肠道传染病,应做好床边隔离,及时对吐泻物进行消毒,加强饮食卫生及个人卫生,做好水源及粪便管理;对于呼吸道传染病,应保持开窗通风,适时对空气进行消毒,个人要戴口罩;对于虫媒传染病,应有防虫设备,并采用药物杀虫、防虫、驱虫。

(四)保护易感者

1.免疫预防

提高人群抵抗力,有重点、有计划地预防接种,是保护易感者的有效措施。人工主动免疫是有计划地对易感者进行疫苗、菌苗、类毒素接种。接种后免疫力在1~4周内出现,会持续数月至数年。人工被动免疫是在有紧急需要时,注射抗毒血清、丙种球蛋白、胎盘球蛋白、高效免疫球蛋白。注射后,人体的免疫力迅速提高,维持1~2个月即失去作用。对于高危人群,应急接种可以有效防止传染病的大面积流行。

2.药物预防

药物预防也可以作为一种应急措施来预防传染病的扩散。但药物预防作用时间短、效果不巩固,易产生耐药性,因此其应用具有较大的局限性。一般情况下不提倡使用药物预防。

3.个人防护

接触传染病的医务人员和实验室工作人员应严格遵守操作规程,配置和使用必要的个人防护用品。有可能暴露于传染病生物传播媒介的个人需穿戴防护用品,如口罩、手套、护腿、鞋套等。疟疾流行区可使用个人防护蚊帐。

（五）计划免疫和预防接种

1. 计划免疫及其种类

计划免疫是指根据疫情监测和人群免疫状况，按照规定的免疫程序，有计划地利用生物制品进行预防接种，以提高人群免疫水平，达到控制乃至最终消灭相应传染病的目的。计划免疫包括基础免疫和加强免疫两类。

（1）基础免疫。一般来说，出生6个月以后的乳儿从母体获得的抗体已逐渐消失，容易感染疾病。因此，有重点地选择数种对儿童威胁较大的传染病预防疫苗，按照规定程序为儿童接种，使其获得免疫力，可为今后的免疫打下基础，这种初次接种叫作"基础免疫"。因为疫苗种类不同，所以完成基础免疫所需接种的次数也有区别。有的疫苗只需接种一次就可达到基础免疫的效果，有的疫苗则要接种几次才能达到基础免疫的效果。

（2）加强免疫。在进行基础免疫后，幼儿体内便具有了一定的免疫力，其后免疫力逐渐下降。当下降到一定程度时，需要再接种一次，以使免疫力再度提高，达到巩固免疫的目的，这种复种叫作"加强免疫"。

表1　我国儿童基础免疫程序表

疫苗名称	卡介苗	乙肝	小儿麻痹糖丸	百白破	麻疹	乙脑	流脑
新生儿	第一针	第一针					
1月龄		第二针					
2月龄			第一次				
3月龄			第二次	第一针			
4月龄			第三次	第二针			
5月龄				第三针			
6月龄		第三针					初免
8月龄					初免		
1周岁			加强	加强	一年后加强	初免两针	加强（每年）
2周岁				加强		加强（每年）	
3周岁	加强						
4周岁			加强	加强			
6周岁							
7周岁	加强			加强白破	加强		
12周岁				加强白破	加强		

2. 预防接种

预防接种是指将抗原或抗体注入机体，使机体获得对某些疾病的特异性抵抗力，从而保护易感人群，预防传染病发生。用于预防接种的生物制品统称为"免疫制剂"。

通过人工免疫，使宿主对相应传染病产生特异免疫抵抗力的方法，称为"人工自动免疫"或"人工主动免疫"。人工主动免疫的接种时间一般要求是在传染病流行前数周，从而使机体有足够的时间产生免疫反应。将含有抗体的血清或其制剂直接注入机体，使机体立即获得抵抗某种传染病的能力的方法，称为"人工被动免疫"。

实践证明，预防接种对于提高人群免疫水平，降低易感性，特别是对于预防某些传染病的效果是非常显著的。典型例子是种痘预防天花。天花曾对人类产生极大威胁，墨西哥历史上的一次大流行曾导致300多万人死亡。而种痘的推广普及使得无数人免于患天花或病死。自中华人民共和国成立以来，由于普遍推行种痘，20世纪60年代初就消灭了天花。世界卫生组织于1967年在世界各国推行普种牛痘，并于1979年宣布全球消灭了天花。

传染病流行实际上是传染源对易感人群的传播传染病的过程。对易感人群实施预防接种，接种率一般应达到70％以上才有可能在社会人群中形成免疫屏障，使传染病的流行受到控制。如果有个别单位漏种，虽然就整个社会人群来说已达到一定的接种百分率，但因为易感者比较集中，一旦传染源袭来，仍不免造成该单位传染病的暴发或局部流行。

我国根据世界卫生组织扩大免疫规划的内容和实际情况，对一定年龄段的儿童进行计划免疫。其中每个儿童普遍需要接种卡介苗、百白破混合制剂、麻疹活疫苗和口服脊髓灰质炎活疫苗来预防结核病、百日咳、白喉、破伤风、麻疹和脊髓灰质炎等6种传染病。流行性脑脊髓膜炎、乙型肝炎、流行性乙型脑炎等也被纳入计划免疫工作范畴。

3. 生物制品的种类

生物制品是以微生物、细胞、动物或人源组织和体液等为原料，应用传统技术或现代生物技术制成，用于人类疾病的预防、治疗和诊断的药品。生物制品不同于一般的医用药品，它是通过刺激机体免疫系统，产生免疫物质（如抗体）发挥功效，在人体内出现体液免疫、细胞免疫或细胞介导免疫。生物制品种类繁多，用途各异，根据其组成及用途可分为预防制品、治疗制品和诊断制品。

预防接种用的生物制品主要有自动免疫制剂和被动免疫制剂。

（1）自动免疫制剂。接种后，能引起机体免疫系统的特异性应答，自动产生相应免疫力的生物制品被称为"自动免疫制剂"，主要有菌苗、疫苗和类毒素三类。

①菌苗。菌苗指用细菌、螺旋体或其衍生物制造而成的疫苗，分活菌苗、死

菌苗和化学菌苗三种。

活菌苗是用经物理、化学或生物学方法处理后，毒力减弱或无毒的病原菌制成的菌苗，如卡介苗、鼠疫活菌苗、人用炭疽活菌苗、人用布氏菌病活菌苗等。接种后，活菌苗刺激身体的时间较长，故免疫效果好，但因有效期短，故需冷藏保存。

死菌苗是用物理或化学方法将病原菌杀死后制成的菌苗。死菌苗的细菌已失去毒力，但仍保留其免疫原性，如伤寒菌苗、霍乱菌苗、百日咳菌苗和钩端螺旋体菌苗等。死菌苗进入人体后不能生长繁殖，对人体刺激时间短，产生的免疫力不高，要使人体获得长久的保护力，需要多次注射。

化学菌苗是用化学方法提取病原菌中的有效成分制成的菌苗，如 A 群脑膜炎球菌多糖菌苗、无细胞百日咳菌苗等。

②疫苗。疫苗是用病毒、衣原体、立克次体或其衍生物制造而成的疫苗，分减毒活疫苗、灭活疫苗和亚单位疫苗三种。

减毒活疫苗是病毒经物理、化学或生物学方法处理后，成为失去致病性而保留免疫原性的弱毒株后再用来制备的疫苗，也有一些弱毒株是从自然界分离得到的。如口服脊髓灰质炎活疫苗、麻疹活疫苗、流行性乙型脑炎活疫苗、流行性腮腺炎活疫苗和黄热病活疫苗等。

灭活疫苗是用化学方法将病毒灭活后制成的，使病毒失去致病性而仍保留免疫原性的疫苗。如流行性乙型脑炎灭活疫苗、狂犬病疫苗和流行性出血热疫苗等。

亚单位疫苗是除去病原体中对激发保护性免疫无用的甚至有害的成分，保留其有效抗原成分所制成的疫苗。如乙型肝炎 HBsAg 疫苗、流感亚单位疫苗等。

③类毒素。一些细菌在培养过程中产生的毒性物质被称为"外毒素"。外毒素经化学法处理后，失去毒力作用，而保留抗原这种类似毒素而无毒力作用的称为"类毒素"。常用的类毒素有白喉类毒素、破伤风类毒素等。

（2）被动免疫制剂。既能用于特异性治疗，又能用于短期内的特异性预防的生物制品被称为"被动免疫制剂"，主要有免疫血清、丙种球蛋白和特异性免疫球蛋白三类。

免疫血清是抗毒素、抗细菌血清、抗病毒血清的总称，注射后可立即获得免疫力；丙种球蛋白是从胎盘血液或健康人血液中提取的含抗体的溶液，可用来作被动免疫，若在接触麻疹、甲型肝炎病人后及时注射，可以防止发病或减轻症状；特异性免疫球蛋白是选择对某种疾病有较高浓度抗体的人血制成，如乙型肝炎免疫球蛋白。

在注射被动免疫制剂后，人体即可获得特异性免疫力，但保持时间不长，一一般为3~4周。因为免疫血清是异种蛋白,所以使用前应作皮试,以防有过敏反应。

4. 学前儿童预防接种注意事项

(1)接种前的注意事项。

①接种疫苗前一周要精心照顾宝宝,接种2~3天前要检查健康状况。如宝宝有不适症状,应等宝宝康复后再给其接种疫苗。

②接种疫苗前要对医生如实描述宝宝的情况。

③接种前后尽量避免带宝宝外出或给宝宝洗澡等。

④不要忘记带母子手册和挂号本。

⑤给宝宝穿宽松的衣服。

⑥尽量由妈妈陪伴。

(2)接种后的注意事项。

①接种后在医院或防疫站观察15~30分钟。

②注射疫苗当天最好不要给宝宝洗澡。

③疫苗都有抗原,要预防宝宝发烧,要多给宝宝喝白开水。

④在注射一些加入吸附剂的疫苗后,宝宝容易出现红肿、发热、疼痛等症状,家长可用热毛巾对红肿的地方进行热敷。

⑤接种脊灰糖丸(脊髓灰质炎减毒活疫苗糖丸)后半小时内不能吃奶、喝热水。

⑥密切关注宝宝,看有无异常发烧,注射地方有无异常反应。

(3)预防接种的间隔。

①接种水痘疫苗、小儿麻痹疫苗、麻疹疫苗,最少需间隔一个月。

②若接种卡介苗之后皮肤状况欠佳,应避免接种水痘疫苗。

③在接种白百破、乙型脑炎、流行感冒等灭活菌疫苗之后,不论是接种活菌疫苗还是接种灭活菌疫苗,均需间隔一周。

5. 预防接种的禁忌证

为保证预防接种的安全,应该特别注意下列禁忌证。

(1)急性疾病患者。对正患有发热,特别是有高热的人,或有明显的全身不适的急性症状的人,应暂缓接种疫苗,以免接种后加剧发热性疾病,且有可能会错把发热性疾病的症状当作疫苗的反应而影响以后的免疫。

在急性传染病的潜伏期、前驱期、发病期及恢复期(一般指病后一个月内)接种疫苗,有可能会诱发、加重原有病情。在慢性疾病的急性发作期亦需推迟接种,待好转后补种。一周内有严重腹泻的病人,应暂缓接种脊髓灰质炎疫苗。

(2)拥有过敏性体质者。过敏性体质的人接种疫苗,常会产生过敏反应。有过敏性体质、支气管哮喘、荨麻疹或食物过敏史者,在接种前应问清楚,不应接种含有该过敏源的疫苗,可以考虑接种不含相关过敏原的疫苗。对疫苗中的卵蛋白质过敏的人,如吃蛋白质后有过敏反应(荨麻疹、喉头水肿、低血压和休克、腹痛、腹泻等)者不应接种某些用鸡胚组织制备的疫苗(麻疹疫苗、流感疫苗等),已知对特定抗生素有过敏反应史者,不应接种含有该抗生素的疫苗。

(3)免疫功能改变。一般来说,活病毒疫苗不宜应用于以下人群:

①免疫缺陷症患者,如联合性免疫缺陷症、无丙种球蛋白血症或低丙种球蛋白血症患者。

②白血病、淋巴瘤、霍奇金病、恶性肿瘤病人。

③由药物引起免疫抑制的人,如应用肾上腺皮质激素、烷化剂、抗代谢药物,以及脾切除的病人。

如果上述对象使用活疫苗,可能会有严重后果。凡注射过丙种球蛋白者,应推迟麻疹、腮腺炎、水痘疫苗的注射至少4周。

(4)既往接种后有严重不良反应者。既往接种某种疫苗后发生过敏反应、虚脱或休克、脑炎(或脑病)、非热性惊厥史的儿童不应再接种这种疫苗。需要连续接种的疫苗(如百白破疫苗),如果前一次接种后产生严重反应,则不应继续接种。接种百白破疫苗免疫后出现以下任何一种情况者,应停止随后的百白破疫苗接种,如虚脱、休克、持续性尖叫、高热、惊厥、严重的意识改变、全身或局部神经症状、过敏反应、血小板减少或溶血性贫血。

(5)神经系统疾患患者。凡患有神经系统疾患,如癫痫、脑病、癔症、脑炎后遗症、抽搐、惊厥等的疾患者不要接种乙脑疫苗、A群流脑多糖疫苗,绝对不能接种含有百日咳抗原的制剂。

(6)重症慢性病患者。如患有活动性肺结核、心脏代偿功能不全、急或慢性肾脏病变、糖尿病、高血压、肝硬化、血液系统疾病、活动性风湿病、严重化脓性皮肤病等疾病的病人,接种疫苗后可能加重原有病情或使反应加重,应暂缓接种或慎种。对患有上述疾病、目前病情已长期稳定的人,可以接反应较小的疫苗,如麻疹疫苗、脊髓灰质炎疫苗、乙肝疫苗等。

(7)孕妇。由于理论上有危害胎儿的可能性,孕妇的预防接种应慎重,小剂量的水溶性抗原可导致胎体产生免疫耐受性,异种动物血清容易致敏,一般孕妇禁用。活疫苗,特别是麻疹、风疹、水痘、腮腺炎等病毒疫苗,在妊娠期禁止使用。

6. 预防接种的副反应及处理

在预防接种之后,大多数受种者都能获得抗感染的有益的免疫反应。但是,免疫预防制剂对肌体来说是一种异种或异体物质,一些受种者在获得免疫保护的同时,也会出现一些其他不利于肌体的反应,称为"接种副反应"。预防接种副反应可分为正常反应(包括加重反应)和异常反应。

(1)正常反应。绝大多数儿童在接种疫苗后出现的不良反应为常见的轻微反应,是由疫苗特有性质引起的反应,不会造成生理或功能障碍。这种反应可分为局部反应和全身反应两种。

局部反应可表现为红肿、疼痛和硬结,一般不需要特殊处理,大多数儿童经适当休息即可恢复正常。对于较严重的局部反应,可用干净的毛巾热敷,每日数次,每次10~15分钟,即能帮助消肿和减轻疼痛。对于个别严重的红肿、疼痛反应,可酌情给小剂量镇痛退热药。因为卡介苗的局部反应性质特殊,所以一般严禁热敷或冷敷,以防细菌带入而发生感染。要加强护理,勤换衣衫,防止注射部位破溃化脓。如局部破溃可涂甲紫,严重时也可外用消炎药,预防感染。

全身反应包括发热及其他反应,如烦躁不安、身体不适、精神不佳和食欲减退等。对于单纯发热而体温不高者,只需留心观察,一般不需要任何处理,让其适当休息,多喝开水,注意保暖,防止继发其他疾病。对于高热、头痛者,可给服解热镇痛药。若出现其他全身反应,应加强观察,防止继发感染。对于全身反应严重的,要做对症治疗。退热剂除可退热外,对头痛、头昏、全身倦怠和烦躁不安也有效果。针对恶心、呕吐,应使用止吐剂,或给服维生素B;对于胃痛、腹痛者,可给其服用颠茄合剂;对于腹泻者,一般不使用抗生素,可喂服吸附与收敛药。

对正常反应,多给宝宝喂水,并注意让其多休息即可。如果宝宝高热,可给其服用退烧药,可以做物理降温、喂些富有营养又好消化的食物,多喂水并注意观察孩子的病情变化。

有时会遇到接种疫苗反应刚好和其他病偶合的情况,只有仔细地观察和分析才可鉴别。万万不可以看到接种后发热只想到接种反应,而遗漏了原发病造成误诊。

(2)异常反应。预防接种引起的异常反应主要有局部感染、无菌性脓肿、晕针、癔症、皮疹、血管神经性水肿、过敏性休克等。

遇到晕针、过敏性休克时,应立即让宝宝平卧、头部放低、口服温开水或糖水,同时立即请医生作紧急对症处理。出现皮疹时,可在医生的指导下给宝宝服用脱敏药。出现过敏性休克一般表现为接种后很短时间内宝宝面色发白、四肢发凉、出冷汗、呼吸困难,甚至神志不清、抽风等。此时一般医生会立即对宝宝进行皮下注射肾上腺素,同时给激素和脱敏药观察治疗。

接种后的异常反应是因为疫苗虽经灭活或减毒处理,但毕竟是一种蛋白或具有抗原性的其他物质,对人体仍有一定的刺激作用。其实这也是人体的一种自我保护,就像感冒发热一样,是机体在抵御细菌或病毒。

三、学前儿童的几种常见传染病及预防

(一)学前儿童的几种常见传染病

1. 麻疹

麻疹是由麻疹病毒引起的呼吸道传染病。麻疹病毒存在于病人的口、鼻及眼的分泌物中,主要经飞沫传染,病人是唯一的传染源。患病后可获得持久免疫力,第二次发病者极少见。受母体抗体的免疫作用的影响,3个月以下的乳儿一般不会得麻疹。随着母体抗体作用的逐渐消失,6~8个月的小儿很容易得麻疹。自应用麻疹疫苗以来,麻疹的发病年龄有推迟的倾向。麻疹一年四季都可发生,但以冬季和春季多见。

(1)症状。感染麻疹病毒后,潜伏期为8~12日,一般10天左右可治愈。典型的临床症状可概括为"三、三、三",即前驱期3天:出疹前3天出现38度左右的中度发热,伴有咳嗽、流涕、流泪、畏光,口腔颊黏膜出现灰白色小点;出疹期3天:体温升高为40度左右,红色斑丘从头而始渐及躯干、上肢、下肢;恢复期3天:体温逐渐恢复正常,皮疹开始消退,皮肤有糠麸状脱屑及棕色色素沉着。

(2)护理。

①应保持患儿居室空气新鲜,但不宜让患儿吹风。室温应较恒定,避免忽冷忽热,空气应较湿润。

②要常给患儿洗脸。要用温开水洗净眼分泌物,不要让眼屎封住眼睛。不必擦拭口腔,多给患儿喝开水就可以达到清洁口腔的目的,要及时清除鼻腔分泌物。

③饮食宜富于营养而好消化。若患儿发热,可给他吃流质食物。热退后,饮食仍需清淡,但不必吃素。因为麻疹病程长,体内营养物质的消耗较多,完全吃素,就会缺乏优质蛋白质、维生素A等营养物质,不仅疾病不利于痊愈,还可能得维生素A缺乏症。

④在出疹期间,给患儿喝芦根水,可帮助表疹(使疹子出透)。

⑤及时发现并发症。如果患儿高热不退、咳嗽加重、气喘发憋,要考虑是否并发肺炎;如果患儿声音嘶哑、喝水吃奶发呛、吸气时明显费力,则要考虑是否并发喉炎。

⑥有并发症时,常常疹子出不透,疹色淡白或发紫。因此,一旦发生并发症,应及时治疗。

(3)预防。

①接种麻疹减毒活疫菌。

②若2岁以下或有慢性病的小儿接触麻疹病人,可对其进行人工被动免疫。

③病人停留过的房间,要开窗通风3小时;接触病人者要接受检疫。

2.流行性腮腺炎

流行性腮腺炎是由腮腺炎病毒引起的呼吸道传染病。在腮腺肿大期间,病人唾液中有病毒,可经飞沫传染。流行性腮腺炎多发于冬季和春季,易感者多为2周岁以上的幼儿。

(1)症状。潜伏期为14～21天。起病急,可有发热、畏寒、头痛等症状。一般是一侧腮腺先肿大、疼痛,后波及对侧,4～5天消肿。腮腺肿大以耳垂为中心,边缘不清,表面发热,有压痛感,张口或咀嚼时会感到腮腺部位胀痛,吃硬的或酸的食物时疼痛会加剧。若出现嗜睡、头痛、剧烈呕吐等症状应及时就医。

(2)护理。

①提醒患儿吃东西后要漱口,保持口腔清洁。

②饮食以流质、软食为宜,避免吃酸的或辣的食物。

③本病可采用中草药治疗,如服用板蓝根冲剂等。

(3)预防。

①隔离患儿至其腮腺完全消肿为止。

②接触者可服板蓝根冲剂预防。

3.细菌性痢疾

细菌性痢疾是由痢疾杆菌引起的肠道传染病,多发生在夏季和秋季,经手、口传播。

(1)症状。潜伏期为1～3天。起病急,可有高热、腹痛、腹泻等症状。一日可泻数十次,大便内有黏液及脓血。排便有明显的里急后重感(总有排不净大便的感觉)。少数患儿表现为高热、精神萎靡或烦躁不安,很快会出现昏迷、抽风现象的,为中毒型痢疾。

(2)护理。

①若患儿发热,应让其卧床休息,饮食以流质或半流质为主,忌食多渣、油腻或有刺激性的食物,待病情好转后逐步恢复普通饮食并加强营养。

②急性菌痢的疗程一般为7～10天,应遵医嘱服药。若未按医嘱服药,导致治疗不彻底,会转变成慢性菌痢。

(3)预防。

①及时发现、隔离及治疗患儿及带菌者。

②加强环境卫生、饮食卫生和个人卫生。

③夏季和秋季可就地取材,采用集体服药的方法预防,如服用马齿苋煎剂。

4.水痘

水痘是由水痘病毒引起的呼吸道传染病,多发于冬季和春季。水痘的传染性很强,以6个月到3岁的婴幼儿发病率最高。水痘病毒存在于病人鼻咽分泌物及水痘疱疹的浆液中。从病人发病日起到皮疹全部干燥结痂,都有传染性。病初,可经飞沫传播,在皮肤疱疹溃破后,可经衣物、用具等传播。

(1)症状。感染水痘病毒后,潜伏期为10~21天。发病初期1~2天多有低热,随后出皮疹。皮疹出现顺序为头皮到面部,然后到躯干,最后到四肢。初起时为红色丘疹,1天左右变为水疱,3~4天后水疱干缩、变为痂皮,之后痂皮脱落。一般不留疤痕。皮疹分批出现,丘疹、水疱、痂皮可同时存在,往往有皮肤瘙痒症状。

(2)护理。
①保持患儿皮肤清洁,内衣、床单要勤换洗。
②患儿抓破皮肤可造成化脓性皮肤病,可用炉干石擦剂止痒。
③勤给患儿剪指甲,以免抓破皮肤。

(3)预防。
①早发现、早隔离病人。
②隔离患儿至其皮疹全部干燥结痂,待没有新皮疹出现,方可回学校上课。
③及时对接触者进行检疫。
④患儿停留过的房间应开窗通风3小时。

5.流行性感冒(流感,现在包括甲流)

流感是由流感病毒引起的急性呼吸道传染病。流感病毒经飞沫传播。人群对流感普遍易感,常发生流感大流行。流感的特点为突然发病,迅速蔓延,患者众多,但流行过程较短,一般多流行于冬季和春季。

(1)症状。潜伏期为数小时至数日。可有发病急,打寒战、发热等症状。体温可达39℃以上,伴有倦怠乏力、关节酸痛等,还会出现恶心呕吐、腹泻等消化道症状。流感的全身症状明显,而呼吸道症状较轻。儿童患流感容易并发肺炎。发热3~4天后逐渐退热、症状缓解,病程可持续1~2周。

(2)护理。
①若患儿高热,应让其卧床休息。
②患儿居住的房间要有阳光,要保持房内空气新鲜,多喂开水。
③给患儿吃的食物应有营养,易消化。
④对高热患儿,需适当为其降温,可用药物降温或用物理降温法为其降温(如酒精擦浴、冷敷额头等)。

(3)预防。
①平常加强体育锻炼,增强机体的抵抗力。
②让幼儿多晒太阳,多参加户外活动。
③天气骤变时,应及时为幼儿添或减衣服。
④冬季和春季不去或少去公共场所,避免接触感染源。

⑤居室要定时消毒,保持幼儿活动室和居室的空气新鲜。

6. 百日咳

百日咳是由百日咳杆菌引起的呼吸道传染病。百日咳杆菌离开人体后生存力不强。自潜伏期末至发病后 6 周均有传染性,主要经飞沫传播。近十几年来,百日咳发病率下降,但 3 个月以内乳儿的发病比例显著增高。

(1)症状。病初类似感冒,数日后咳嗽加重,夜间咳嗽更严重。经 1～2 周发展到阵咳期,阵咳期表现为一阵一阵的咳嗽,咳声短促,脸憋红,鼻涕、眼泪流出,最后有一阵深长的吸气,并发出"鸡鸣"样的吼声。值得注意的是,新生儿的气管、支气管管腔狭窄,很容易被痰液堵塞,因此常不表现出典型的阵咳,只是一阵阵憋气,面色青紫。经过 2～6 周的阵咳期,进入 2～3 周的恢复期。

(2)护理。

①应保持患儿居室空气新鲜。

②给患儿穿暖和,带他们到户外开展活动量小的活动,可以减少阵咳的发作。

③因患儿常呕吐,所以要及时为其补给少量食物。饮食宜少量多餐,选择有营养较黏稠的食物。

(3)预防。

①接种百白破混合制剂。

②早发现、早隔离病人。

③接触者需检疫,检疫期间出现咳嗽症状即应隔离观察。

7. 猩红热

猩红热是由乙型溶血性链球菌引起的呼吸道传染病,病人和带菌者是主要的传染源,经飞沫传播,少数可经被病原体污染的食物、玩具、书籍等传播。

(1)症状。起病急,有发热、咽痛、呕吐等症状。发病后 1～2 天出皮疹,皮疹之间的皮肤为猩红色,用手按压红色可暂退。在肘弯、腋窝、大腿根部等皮肤有皱褶处,皮疹十分密集,呈现一条条红线。皮肤瘙痒,两颊发红,但口唇周围明显苍白。病后 2～3 天,舌乳头肿大突出,很像杨梅,故称"杨梅舌"。

(2)护理。

①需用抗生素彻底治疗,抗生素的用法需遵医嘱。

②需让患儿卧床休息,常用盐水为其漱口,保持口腔清洁。

③病后 2～3 周应进行尿检,因少数患儿可并发急性肾炎。

(3)预防。

①早隔离病人。

②及时检疫接触者,在检疫期间如发现有咽炎、扁桃体炎,应尽早用抗生素治疗。

③病人停留过的房间,可用食醋熏蒸消毒,方法是关好门窗,取食醋 50 毫

升,加等量水,倒入容器中煮沸,待完全蒸发后半小时开窗通风换气。

8.流行性脑脊髓膜炎

流行性脑脊髓膜炎简称"流脑",是由脑膜炎双球菌引起的呼吸道传染病。病菌存在于病人的鼻咽部,主要经飞沫传播。在冬季和春季,室内通风不良,人体抵抗力下降,容易造成流脑的流行。

(1)症状。病初症状类似感冒,发热、打寒战,但流鼻涕、打喷嚏及咳嗽等症状不明显。有剧烈头痛、肌肉酸痛、关节痛,频繁呕吐,呕吐时呈喷射状,即没感到恶心就喷吐出来。病人常感到烦躁或神志恍惚、嗜睡。乳儿常有尖叫、惊跳现象。病情进一步发展会出现抽风、昏迷等症状。发病后几小时,皮肤上会出现出血性皮疹,用手指按压红色不退。病情可在短时间内迅速恶化。

(2)护理。

①隔离患者,自发病日起不少于7天,病室内应保持安静、空气新鲜。

②应让患儿采取平卧位,能进食者给予营养丰富、清淡、易于消化的食物,少量多次,以减少呕吐。对于昏迷者,应该鼻饲。

③对于高热、躁动不安、惊厥者,应给予物理降温及止惊药物,对于昏迷伴呕吐者,应将其头转向一侧,防止呕吐物吸入呼吸道而引起窒息。在病人呕吐后,应及时帮他们清洁口腔,并及时为其换掉有污染的衣服。

(3)预防。

①接种流脑疫苗。

②室内常开窗通风,保持空气新鲜,冬季和春季尽量避免去人多的公共场所。

③对于接触者,要及时检疫,可让其服用磺胺嘧啶预防,药量遵医嘱。

9.风疹

风疹是由风疹病毒引起的呼吸道传染病。风疹病毒在体外生存能力很弱,因此传染性较小。本病多发生在冬季和春季。

(1)症状。潜伏期为10~21天。前驱症状较轻,表现为低热、咳嗽、流鼻涕、乏力、咽痛、眼发红等类似感冒的症状,体温多在39℃以下。同时,耳后及枕部淋巴结肿大。在发热的1~2天内开始出皮疹,从面部、颈部开始,24小时内遍及全身。手掌、足底没有皮疹。皮疹是细点状淡红色斑疹,面部、四肢皮疹较少,部分融合似麻疹,而躯干、背部皮疹密集又类似猩红热。皮疹一般在3天内消退,消退后不存在色素沉着。风疹病情较轻,病程较短,不会留下后遗症。出诊期间患儿精神良好。

(2)护理。

①若患儿发热,要让其卧床休息,并让其多喝开水。

②一般不需特殊治疗。

③孕妇不能护理风疹患儿,以免感染风疹,导致胎儿畸形。

(3) 预防。

①经常开窗通风换气,保持空气流通。

②勤打扫卫生,保持良好的个人卫生习惯。

③注意均衡饮食、经常运动、充分休息。

④如出现发热、皮疹等不适症状,应立即就医,不要自行服药。

⑤一旦感染风疹病毒,应隔离治疗至出疹后 5 天,患病时要注意休息。

(二)学前儿童常见传染病的一般预防措施

1. 净化室内环境、保持空气清新

保育员应每天定时开窗户通风,保持空气流通,让阳光射入室内。早晨来园后,保育员应先用有效浓度消毒液擦玩具柜及室内家具、门把锁等处,然后再用清水擦拭一遍,防止病从口入。

2. 做好入园幼儿的晨检工作

对于入园幼儿,保育员要注意观察他们的精神状况,对发热、精神状况不佳的幼儿要进行密切观察,及时采取恰当的治疗措施。若发现有 3 名以上幼儿出现相同的症状时,应及时采取相应的消毒隔离措施,并及时上报。

3. 对缺席幼儿,要及早查明其缺席原因

如有幼儿因患传染病请假,保育员要上报园领导,并要及时对园内幼儿采取预防措施。如幼儿在家里接触传染病人,家长要及时通知幼儿园保育员。

4. 消毒工作是疾病预防的关键

如果园里有幼儿感染传染病,保育员要在做好日常环境卫生的基础上进一步完善消毒措施,对幼儿的生活、活动空间要定时用紫外线灯消毒,用消毒水拖地,对幼儿餐具、餐桌、毛巾、水杯等生活用品严格按要求进行定期消毒。要定时给幼儿被褥清洗消毒。严把食物的采购、储存、加工、烹调制作关,不购买三无食品和变质食品,做到生熟分开、每餐有留样。要求各班用温开水给幼儿漱口,防止幼儿喝生水等。

5. 开展多种形式的健康教育

通过教学、宣传橱窗等多种形式教育幼儿养成良好的卫生习惯。督促幼儿勤洗手、勤喝水、吃熟食、常剪指甲、勤换衣服。在班级开展卫生方面的主题活动,让孩子树立自我保护意识,掌握简单的卫生生活常识。

6. 加强日常保育工作

幼儿园要开展丰富多彩的户外体育活动,增强幼儿体质。在膳食方面要加强营养,让幼儿多吃蔬菜、水果。保证幼儿有充足的睡眠,根据气候变化,随时注意为幼儿增或减衣服。鼓励幼儿讲究个人卫生,做好个人防护。及时为孩子做好相应的预防接种工作。

7. 对患儿做到早发现、早治疗、早报告

早发现、早治疗、早报告有助于预防传染病的发生和加重，切忌给孩子乱吃药而延误病情。

第二节 学前儿童的常见疾病及预防

一、营养性疾病

（一）佝偻病

佝偻病又称"软骨病"，是3岁以下婴幼儿的常见病，是因为机体缺乏促进骨骼钙化的维生素D而使骨骼发育出现障碍。维生素D是调节钙磷代谢、与骨骼发育关系密切的维生素。维生素D是唯一只能在体内合成的维生素，合成的条件是紫外光的照射，因此，婴幼儿应适当地参加户外活动，以增加维生素D的合成。

佝偻病患儿发育缓慢、抵抗力弱，易患肺炎、上呼吸道感染等疾病。近年来，我国重度的佝偻病发病率已明显降低，但轻度和中度的佝偻病仍很常见，该病也被列为儿童保健中重点防治的"小儿四病"之一。

1. 病因

（1）紫外线照射不足。维生素D在婴幼儿饮食中含量很少，主要是由皮肤在吸收紫外线后转化而来。若儿童户外活动少就会因紫外线照射不足而使机体缺乏维生素D。紫外线可被大气中的粉尘及玻璃吸收，所以空气污染严重地区的儿童易患佝偻病。另外，窗户也会阻止紫外线的通过，使儿童体内的某些中间产物不能转化成维生素D，所以不宜让儿童隔着窗户晒太阳。

（2）维生素D需要量的增加。生长发育过快的小儿以及双胞胎、早产儿等对维生素D的需求量较多，容易患佝偻病。

（3）喂养不当。人工喂养，或因食物中钙、磷含量过少、比例不当，或因过多食用谷类食物，而谷类食物中谷酸与钙结合会形成植酸钙，影响钙的吸收和利用等，均可导致佝偻病。

（4）疾病的影响。慢性呼吸道感染、胃肠道或肝胆疾病都可能影响维生素D和钙、磷的吸收，从而导致佝偻病。

2. 症状

（1）佝偻病初期，婴幼儿多表现为睡眠不安，常有夜惊，头部多汗，因头皮发痒而摇头致使枕部头发脱落，俗称"枕秃"。

（2）病情进一步发展，会出现骨骼的变化，如颅骨某些部位因骨化差，有乒乓球样的感觉(称"乒乓球头",手指按压顶骨或枕骨中部有弹性感);头呈方形(称"方颅");肋骨与肋软骨相连处膨大,自上而下像一串珠子(称"肋串珠");胸廓骨骼软化,使胸骨前凸(称"鸡胸"),或内陷(称"漏斗胸");胸廓下缘外翻(称"肋缘外翻");会坐后,可出现脊柱后凸或侧弯;会走后,下肢因负重而弯曲,成"O"型或"X"型腿畸形。

(3)佝偻病儿一般动作发育迟缓。由于肌肉、韧带松弛,他们坐、站、走均较正常小儿迟缓。

(4)大脑皮层兴奋性降低,条件反射形成迟缓,语言能力的发展也较缓慢。

3.护理

(1)佝偻病患儿体质较弱,应预防上呼吸道感染及各类传染性疾病。

(2)多晒太阳。

(3)按医嘱补充维生素D及钙剂。

(4)不要强行让患儿站或走,以防止下肢畸形。

4.预防

(1)坚持母乳喂养。乳母要注意营养,多吃含钙质丰富的食物,如牛奶、海带、紫菜、虾皮等。

(2)及时、合理添加辅食。注意补充含钙丰富的食物,如瘦肉、豆制品、蛋黄等。

(3)定期补充适量鱼肝油和钙剂。对于足月儿,可从一个月开始给其添加维生素D制剂,同时让其口服钙剂直至2岁。冬季或春季出生的新生儿、低体重儿或早产儿、生长过速的婴儿从2周起开始添加维生素D制剂。

(4)多晒太阳。在婴儿出生后1~2月就可抱至户外晒太阳,暴露的皮肤越多越好(不戴帽子,去除尿布,不能隔玻璃窗)。晒太阳的时间夏天宜在上午10时前及下午4时后,其他季节可在中午前后。

(5)及时治疗某些疾病,如影响维生素D和钙吸收的胃肠道疾病及影响维生素D转化的肝肾疾病。

(二)营养性缺铁性贫血

小儿营养性缺铁性贫血是由于体内的铁不能满足生理需要,致使血红蛋白合成稀少而出现的一种贫血现象。营养性缺铁性贫血是学龄前期儿童的一种常见病,在我国的发生率为40%左右,被列为我国儿童保健重点防治的"小儿四病"之一。

该病对儿童的生长发育、抗感染能力以及学习行为都有一定的不良影响。通常,足月新生儿体内约有300毫克的铁储备供机体利用。因为铁储备仅可供4月龄内使用,所以婴儿在4个月以后,需要从膳食中吸收铁,可以给其喂食强化铁的配方米粉、奶粉、肝泥及蛋黄等。

1. 病因

营养性缺铁性贫血是由于缺乏合成血红蛋白的铁及蛋白质,使血液中血红蛋白的浓度低于正常值而导致的。缺铁的原因主要有:

(1)先天不足。如早产儿、双胞胎等体内储存的铁少,且出生后发育迅速,容易出现贫血。

(2)食物中缺铁。乳类含铁量很少,如果乳儿长期以乳类食品为主食,特别是牛奶,而不及时食用含铁丰富的辅食,可导致缺铁性贫血。严重偏食、挑食的幼儿摄入的铁量往往不足,婴幼儿饮食中缺铜、锌、维生素C而影响机体对铁的吸收和利用,也会导致缺铁性贫血。

(3)疾病影响。如长期腹泻,可使机体对铁、蛋白质等营养素的吸收发生障碍,肠道寄生虫(如钩虫)的吸血、慢性失血等会使体内铁流失过多,进而造成缺铁性贫血。

2. 症状

(1)因为贫血,病儿的面色、口唇、结膜、指甲床和手掌会苍白少血色,肝、脾和淋巴也会有不同程度的肿大。

(2)因为缺氧,病儿的呼吸、脉搏较快,活动后会感到心慌、气促。

(3)患儿时有烦躁不安或精神不振情况出现,对环境刺激缺乏应有的兴趣,注意力不集中,反应慢,食欲减退。少数患儿会有异食癖(如嗜食泥土、煤球及生米等)。

3. 护理

(1)适量活动。贫血程度轻的患儿可参加日常活动,无需卧床休息;严重贫血者,应根据活动耐力下降程度确定休息方式、活动强度及每次活动持续时间。

(2)合理膳食。及时添加含铁量丰富的食物,合理搭配患儿的膳食,帮助纠正不良饮食习惯。

(3)服用铁剂。口服铁剂从小剂量开始,在两餐之间投药,可与维生素C同服,以利于吸收,如服药3~4周无效,应查找原因。

(4)健康教育。向家长讲解本病的病因、护理要点、预防知识;介绍服用铁剂的注意事项;提醒家长待患儿贫血问题解决后,仍需坚持合理安排膳食,使幼儿形成良好饮食习惯。

4. 预防

(1)提倡母乳喂养。乳母要注意营养,做到食品多样化,荤素搭配合理。

(2)及时给小儿添加各类辅食。自乳儿3个月左右开始即可逐渐为其添加含铁量丰富的辅食,如肝泥、菜泥、豆制品、肉糜、鱼、橙汁等,亦可给乳儿服用含铁量丰富的强化食品。尤其是早产儿、双胞胎,更应及时为其补充铁。

(3)培养良好的饮食习惯。食物搭配要合理,防止幼儿挑食或偏食;2岁以后的儿童膳食,应多选用含铁量高的食物,如动物肝脏、动物血、瘦肉、家禽、鱼、海带、木耳、芝麻等,同时要多给他们喂食水果和可以生食的蔬菜。

(4)定期到医疗保健机构接受生长发育监测与体格检查,检测血红蛋白、红细胞等。

(三)肥胖症

肥胖症是一种热量代谢障碍,是由于摄入热量超过消耗的热量,引起体内脂肪积聚过多导致的。一般认为体重超过按身高计算之标准体重20%以上者为肥胖。近年来,我国学前儿童肥胖症的发病率有提高的趋势。肥胖症会影响儿童心理、生理的正常发育,会增加其心血管的负担,为成年后形成高血压、冠心病、糖尿病等埋下隐患,故应从小重视,及早预防。

1.病因

(1)遗传因素。肥胖症有一定的家族遗传倾向,双亲肥胖,子代70%～80%会肥胖;双亲之一肥胖,子代40%～50%会肥胖;双亲均无肥胖,子代近1%会肥胖;同卵孪生者同病率亦极高。

(2)营养过剩。摄入热量超过消耗量,多余的脂肪以甘油三酯的形式储存于体内会导致肥胖。婴儿喂养不当,例如每次婴儿哭闹时,就立即喂奶,时间长了养成习惯,以后每次遇到挫折就想吃东西,易致婴儿肥胖,或太早给婴儿喂高热量的固体食品,使体重增加过快,也会形成肥胖症。另外,妊娠后期过度营养等,也会成为儿童出生后肥胖的诱因。

(3)运动不足。电脑、电视的普及使儿童的户外活动明显减少。由于活动量过少,摄入热量不能及时消耗,剩余热量就会转化为脂肪存入皮下。这种因进食多、运动少而造成的肥胖,称为"单纯性肥胖"。

(4)心理因素。心理因素在肥胖症的发生、发展上起重要作用,情绪创伤或父母离异、丧父或者丧母、被虐待、受溺爱等,可诱发胆小、恐惧、孤独,而造成不合群、不活动,或以进食为乐,导致患上肥胖症。

(5)内分泌失调。因内分泌功能异常而导致的肥胖称为"病理性肥胖",常伴有生殖器官发育迟缓、体内脂肪分布特殊等现象,可以此区别于单纯性肥胖。

2.症状(单纯性肥胖)

肥胖症可见于任何年龄小儿,以1岁以内、5～6岁或青少年时期为发病高峰。患儿往往食欲极好,喜食油腻食物、甜食,懒于活动。皮下脂肪丰厚,分布均匀是单纯性肥胖与病理性肥胖的不同点,单纯性肥胖患者往往面颊、肩部、乳房、腹壁脂肪积聚明显,血总脂、胆固醇、甘油三酯及游离脂肪酸均增高,超声检查可见不同程度的脂肪肝。严重肥胖者可因腹壁肥厚、横膈太高、换气困难、缺氧,导致气促、紫绀、继发性红细胞减少、心脏扩大及充血性心力衰竭,称为"肥胖性肺心综合征"。

3. 预防(单纯性肥胖)

(1)饮食管理。要使肥胖儿体重减轻就必须限制他们的饮食,使患儿每日摄入能量低于机体消耗总能量。同时要改变不良的饮食习惯,少吃或不吃高糖、高脂食物,多吃富含纤维素、较清淡的食物。每日饮食应少食多餐,细嚼慢咽,不致因为进食过快没有饱腹感而吃掉过多食物。要少吃零食,尤其是高热量的甜食。应逐渐减少进食量,直至正常饮食。控制饮食需坚持一段时期,直到恢复正常体重为止。

(2)制订运动计划。在限制饮食的同时,增加运动量使能量消耗是减轻肥胖者体重的重要手段之一。但往往肥胖小儿运动时气短、运动笨拙而不愿运动,需要护士、家长合作,共同制定运动计划。开始时应选择容易坚持的运动项目,提高幼儿对运动的兴趣,运动量应根据患儿耐受力情况逐渐增加,但剧烈运动可使食欲增加,应避免。

(3)解除精神负担。有些家长对于子女的肥胖过分忧虑,到处求医,对患儿的进食习惯经常指责,干预过甚。这些都可引起患儿的精神紧张,甚至产生对抗心理,应注意避免。部分青春期肥胖者过分关注自身体态,而盲目减肥,甚至服用减肥药物,这对健康是有害无益的。

(4)定期监测小儿生长发育情况,并给予营养指导。

二、五官疾病

(一)龋齿

龋齿俗称"虫牙",是学前期最常见的牙科疾病。龋齿患儿会因牙痛而影响食欲和咀嚼功能,进而影响消化和生长发育。龋齿是乳牙过早脱落的主要原因,也会导致恒牙萌出异常。

1. 病因

龋齿的出现受多种因素影响。目前认为,龋齿是细菌、糖类食物及牙齿结构上的缺陷3种因素综合作用的结果。

变形链球菌和乳酸杆菌在口腔中的食物残渣上繁殖产酸,腐蚀牙釉质,形成龋洞;粘附在牙齿上的糖类食物残渣是细菌得以生存并致病的有效环境;发育和钙化不良的牙齿、牙齿排列不齐或受到损伤也为龋齿的出现创造了条件。

2. 症状

龋齿的病变过程比较缓慢,开始时牙釉质不光滑、色泽灰暗,容易堆积牙垢,而感觉不到疼痛,称为"浅龋";进一步破坏到牙本质时,遇到冷、热、酸、甜等刺激会出现酸痛不适感,称为"中龋";当龋洞扩大到牙本质深层,接近牙髓时,则会导致剧烈疼痛,称为"深龋"。龋齿不仅会影响咀嚼能力,而且可诱发牙髓炎、齿槽脓肿,并进一步危害全身健康。

3.预防

(1)定期检查牙齿。至少每半年检查一次,以便及时发现问题,及时矫治。

(2)保持口腔清洁,养成早晚刷牙、饭后漱口的习惯。特别是睡前刷牙尤其重要,因为夜间时间长,更适合细菌繁殖,发酵产酸较多,容易腐蚀牙齿。小儿3岁即可独立完成刷牙,要为其选择适合其年龄特点的牙刷和牙膏,提醒他们要竖刷不要横刷,即上牙往下刷,下牙往上刷,里里外外都要刷到。

(3)纠正幼儿的不良习惯。纠正幼儿的不良习惯,如托腮、咬舌、咬唇、咬指甲等,防止牙列不齐。若乳牙该掉而不掉影响恒牙萌出,应及时拔除,以保证恒牙正常萌出。

(4)合理营养,多晒太阳。这是保证牙齿正常钙化,增强抗龋能力的重要措施。儿童饮食中应富含钙质,儿童应常吃含纤维素较多的食物,如蔬菜、水果、粗粮等,可以达到清洁牙齿的目的。教育孩子少吃零食,少吃糖果,睡前不要吃东西。

(二)弱视

弱视指视力达不到正常水平,但查不出影响视力的明显眼病,验光配镜也不能矫正。弱视是儿童常见的视觉发育障碍性疾病。

1.病因

引起弱视的原因主要有:

(1)先天性弱视。目前对先天性弱视的发病机理尚不清楚。

(2)斜视性弱视。斜视指眼睛在注视某一方向时,仅一眼视轴指向目标,而另一眼视轴偏离目标,表现为两眼的黑眼珠位置不匀称。斜视会引起复视(双影),为排除这种视觉紊乱现象,大脑皮层视觉中枢会自动抑制来自偏斜眼的视觉信息,久而久之,偏斜眼会逐渐变成弱视。

(3)屈光参差性弱视。由于两眼的屈光性质不同或者屈光程度差别较大,致使同一物体在双眼视网膜上所形成的物像大小和清晰度存在显著差异,视觉中枢无法或者不易将两个差别显著的物像融合为一个整体,久而久之便形成弱视。

(4)视觉剥夺性弱视。因为某种原因(像先天性白内障、上睑下垂及角膜混浊等),导致光线不能充分进入眼内,视网膜因缺少足够的光刺激,致使视觉发育停顿而产生弱视。

2.症状

正常视功能包括立体视觉,即物体虽然在两眼视网膜上单独成像,但大脑能将其融合成一个有立体感的物像,称"双眼单视功能"。如果儿童弱视,便不能建立完善的双眼单视功能,难以形成立体视觉。缺乏立体视觉将难以分辨物体的远近、深浅等,难以完成精细的动作,会给工作、生活带来诸多不便。

3.预防

(1)早发现、早治疗是恢复弱视患儿正常视觉功能的关键。治疗弱视的最佳阶段为6岁以前,随着年龄的增长,治愈的可能性会降低。

(2)幼儿园老师应定期给幼儿检查视力,并在生活中细心观察幼儿的行为,当发现他们有视觉障碍的表现,如经常偏着头看东西,或有斜视时,应及时通知家长带孩子去眼科诊治。

(三)中耳炎

中耳炎是中耳鼓室黏膜的炎症,多由细菌感染引起,8岁以下儿童中较常见,其他年龄段的人群中也有发生。它通常是由普通感冒或咽喉感染等上呼吸道感染引发的。中耳炎分为急性中耳炎与慢性中耳炎,如果及时就医的话,急性中耳炎可以痊愈并不再复发,但慢性中耳炎无法根治。慢性中耳炎一般由急性中耳炎转变而来。

1.病因

(1)细菌感染。感冒后,病原体很容易沿着咽鼓管向中耳蔓延,会引发中耳炎;麻疹、百日咳、猩红热等急性传染病的病原体可经血液循环进入中耳,也会引发中耳炎;鼓膜外伤穿孔,细菌直接进入中耳,也会引发中耳炎。

(2)擤鼻涕方法不正确。有些人擤鼻涕时往往用两根手指捏住两侧鼻翼,用力将鼻涕擤出。这种擤鼻涕的方法不仅不能完全擤出鼻涕而且很危险,因为鼻涕中含有大量的病毒和细菌,如果捏住两侧鼻孔用力擤,压力会迫使鼻涕向鼻后孔挤出,到达咽鼓管引发中耳炎。

(3)喂奶姿势不当。如果婴幼儿仰卧位吃奶,因为幼儿的咽鼓管比较平直,且管腔较短,内径较宽,奶汁可经咽鼓管呛入中耳引发中耳炎。

2.症状

(1)听力减退。听力下降、自听增强;小儿常对声音反应迟钝,注意力不集中。

(2)耳痛。可有隐隐耳痛,常为患者的第一症状,患者常伴有耳内闭塞或有闷胀感,按压耳屏后可暂时减轻;婴幼儿不会自诉耳痛,常表现为日夜哭闹不安、烦躁、摇头、拒食、抓耳等。

(3)耳鸣。多为低调、间歇性的;当做头部运动或打呵欠、擤鼻时,耳内会出现气过水声,有时会间断一下后再次出现。

(3)小儿急性中耳炎在未流出脓液时,容易被忽视。因此,对不明原因的高热患儿,应注意检查其耳部状况。

3. 预防

(1)预防上呼吸道感染及各类急性传染病。

(2)洗头、洗澡时,应避免污水入耳,保持外耳道清洁。

(3)教会小儿正确的擤鼻方法。正确的擤鼻方法是用手指按住一侧鼻孔,稍用力向外擤出对侧鼻孔的鼻涕,再用同样的方法擤另一侧鼻涕。当鼻腔很堵、鼻涕不易擤出时,可先用氯麻滴鼻液滴鼻,待鼻腔通气后再擤。

(4)喂奶姿势要正确。母亲给孩子喂奶时应取坐位,把婴儿抱起呈斜位,让婴儿头部竖直吸吮奶汁。喂奶后将婴儿抱起,轻拍其背,帮其吐出吞咽下的空气,减少因漾奶入耳而引起的耳部感染。

(四)急性结膜炎

急性结膜炎俗称"红眼病",多发于春季和夏季,是由病毒或细菌引起的传染性眼病。传播途径主要是接触传染,往往通过接触病人眼分泌物或与红眼病人握手等被传染。

1. 病因

(1)外源性。因为结膜外露,所以易受外界各种微生物、风尘、理化有毒物质的刺激而出现炎症。

(2)内源性。致病菌通过血行或淋巴使结膜感染,或对全身他处感染物出现过敏反应。炎症也可由邻近组织直接蔓延而来。

(3)结膜炎根据其病因可分为细菌性、病毒性、衣原体性、真菌性、变态反应性等不同类型。

2. 症状

(1)细菌性结膜炎以结膜充血明显,并伴有脓性及黏性分泌物为特征,同时有异物感、烧灼刺痛、轻度畏光等症状,但视力不受影响。分泌物可带血色,睑结膜上可见灰白色膜。早上醒来时上下眼睑被粘住,双眼难以睁开。

(2)病毒性结膜炎症状略轻,以结膜充血水肿、有出血点,并伴有水样或黏性分泌物为特征,同时伴有流泪、有异物感。角膜可因细小白点混浊而影响视力,或引起同侧耳前淋巴结肿大,有压痛,眼分泌物多为水样。

(3)结膜炎的发炎部位是眼球表面及上下眼睑。内侧的结膜发炎表现为白眼珠发红,故名"红眼病"。

3. 护理

(1)可用生理盐水或硼酸溶液洗眼睛。

(2)白天点眼药水、晚上用眼药膏。

(3)忌包扎眼睛,以防分泌物无法排出。

4.预防

(1)因为本病具有很强的传染性,可造成广泛流行,所以应注意个人卫生,特别是眼的卫生。

(2)教育幼儿不用手揉眼睛。

(3)手绢、毛巾等要专用,用后应高温消毒。

(4)用流动的水洗脸。成人为患儿滴过眼药后要认真用肥皂洗手。

三、皮肤病

(一)湿疹

湿疹是一种常见的由多种内、外因素引起的表皮及真皮浅层的炎症性皮肤病,可以发生于任何年龄、任何部位、任何季节,但常在冬季复发或加剧。

1.病因

湿疹是一种常见的过敏性疾病,一般是由于多种因素互相作用导致,主要有遗传因素、环境因素、感染因素等。

(1)体质因素。引发过敏的直接原因是患者体质是过敏性的。有过敏体质家族史的人,往往会通过遗传获得此种体质,容易出现皮肤过敏反应,进而引发湿疹。

(2)环境因素。虽然是过敏体质,但是如果注意远离过敏源,同样会有效避免湿疹出现。过敏源可以是牛奶、鸡蛋、鱼虾、花生等食物,也可以是动物皮毛、化纤织品等日常生活用品。

(3)感染因素。湿疹与微生物的感染也有一定的关系,像金黄色葡萄球菌、马拉色菌、气源性真菌等微生物都可能引发湿疹。

2.症状

婴儿湿疹一般出现在出生后1~2个月,尤其是2~3个月宝宝最容易患病。先为粟粒大小的红斑、丘疹。基底潮红,略有水肿,很快变为丘疱疹或小水疱,可糜烂形成点状渗出及结痂等。皮疹多对称分布,双颊、头皮、额部、眉间、颈部、颌下或耳后等处多见,也可扩展到其他部位。不论是哪种皮疹都伴有阵阵奇痒,婴儿往往靠近妈妈的身体摩擦止痒,直到水疱被擦破。湿疹经适当治疗会很快痊愈,但常常复发。到断奶后大多会自行消失,但也有迟迟不愈的。发热时皮疹减轻,出牙时皮疹加剧,冬季和春季严重,夏季较轻。

3.护理

(1)因为湿疹怕热,所以不要给宝宝捂得过于严实,使湿疹加重。

(2)清洗时不要使用含香料或碱性的肥皂,清水即可。

(3)全身性湿疹需服用一些脱敏药物,但必须在医生指导下使用。

(4)如果是对牛奶过敏,可把牛奶多煮开几次,改变其成分结构,减少致敏因素,也可以在奶里加少量的糖,或试用其他代乳食品;如果是对某些食物过敏,可开始时吃少量,然后慢慢加量,使小儿逐渐适应。

(5)如果母乳喂养的小儿患湿疹,乳母应暂停吃引起过敏的食物。

4.预防

(1)过敏性体质或有过敏性家族史者,要避免各种外界刺激,如热水烫洗、挠抓、日晒等,要尽量避免吃易致敏和刺激性食物。哺乳期母亲应尽量少吃刺激性食物,多吃富含维生素的食物。

(2)要选用婴幼儿专用洗涤用品,不要用碱性肥皂给婴幼儿洗手、洗脸,用肥皂或洗衣粉洗过的衣物要用清水漂洗干净。

(3)衣服宜宽松,以减少摩擦刺激,勿使化纤及毛织品直接接触皮肤。

(4)勿食辣椒、鱼、虾、蟹或浓茶、咖啡、酒类等刺激性食物。

(5)家中最好不要用地毯。因为地毯容易藏污纳垢,而且不易清洗,是家庭中常见的致病源和过敏源。

(二)脓疱疮

脓疱疮俗称"黄水疮",是一种常见的急性化脓性皮肤病,多发生在气温高、湿度大的夏季和秋季,易在儿童中流行,其传播的主要方式是接触传染和自体接种感染。

1.病因

(1)引发脓疱疮的病原菌主要为金黄色葡萄球菌、乙型溶血性链球菌,少数为白色葡萄球菌,葡萄球菌与链球菌混合感染者亦不少见。

(2)当外界环境温度较高,而幼儿出汗较多、皮肤有浸渍现象时,细菌容易繁殖。

(3)患有痱子、虫咬皮炎、湿疹等瘙痒性皮肤病时,皮肤的屏障作用可被破坏,从而招致病原菌的侵入而引发本病。

2.症状

多发生于皮肤暴露的部位,如面部、手部及颈部等,也可广泛发生于躯干和四肢。初起为针尖大至豆大的红色斑点,渐成水疱,水疱迅速扩大,由豌豆大到核桃大或是更大,疱周有炎性红晕,疱膜较薄、易破。一两天后,大疱内液体变浊、化脓。大疱先是很饱满,以后不断扩大而松弛、破裂,露出潮红、光滑的糜烂面,以后结成薄痂。大疱脓液中有大量病菌,被脓液污染的健康皮肤可发生新的脓疮。

本病开始阶段全身症状不明显,随病情发展,可出现发热、腹泻、肺炎、肾炎、脑膜炎甚至败血症等。

3．护理

（1）症状轻者可局部使用抗生素，重者可口服用药。

（2）注意皮肤护理，防止脓液引发新的感染。

4．预防

（1）预防本病的关键是保持皮肤清洁，勤洗澡，勤换衣服。洗浴时切忌水温过高或过低，一般以30～37度为宜。

（2）注意气候变化，保持精神愉快，情绪稳定，避免过度劳累。

（3）及时治疗瘙痒性皮肤病。对患病儿童应隔离，防止接触传染。病人的衣服、毛巾等用具，用后应进行消毒处理。护理病人后，要用肥皂洗手。

（三）痱子

痱子是夏天最常见的皮肤急性炎症。

1．病因

（1）夏季气温高、湿度大，身体出汗较多，不易蒸发，汗液浸渍表皮角质层，致使汗腺导管口闭塞，汗腺导管内汗液潴留后，因内压增高而发生破裂，汗液渗入周围组织引起刺激，出现疱疹和丘疹，继而出现痱子。

（2）婴幼儿之所以容易生痱子是因为他们的皮肤娇嫩，汗腺发育和通过汗液蒸发调节体温的功能较成年人差，汗液不易排出和蒸发。

2．症状

（1）痱子多发生在头皮、前额、颈部、胸部、腋窝、大腿根等处。皮肤先出现点状红斑，继而出现针尖大小的红色丘疹或丘疱疹，密集成片，其中有些丘疹呈脓性。

（2）生了痱子后会感到剧痒、疼痛，有时还会有一阵阵热辣的灼痛等。

（3）天气凉爽时一般会自行消退。

3．护理

（1）多给孩子喝绿豆汤、金银花水，忌喂辛辣或其他刺激性食物，切忌给孩子涂抹软膏或油类制剂。

（2）不要用手挤弄、挠抓患处。

（3）避免强烈日光照射。

（4）一旦出现大面积痱毒，应及时到医院治疗。

4．预防

（1）注意室内空气流通，以使室内温度适宜。

（2）勤换洗衣物，衣服要宽大、干燥，避免穿化纤内衣。

（3）炎热时保证每日用温水洗浴2～3次，以保持皮肤清洁，浴后擦上痱子粉。孩子从外边回来后不要用冷水为其洗浴，因为经冷水一浇，原先张开的汗孔会突然闭塞,导致汗液潴留,极易引发痱子或加重病情。

(四)疥疮

1. 病因

疥疮是因为疥虫感染皮肤而引发的皮肤病,具有很强的传染性,主要通过直接接触传播,即直接与携带疥虫的病人或动物接触以后被感染,也可通过患者用过的衣服、被褥、毛巾、凳椅等间接接触传播。另外,人体自身免疫力的强弱对是否易被感染有很大的影响。通常,疥疮患者发病多发生在自身免疫力降低的情况下。

2. 症状

在感染疥疮之后,首先出现的症状是皮肤刺痒,在瘙痒部位会出现小皮疹、小水疱等。其痒甚剧,一般白天稍轻,夜晚加重,病人往往遍体挠痕,甚至血迹斑斑,难以入睡。疥虫穿入表皮之后,一般需经 20~30 日的潜伏期才出现皮疹及瘙痒症状。

初起皮疹多见于皮肤潮湿柔软处,如手指间、手腕部位等,继而传播到身体其他部位,如肘、腰部、腋窝、腹部等处。皮疹表现为丘疹、水疱、结节、疥虫隧道等。丘疹呈淡红色,几乎每个患者身上都会出现,数目不定,可疏散分布或密集成群;水疱如粟粒至绿豆大;结节损害往往在阴股部;疥虫隧道惯发于指间、腕部屈侧或男性外生殖器部位,形状略呈"S"形,是长为 3~12 毫米的灰色或浅黑色线纹,开端覆有薄痂,末处为小疱。

婴幼儿疥疮很难找到疥虫隧道和疥螨,皮疹形态不典型,多发于头面部,隧道色淡而浅,隐约如线状,基底有轻度炎症而呈粉红色,易透过角质层窥见虫点,呈白色小点状突起。

3. 预防

(1)注意个人卫生,勤洗澡,勤换内衣,经常洗晒被褥。

(2)若发现患者,应及时将其隔离并对其进行彻底治疗。被治愈后,应再被观察 1 周,未出现新的病情才算被彻底治愈,这是因为疥虫卵发育为成虫需要 1 周的时间。

(3)如果在家庭和集体宿舍发现患者,应同时治疗相关人员,才能避免互相传染而使病情反复。

(4)接触疥疮患者后,需用肥皂或硫黄皂洗手,以免传染。疥疮患者用过的衣服、被褥、床单、枕巾、毛巾等,均需煮沸消毒,或在阳光下充分暴晒,以便杀灭疥虫及其虫卵。

四、肠道寄生虫病

（一）蛔虫病

因蛔虫寄生于人体小肠而导致的疾病，是幼儿最常见的肠道寄生虫病。过去感染率极高，现在发病率显著下降。

1. 病因

（1）蛔虫成虫形如大蚯蚓，色淡红，在肠道内可生存一年左右。雌虫产卵能力极强，每日产卵可达 20 万个，随大便排出体外，在适宜的温度和湿度条件下，发育成具有传染性的卵，人吞吃后就会感染蛔虫病。

（2）幼儿主要是通过被污染的手感染蛔虫病，其次是通过被污染的食物和水感染。幼儿的手极易被污染，若饭前不洗手或不认真洗干净，就容易感染蛔虫病。此外，蔬菜、瓜果清洗不净也易带虫卵，生吃不洁的瓜果、蔬菜也很容易得病。

2. 症状

虫卵在小肠内发育成幼虫，经小肠壁进入血液，随血液循环至肺，再由肺到气管、咽，重新被人咽进消化道，在小肠定居，发育为成虫。成虫在肠道内定居，剥夺儿童的营养，可使儿童患营养不良、贫血等疾病。

蛔虫排出的毒素，刺激神经系统，使儿童睡眠不安，易惊醒，夜间磨牙，影响食欲或有异食癖。蛔虫幼虫经过肺部时，可使肺部发生过敏性反应，表现出发热、咳嗽、咯血或痰中带血丝等症状。

蛔虫可引起许多并发症，如蛔虫扭结成团，阻塞肠道，造成肠梗阻；蛔虫有钻孔的习性，可引发胆道蛔虫病、急性胆道炎、急性阑尾炎等严重疾病。

3. 预防

（1）服驱虫药驱蛔。可选择在秋季或冬季集体驱蛔。
（2）注意环境卫生和粪便无害化处理。
（3）讲究饮食卫生，生吃瓜果、蔬菜前一定要先将它们洗干净。
（4）讲究个人卫生，幼儿进餐前要用肥皂、流动水洗手，要勤剪指甲。

（二）蛲虫病

蛲虫病是蛲虫寄生于人体结肠和直肠而导致的疾病，为幼儿时期常见的肠道寄生虫病，过去常在寄宿制托幼机构流行，现在发病率显著下降。

1. 病因

蛲虫约 1 厘米长，如棉线粗细，寄生于人体小肠末端及大肠内，成虫寿命约 1 个月。雌虫在夜间移至肛门周围产卵，经 6 个小时即可发育成具有传染性的卵,人吞食后便会感染。

蛲虫病主要经手—口传染。被虫卵污染的手、食物、食具可使人感染。雌虫夜间在肛门处产卵,会导致瘙痒。儿童用手抓挠,使得虫卵经手入口,便会被感染。虫卵排出后还会污染衣裤、被褥或玩具,也可造成传播。

2. 症状

(1)雌虫夜间产卵使肛门周围及会阴部奇痒,影响睡眠,致使幼儿精神不振、食欲下降、烦躁不安。

(2)因挠痒抓破皮肤可使肛门周围皮肤发炎。

(3)蛲虫进入女孩外阴,可导致阴道炎。

3. 预防

(1)蛲虫成虫寿命很短,采取严格的卫生措施,经1～2个月即可清除。

(2)病儿应穿封裆裤睡觉,以防散播虫卵及污染手,可在睡前用蛲虫药膏涂抹在肛门周围,早晨用温水洗净并换内裤,洗净消毒。

(3)讲究个人卫生,养成饭前、便后洗手,不吸吮手指,勤换内衣等好习惯。

(4)幼儿卧室宜采用湿式扫除,应常换洗床单,常晒被褥。

五、呼吸道疾病

(一)上呼吸道感染(上感)

上呼吸道感染简称"上感",是指自鼻腔至喉部之间的急性炎症的总称,也是婴幼儿中最常见的传染性疾病之一。

1. 病因

(1)上感是由细菌或病毒引起的鼻咽部炎症,90%左右由病毒引起,细菌感染常继发于病毒感染之后。

(2)该病一年四季、任何年龄均可发病,通过含有病毒的飞沫、雾滴,或被污染的用具进行传播。常常是在机体抵抗力降低时,原已存在或由外界侵入的病毒或细菌,迅速生长繁殖,导致感染。

(3)遗传素质、个人体质状况、营养状况、生活条件等因素都与上感的发生有密切关系。

(4)该病预后良好,一般5～7天痊愈。常继发支气管炎、肺炎、副鼻窦炎,少数人可并发急性心肌炎、肾炎、风湿热等。

2. 症状

因为患儿个人的年龄、体质及原体不同,所以病情的缓急、轻重程度也不同。病情较轻者多表现为鼻咽部症状,像鼻塞、流鼻涕、打喷嚏、咳嗽、乏力、咽痛等,可有发热,一般经3～4天可自愈。病情较重者会出现高热、精神不振、疲乏无力、食欲减退、畏寒、头痛、呕吐、腹泻等症状,检查口腔时,可见咽部充血、扁桃体红肿或有黄色渗出物与溃疡。病程从1~2天到10余天不等,有的可因高热出现惊厥。

上感可引发急性化脓性中耳炎、淋巴结炎、气管炎、支气管炎、肺炎等并发症。因此,若出现高热持续不退、咳嗽加重、喘憋等症状时需及时诊治。

3. 护理

(1)病儿宜卧床休息,多喝开水。

(2)饮食应有营养、易消化。

(3)对高热病儿可用药物降温法和物理降温法降温,使体温降至38℃左右。

4. 预防

(1)加强锻炼,多组织户外活动。

(2)早晨坚持用冷水洗脸,提高机体预防疾病能力及对寒冷的适应能力。

(3)做好防寒工作,穿戴不宜过暖,并根据季节变化,提醒幼儿增或减衣服。

(4)合理安排饮食,保证幼儿的营养需要,但不宜饮食过饱或过于油腻,以免消化不良导致抵抗力下降。

(5)幼儿活动室及卧室应经常通风,保持空气新鲜。

(6)冬季和春季,要少带幼儿到拥挤的公众场所。

(7)注意隔离病人,防止交叉感染等。

(二)急性扁桃体炎

1. 病因

急性扁桃体炎是由细菌或病毒引起的扁桃体炎症。

(1)病原体以溶血性链球菌为主,其他如葡萄球菌、肺炎球菌、流感杆菌以及病毒等也可引起。潜伏期为3~4天。

(2)通过飞沫、直接接触等途径传播。病原体平时隐藏在扁桃体小窝内,当人体因劳累、受凉或其他原因而抵抗力下降时,病原体会迅速繁殖导致发病。

2. 症状

主要症状是咽痛、发热及咽部不适等,可引起耳、鼻以及心、肾、关节等局部或全身的并发症。

由病毒引起者局部及全身症状皆较轻,扁桃体充血,表面无渗出物。

由细菌所致者症状较重,起病较急,可有恶寒及高热,体温可达39℃~40℃,幼儿可因高热而抽搐。检查可见扁桃体显著肿大、充血,小窝口有黄白色点状脓性渗出物,同时可见下颌角淋巴结肿大,压痛。

3. 护理

(1)发病时应卧床休息,多饮水,排除体内产生的毒素。

(2)在使用抗生素治疗时,应严密观察病儿体温、脉搏变化,如仍持续高热,可增大剂量,或在医生指导下更换药物。

(3)当患儿体温过高时,应物理降温,用冰袋敷额头、颈部,也可用酒或低浓度酒精擦拭额头、颈、腋下、四肢,帮助散热,防止病儿发生惊厥。

(4)观察患儿病态发展,给予及时处理,避免发生并发症。

4. 预防

(1)扁桃体一般在3～10岁时最大,10岁以后逐渐萎缩,因此3～10岁时的扁桃体炎是防治的重点。

(2)加强锻炼,特别是冬季,要多参与户外活动,使身体对寒冷的适应能力增强,减少扁桃体发炎的机会。

(3)保持口腔清洁,吃东西后要漱口。

(4)要搞好环境卫生,室内应光线充足,空气流通,保持适宜的温度和湿度。

(5)对急性扁桃体炎患者应进行隔离,以免传播病原。

(三)急性支气管炎

1. 病因

急性支气管炎是病毒或细菌等病原体感染导致的支气管黏膜炎症,是婴幼儿时期的常见病、多发病,多流行于冬季。

(1)病原体为病毒、肺炎支原体或细菌,或为合并感染。通常,凡可引起上呼吸道感染的病毒都可成为支气管炎的病原体,在病毒感染的基础上,致病性细菌可引起继发感染。

(2)营养不良、佝偻病、变态反应以及慢性鼻炎、咽炎等皆可成为本病诱因。

(3)各种矿物粉尘、强酸、氨,某些挥发性有机溶剂、氯、硫化氢、溴化物、二氧化硫或烟草的气味都可成为支气管炎的环境诱因。

2. 症状

本病发病可急可缓。往往先有上呼吸道感染症状,如鼻塞、打寒战、低热、背部和肌肉疼痛以及咽喉痛。症状轻者无明显病容,重者感觉疲劳,影响睡眠、食欲,甚至出现腹泻、腹痛等消化道症状。

剧烈咳嗽的出现通常是急性支气管炎出现的信号,开始时干咳无痰,但几小时或几天后会出现少量黏痰,稍后会出现较多的黏液或黏液脓性痰。也可忽然出现频繁而较深的干咳,以后渐有支气管分泌物,在胸部可听到干性或湿性啰音,以中等气泡音为主,偶可限于一侧。

身体健壮的幼儿少见并发症,但患营养不良、免疫功能低下、先天性呼吸道畸形、慢性鼻咽炎、佝偻病的幼儿,不但易感染支气管炎,而且易并发肺炎、中耳炎、喉炎及副鼻窦炎。

3.护理

(1)保证充足的睡眠和休息时间,减少活动量,摄入充足的水分和营养。

(2)保持呼吸通畅,经常变换体位,头部、胸部稍抬高,以利于呼吸道分泌物排出。

(3)室内湿度宜在60%左右,有利于减轻支气管黏膜水肿及稀释分泌物,并可定时作雾化吸入。

(4)应注意观察哮喘性支气管炎患儿有无缺氧症状,必要时要让其吸氧。

(5)监测体温变化,体温超过38.5℃时要给予对症处理。

4.预防

(1)加强小儿营养及身体锻炼,增强抗病能力。保证每天有半个小时的体育锻炼时间,保证每天喝一杯牛奶,多吃蔬菜,多喝水。

(2)注意保暖。秋季和冬季早晚温差大。家长要保证小儿不能着凉,特别要注意胸部的保暖。

(3)保持室内空气清新,要适当通风,但要避免对流风,防止小儿感冒着凉。

(4)在呼吸道疾病流行季节,不宜带幼儿去拥挤的公共场所,出门要戴口罩。

(5)不宜去病人家串门,及时服用预防药。

(四)肺炎

1.病因

肺炎是细菌或病毒等病原体感染肺部导致的肺部炎症,是婴幼儿的常见病之一。一年四季均可发生,冬季和春季较为多见。

(1)病原体有肺炎双球菌、链球菌、腺病毒、流感病毒和支原体。可单独感染,也可在病毒感染基础上合并细菌感染。

(2)接触放射线、吸入性异物等理化因素亦可引起肺炎。

2.症状

婴幼儿肺炎一般为支气管肺炎,其症状与成人肺炎症状有很大的不同,表现为起病急、发热、咳嗽、气促、气急、烦躁不安、面色苍白、食欲减退,有时可有呕吐、腹泻等。重症肺炎患儿常有全身中毒症状。

肺炎起病后,多有不规则发烧,但新生儿、重度营养不良儿、佝偻病患儿则多不发烧,甚至体温低于正常水平,也不咳嗽,只是面色发灰、口唇紫青、口吐泡沫、吃奶发呛等。

3.护理

(1)保持环境安静、整洁,室内要定时通风换气,使空气流通,但应避免穿堂风。

(2)注意营养合理及补充足够的水分。饮食宜清淡、易消化,同时要保证吸收一定的优质蛋白。因为肺炎患儿呼吸次数较快且往往处于发热状态,水分的蒸发比平时多,故需及时补充温开水。

(3)加强皮肤及口腔护理,尤其是汗多的病人要及时为其更换衣服,并及时用热毛巾把汗液擦干,这对皮肤散热及抵抗病菌有好处。

(4)及时为患儿清除鼻分泌物并吸痰以保持其呼吸道通畅,且要防止黏稠痰堵塞引起窒息。室内要保持一定的湿度,避免空气干燥,以利于痰液咳出。

4. 预防

(1)搞好个人和环境卫生,注意室内通风换气。在呼吸道疾病流行季节,要少到拥挤的公共场所,出门最好戴口罩,必要时可服用一些预防药物。

(2)积极预防上呼吸道感染、佝偻病、小儿贫血等疾病,减少肺炎并发症出现的机会。轻症者可在家中或医院门诊治疗,避免交叉感染。

(3)加强锻炼,多参加户外活动,根据气候变化,及时增或减衣服。

六、消化道疾病

(一)急性腹泻

腹泻是婴幼儿时期的常见病,也是许多其他疾病的并发症。对于发育迅速的婴幼儿来说,腹泻会严重影响机体对营养的吸收,严重腹泻时,由于机体脱水,可威胁生命。

1. 病因

婴幼儿正值生长发育较快时期,机体需要的营养成分相对较多,但因为他们的消化系统尚未发育完善,消化和吸收能力较弱,而且他们的神经系统对消化和吸收的调节功能也较差,所需的营养成分较多与消化能力有限之间有矛盾,再加上他们免疫功能不完善,机体对疾病的抵抗力较差,所以很容易患急性腹泻。婴幼儿急性腹泻可分为感染性因素引起的与非感染性因素引起的两大类。

(1)感染性因素引起的腹泻。因吃了被细菌、病毒、真菌污染的食物,或食具被污染,引起胃肠道感染,夏季和秋季多见。另外,像感冒、中耳炎、肺炎、泌尿系统感染及某些急性传染病等肠道外因素也可引起腹泻。

(2)非感染性因素引起的腹泻。该种腹泻主要是因为喂养不当导致,所以人工喂养的婴儿易得这种腹泻。如饮食过多、过少、辅食添加得过早或过于突然、食物不易消化等可引起腹泻,腹部受凉、贪吃冷食或喝冷饮等,也可引起腹泻。

2. 症状

腹泻症状轻的,多因饮食不卫生或肠道外感染导致。一日泻数次至十余次,大便呈稀糊状或蛋花汤样,体温正常或有低热,不影响食欲。这类腹泻较容易治疗。

腹泻严重者多因肠道内感染导致。起病急,大便呈水样,尿量减少或无尿,食欲减退,伴有频繁呕吐。因大量失水,使机体脱水,表现为精神萎靡、眼窝凹陷、口唇及皮肤干燥等,严重时会危及生命。

3. 护理

(1)注意腹部保暖,每次便后用温水洗臀部。

(2)若已脱水,应立即送医院治疗,若没有脱水,可服"口服补液盐",根据袋上注明的量,倒入适量凉开水,搅匀后即可饮用。

(3)不要让腹泻的小儿挨饿。仍在吃母乳的婴儿,可继续喂母乳;已添加固体食物的,可根据病前的饮食情况,确定食物的种类和量,但烹调宜软、碎、烂,少食多餐。

4. 预防

(1)提倡母乳喂养,合理断奶。因为夏天天气炎热,会影响婴儿食欲,所以不宜给婴儿断奶。

(2)添加辅食时要遵循由少到多、由细到粗、由稀到稠的原则,并且每次只添加一种。

(3)悉心照料婴幼儿,避免腹部着凉。尤其在夏季使用空调或电扇时不要让风直吹婴幼儿,室内温度不要过低。

(4)要做好日常饮食卫生工作,生吃瓜果、蔬菜前一定要将它们清洗干净。

(5)当发现腹泻患儿时,应进行隔离治疗,做好消毒工作。

(二)疱疹性口腔炎

1. 病因

(1)疱疹性口腔炎由单纯疱疹病毒导致,多见于1~3岁小儿。可单独发生,亦可继发全身性疾病,如急性感染、腹泻、营养不良、久病体弱和维生素B、维生素C缺乏等。发病无明显季节差异。

(2)新生儿口腔黏膜血管丰富、柔软、干燥,唾液分泌少,利于微生物的繁殖,黏膜易受损而引起感染。

(3)出生时可经产道感染疱疹性口腔炎。

2. 症状

起病时发热可达38℃~40℃,1~2天后,齿龈、唇内、舌、颊黏膜等各部位口腔黏膜出现单个或成簇的小疱疹,直径约2mm,周围有红晕,疱疹破裂后会形成溃疡,多个小溃疡可融合成不规则的大溃疡。局部有痛感,患儿会表现出拒食、流涎、烦躁、淋巴结肿大等。病程为1~2周,可自愈。

3. 预防

(1)保持口腔清洁,多饮水,禁用刺激性药物,适当补充维生素B,预防口腔炎症。

(2)严格执行消毒隔离制度。

(3)保证患儿吃饱,以满足其热量和水分需求。

(4)食物以微温或凉的流质为宜,发热时可用退热制剂,有继发感染时可用抗生素。

▶阅读推荐◀

[1]刘丹.婴幼儿营养性疾病与预防.沈阳:辽宁美术出版社,2011

[2]谢晓平,杨钊.儿童过敏性疾病的诊治与预防.成都:四川大学出版社,2012

[3]吴光驰.孩子生病受伤怎么办.福州:福建科技出版社,2017

[4]田茵.幼儿园身体生长教育活动开展存在的问题与对策研究.西北师范大学,2013

[5]芮溧.以幼儿园为中心的学龄前儿童肥胖营养干预及效果评价研究.四川大学,2005

[6]逯明,赵芳萍,张瑞.975例儿童牙病初诊病例调查分析.现代预防医学,2013,(02)

[7]梁英.幼儿的卫生保健及疾病预防.求医问药(下半月),2012,(02)

[8]李岩芬.对学前儿童蛔虫感染的调查.青岛医药卫生,2001,(04)

[9]朱美蓉.幼儿常见传染病、疾病与预防.教育探索,1987,(05)

▶思考与探索◀

1. 传染病是怎样发生和流行的?如何预防?
2. 传染病有哪几种传播途径?
3. 什么是潜伏期、传染源、病原携带者和易感者?
4. 什么是预防接种?什么是基础免疫和加强免疫?
5. 如何预防佝偻病?
6. 如何预防缺铁性贫血?
7. 学前儿童上呼吸道感染产生的原因有哪些?如何预防?

第三章
学前儿童的营养卫生

【内容摘要】 营养是人体不断从外界摄取食物,经过消化、吸收和代谢,转化成机体需要的物质来维持生命活动的过程。学前儿童的生长发育需要大量的营养素,主要有蛋白质、脂肪、碳水化合物、维生素、无机盐和水六大类。为了满足学前儿童对营养素和能量的需要,必须要合理安排他们的膳食,并与他们家庭的供膳相互配合,以满足他们对营养的需要,促进他们的生长发育和身心健康。

【学习目标】 掌握学前儿童营养学基本知识、学前儿童膳食合理安排及饮食卫生要求,学会分析和评价学前儿童膳食的方法。

第一节 学前儿童对营养素及热量的需要

一、营养、营养素的概念

(一)营养

营养是机体摄取食物,经过消化、吸收、代谢,利用食物中的营养素和其他对身体有益的成分构建组织器官、调节各种生理功能,维持正常生长、发育和防病保健这一连续动态的过程。营养与人们的健康紧密相关。

营养是学前儿童生长发育和保持身心健康的物质基础。他们每天摄入一定数量的食物,这些食物中含有的营养素,不断地满足机体维持生命和进行活动所需要的能量,提供细胞组织生长和修复所需要的材料,并保证维持机体的各种正常的生理和心理活动。

人们常谈论某种食品"有没有营养",这里所说的"营养"指的便是食物中养料含量的多少及其质量的优劣,也就是下面要谈到的"营养素"。

(二)营养素

营养素是食物中的有效成分,也就是俗话所说的"养料"。人们正是通过摄取食物中的这些营养素来获取营养的。营养素能维持人体健康以及提供生长、发育和劳动所需要的各种物质。现代医学研究表明,人体所需的营养素不下百种,其中一些可由自身合成、制造,无法自身合成、制造而必须从外界摄取的有40余种,根据其性质和功能,可概括为六大类营养素,即蛋白质、脂肪、碳水化合物(包括膳食纤维)、无机盐(包括常量元素和微量元素)、维生素和水。其中,蛋白质、脂肪及碳水化合物在体内氧化后会产生热能,满足生命活动所需,被称为"产能营养素",无机盐、维生素和水被称为"非产能营养素"。

这六类营养素既各有特殊的作用,又构成一个合理而科学的体系,协调合作,共同完成调节人体生理活动的使命。

学前儿童生长发育迅速,新陈代谢旺盛,所需的各种营养素和能量相对比成人多。为了满足学前儿童对营养素和能量的需求,必须每日为他们提供一定数量的营养素。托幼机构为学前儿童提供符合营养卫生要求的膳食,并与学前儿童家庭的膳食相互配合,就能确保学前儿童对各类营养素的需要,促进他们的生长发育和身心健康。

二、产能营养素

产能营养素又称"热源质",是指人每天摄取的所有营养素中能够在体内产生能量的营养素。人体每时每刻的活动都需要消耗能量,生命活动过程就是一个消耗能量的过程。与此同时,人体不断摄取食物,从中获得必需的营养物质,其中包括碳水化合物、脂肪和蛋白质,一般称为"三大产能营养素"。三大产能营养素经消化转变成可吸收的小分子物质被机体吸收,这些小分子物质一方面经过合成代谢构成机体组成成分或更新衰老的组织,另一方面经过分解代谢释放出所蕴藏的化学能。这些化学能经过转化便成为生命活动过程中各种能量的来源,而机体在物质代谢过程中所经历的能量释放、转移和利用则构成了整个能量代谢过程,这也是生命活动的基本特征之一。

(一)蛋白质

蛋白质是一种复杂的有机化合物,旧称"朊(ruǎn)",是由一条或多条多肽链组成的生物大分子。摄入的蛋白质在体内经过消化被水解成氨基酸并被吸收

第三章　学前儿童的营养卫生

后,重新合成人体所需蛋白质,同时新的蛋白质又在不断代谢与分解,时刻处于动态平衡中。因此,食物蛋白质的质和量、各种氨基酸的比例,关系到人体蛋白质合成的量,尤其是青少年的生长发育、孕产妇的优生优育、老年人的身体健康,都与膳食中蛋白质的量有密切关系。

1. 蛋白质的生理功能

(1) 构成和修复机体组织。

①构成机体组织。蛋白质是一切生命的物质基础,是机体细胞的重要组成部分,是人体组织更新和修补的主要原料。人体的每个部分,毛发、皮肤、肌肉、骨骼、内脏、大脑、血液、神经、内分泌系统等都是由蛋白质组成的,其中以肌肉和神经细胞中所含蛋白质成分最多。在人体的化学物质组成中,蛋白质含量仅次于水,成人体内蛋白质含量约占体重的18%。从这个意义上说,蛋白质对人的生长发育非常重要。

②修补机体组织。人的身体由百兆亿个细胞组成,细胞可以说是生命的最小单位,它们处于永不停息的衰老、死亡、新生的新陈代谢过程中。例如,年轻人的表皮,每28天就要更新一次,而胃黏膜两三天就要全部更新。所以如果一个人蛋白质的摄入、吸收、利用都很好,那么他的皮肤就会富有光泽、弹性,反之,机体则经常处于亚健康状态。组织受损后,包括外伤,如不能得到及时和高质量的修补,便会加速机体功能衰退。

(2) 参与调节生理功能。蛋白质及其衍生物承担或参与了机体许多重要的生理功能。

①维持肌体正常新陈代谢和各类物质在体内输送(血红蛋白输送氧,脂蛋白输送脂肪等);维持血管内胶体渗透压和体液平衡;具有免疫功能;促使肌肉收缩。

②催化生物反应的酶。我们身体里有数千种酶,每一种都只能参与一种生化反应。人体细胞每分钟要进行一百多次生化反应。酶有促进食物的消化、吸收、利用的作用。相应的酶充足,反应就会顺利、快捷,人就会精力充沛,不易生病。否则,反应就会变慢或者被阻断。

③调代谢过程的激素。激素具有调节体内各器官生理活性的作用。胰岛素是由51个氨基酸分子合成。生长素是由191个氨基酸分子合成。

④构成神经递质的乙酰胆碱、五羟色氨等。维持神经系统的正常功能,如味觉、视觉和记忆等。

⑤构成胶原蛋白。胶原蛋白占身体蛋白质的1/3,它能够生成结缔组织,构成身体骨架,如骨骼、血管、韧带等,决定了皮肤的弹性,保护着大脑(在大脑脑细胞中,很大一部分是胶原细胞,并且形成血脑屏障保护大脑)。

(3) 提供生命活动需要的能量。虽然蛋白质在体内的主要功能并不是供给热能,但是陈旧的或已经破损的组织细胞中的蛋白质,会不断解释放能量。另外,每天从食物中摄入的蛋白质中不符合人体需要的,或者数量过多的,也会经氧化分解而释放能量。所以蛋白质也可以供给部分热能。

蛋白质虽然是三大产能营养素之一,但在正常情况下,蛋白质所产热能不宜超过机体所需总量的10%~15%。当主要供能者糖类和脂肪的摄入不足或蛋白质食物摄入过多时,蛋白质就会被分解供应热能。这种情况是不恰当的,因为蛋白质食物的价格通常明显高于脂肪和糖类食物,用其做产热供能材料不经济,而且大量蛋白质分解代谢所产生的物质对肾脏等器官有毒害作用。

2. 蛋白质的分类

(1)按蛋白质来源分,可分为动物性蛋白质和植物性蛋白质,两者所含的氨基酸是不同的。动物性蛋白质主要为提取自牛奶的乳清蛋白,其所含必需氨基酸种类齐全,比例合理,但是含有胆固醇。植物性蛋白质主要来源于大豆的大豆蛋白,它的最大优点是不含胆固醇。

(2)按蛋白质所含氨基酸的种类和数量分,可分为完全蛋白质、半完全蛋白质和不完全蛋白质三类。完全蛋白质是一类优质蛋白质,它们所含的必需氨基酸种类齐全,数量充足,比例适当,这类蛋白质不但可以维持人体健康,还可以促进生长发育,如乳清蛋白、大豆蛋白等。半完全蛋白质所含氨基酸虽然种类齐全,但其中某些氨基酸的数量不能满足人体的需要,它们可以维持生命,但不能促进生长发育,如小麦的麦胶蛋白。不完全蛋白质则不能提供人体所需的全部必需氨基酸,单纯靠它们既不能促进生长发育,也不能维持生命,如玉米胶蛋白、豌豆中的豆球蛋白。

(3)按蛋白质的生理功能分,可分为结构蛋白质、调节蛋白质、收缩蛋白质与抗体蛋白质四类。结构蛋白质是构成人体组织的蛋白质,如韧带、毛发、指甲和皮肤等。调节蛋白质是具有调控功能的蛋白质,如胰岛素、甲状腺素等。收缩蛋白质是参与收缩过程的蛋白质,如肌球蛋白、肌动蛋白等。抗体蛋白质是构成机体抗体的蛋白质,如免疫球蛋白。

(4)按蛋白质分子的外形分,可分为球状蛋白质、纤维状蛋白质与膜状蛋白质三类。球状蛋白质分子形状接近球形,水溶性较好,种类很多,可行使多种多样的生物学功能。纤维状蛋白质分子外形呈棒状或纤维状,大多数不溶于水,是生物体重要的结构成分,或对生物体起保护作用。膜状蛋白质一般折叠成近似球形,插入生物膜,也有一些通过非共价键或共价键结合在生物膜的表面,生物膜的多数功能是通过膜状蛋白质实现的。

3. 蛋白质的互补作用

构成食物蛋白质的氨基酸目前发现有20余种,人体内各种不同类别的蛋白质,均由这20种氨基酸组合而成。但是,不同食物中所含氨基酸的种类、数量、相互之间的配合比例是不均衡的,对于促进人体生长发育的作用也是不同的。在 20 余种氨基酸中,有 8 种氨基酸(异亮氨酸、亮氨酸、赖氨酸、蛋氨酸、苯丙氨酸、色氨酸、苏氨酸、缬氨酸)是人体不能自行合成的,或合成速度很慢,必须依靠从食物中获取才能满足人体生长发育的需要,这类氨基酸叫作"必需氨基酸"。反之,则称为"非必需氨基酸"。

在自然界中,无论是动物性蛋白质还是植物性蛋白质,其构成单位氨基酸之间的比例没有一种是完全符合人体需要的。因此,单独增加某一种蛋白质的含量,不可能提高蛋白质的生理价值,只有混合食用几种食物时,各蛋白质所含的氨基酸成分才能相互配合、取长补短,构成较好的比例,进而提高蛋白质的利用率或生理价值,这种相互补充的作用称为"蛋白质的互补作用",尤其是几种营养价值较低的植物性蛋白质相互搭配,其蛋白质的互补作用效益更大。

比如我们都知道大米缺乏赖氨酸,大豆蛋白富含赖氨酸,但色氨酸相对不足,而玉米色氨酸含量丰富。当我们单独食用大豆、玉米和大米时,其蛋白质的生物价分别为 57、60 和 57,但当这三者按 20%:40%:40% 的比例混合食用时,其蛋白质生物价可提高到 73,已经可以与牛肉媲美了。此外,馒头、牛肉单独食用时,其蛋白质的生物价分别为 67 和 76,若按 70% 和 30% 的比例混合着吃(也就是说一个馒头和一两牛肉),其蛋白质的生物价可提高到 89,不仅大大提高了蛋白质的利用率,而且可避免多吃肉类带来的不利影响,如胆固醇、脂肪摄入过量等。许多营养强化食品便是利用了这种方法,如在面粉中添加 0.3%~0.4% 的赖氨酸或在大米中强化 0.2% 的赖氨酸等,使其营养价值大大提高。

为充分发挥食物蛋白质的互补作用,在调配膳食时,应遵循三个原则:

(1)食物的生物学种属愈远愈好。如动物性和植物性食物之间的混合比单纯植物性食物之间的混合要好。

(2)搭配种类愈多愈好。

(3)食用时间愈近愈好,同时食用最好。因为单个氨基酸在血液中的停留时间约 4 小时,然后到达组织器官,再合成组织器官的蛋白质,而合成组织器官蛋白质的氨基酸必须同时到达才能发挥互补作用,合成组织器官蛋白质。

4.蛋白质的消化率

蛋白质消化率是指一种食物蛋白质在消化道内可被消化酶分解的程度。蛋白质消化率越高,被人体吸收利用的可能性就越大,营养价值也就越高。

蛋白质的消化率会在人体、食物及相关的多种因素影响下,发生变化。前者如人的全身状态、消化功能、精神情绪、饮食习惯和对食物的适应性,等等;后者如食物纤维素含量、烹调加工方式、食物与食物间的相互影响,等等。再如进食整粒大豆时,其所含蛋白质的消化率仅为 60%,若加工成豆腐,则可提高至 90%。

日常烹调中的蒸、煮等方法对食物中蛋白质的消化率影响较小,高温煎炸的方法不仅很可能会破坏食物蛋白质中的部分氨基酸,还会降低蛋白质的消化率。

一般情况下,在采用普通的烹调工艺加工时,动物类食物蛋白质的平均消化率高于植物类食物蛋白质,奶类及乳制品中的蛋白质消化率为97%~98%,肉类为92%~94%,蛋类为98%,米饭及面制品为80%左右,马铃薯为74%,玉米面窝头为66%。

植物类食物蛋白质消化率偏低的原因与其被粗纤维素包围,不能与消化酶充分接触有关,整粒大豆中含有的抗胰蛋白酶是妨碍蛋白质充分消化的重要因素。因此,运用特殊的加工工艺去除植物类食物中的纤维素,或破坏抗胰蛋白酶等,可有效提高植物类食物蛋白质的消化率。

5. 蛋白质的来源和供给量

(1) 蛋白质的来源。人类的蛋白质来源分为动物性和植物性两大类。肉类、鱼类、蛋类、奶类是动物性蛋白质的主要来源;豆类、坚果类和谷类是植物性蛋白质的主要来源。一般来说,大部分植物性蛋白质的品质要次于动物性蛋白质,但大豆蛋白质除外。大豆蛋白质中的必需氨基酸组成与动物性蛋白质相近。动物性蛋白质与大豆蛋白质所含的必需氨基酸比较齐全,而且比例适当,故又称为"优质蛋白质"。

人们的主食是谷类,为人体提供70%的热能和60%的蛋白质、相当数量的B族维生素和无机盐等。但谷类蛋白质的组成中普遍缺少人体所必需的赖氨酸和蛋氨酸,使得谷类蛋白质的营养价值大大降低。为弥补谷类蛋白质的不足,应选择肉类、蛋类和乳类等含赖氨酸较高的食物与之搭配食用。

虽然动物性蛋白质的品质优于植物性蛋白质,但是过量吃肉不但无法维持健康,反而易导致疾病,特别是癌症、心血管疾病等。这是因为肉中除了含有蛋白质,还含有大量的饱和脂肪酸、胆固醇等。

(2) 蛋白质的供给量。人体每日的正常新陈代谢活动会损失约20克以上的蛋白质,故从理论上来说,人体每日只需从膳食中获得20克左右的蛋白质,即可满足需要。但是因为蛋白质还承担少量的供能任务,且还受到消化、吸收、利用率波动的影响等,所以在日常生活中,人体的每日蛋白质供给量应大于理论值。

世界各国的食物蛋白质的实际日供给量标准并不一致。这与人们的体质特征、饮食习惯与食物构成等因素有关。不过,各国在设计食物蛋白质的实际日供给量时,都会考虑一个具有较大安全性的供给量。

学前儿童生长发育迅速,要求蛋白质的供给量相对比成人多,因为他们不但需要蛋白质来补充消耗,而且还需要蛋白质来构成新组织。蛋白质摄入量不足,意味着组织蛋白的分解大于合成,长此以往,会导致身体组织亏损,进而出现生长发育迟缓、体重过轻、贫血及智力障碍等问题。

但是如果蛋白质的供给量长期超过人体的需要量,则会加重肝脏和肾脏的负担,并容易导致一些与代谢有关的疾病,对于患有肾功能不全的人,这种危害更大。同时,摄入过多的动物类蛋白质,会造成含硫氨基酸的摄入过多。这类氨基酸可加速骨骼中的钙质流失,导致骨质疏松症。

表1　学前儿童每日膳食中蛋白质的推荐摄入量

年龄(岁)	蛋白质(克)	年龄(岁)	蛋白质(克)
0～1	1.5～3.0克/公斤	4～5	50
1～2	35	5～6	55
2～3	40	6～7	60
3～4	45	7～8	65

(二)脂肪

广义的脂肪又称"脂质"或"脂类",包括脂肪和类脂两部分。脂肪是甘油和脂肪酸的化合物,其中甘油的分子比较简单,而脂肪酸的种类和长短各不相同。脂肪酸分三大类:饱和脂肪酸、单不饱和脂肪酸、多不饱和脂肪酸。类脂则包括磷脂、糖脂和固醇等在生物化学方面具有重要意义的化合物。

从营养学的角度看,某些脂肪酸对我们的大脑、免疫系统乃至生殖系统的正常运作来说十分重要,但它们都是人体自身不能合成的,我们必须从膳食中摄取。现在的研究还认为,大量摄入这些被称为多不饱和脂肪酸的分子,有助于健康和长寿。

1.脂肪的生理功能

(1)储存能量。脂肪是人体最有效的能量仓库,1克脂肪含有9卡热量,而1克蛋白质或糖只有4卡热量。所以,脂肪有人体"优质燃料"之称。人体不仅可以从食物中直接获取脂肪,也可以把过多的糖类和蛋白质转化成脂肪。我们可以通过安排合理膳食来控制脂肪的摄入与转化。

(2)构成组织。脂肪是组成人体细胞的主要成分。磷脂、糖脂和固醇构成细胞膜的类脂层;磷脂构成神经纤维的髓鞘;固醇是合成胆汁酸、维生素D_3和类固醇激素的原料。

(3)保护机体。脂肪层犹如软垫,有缓和外力冲击、保护内脏的作用,并能减少内部器官之间的相互摩擦。另外,脂肪不易传热,犹如保温层,可防止体温过多向外散失,也可阻止外界热能传导到体内,有维持正常体温的作用。

(4)提供人体必需的脂肪酸。必需脂肪酸为生长发育所必需,但在人体内不能合成,必须由食物脂肪供给,一旦缺乏就会影响儿童正常的生长发育,出现一系列病理反应,如皮肤角化不全、伤口愈合不良、心肌收缩力下降、免疫功能障碍、血小板聚集等。必需脂肪酸又是构成人体组织细胞的重要成分,它以磷脂的形式参与细胞膜与线粒体的组成,能促使胆固醇在体内运转,避免其沉积,还可保持皮肤微血管的正常通透性,保护皮肤免遭射线照射的损害。

(5)促进脂溶性维生素的吸收。维生素A、D、E、K等不溶于水,而溶于脂肪,被称为"脂溶性维生素"。膳食中有适量脂肪存在,有利于脂溶性维生素的吸收。因此,如果食物中缺乏脂肪或人体出现脂类消化障碍时,往往会出现脂溶性维生素缺乏症。

(6)增进食欲。烹调食物时,油可以增加食物的美味程度,刺激人们的食欲。脂肪会减慢胃对内容物的排空,延长食物在胃肠道中的停留时间,所以有增加饱腹感的作用。

2. 脂肪的来源和供给量

(1)脂肪的来源。脂肪的主要来源是膳食中的各种植物油和动物脂肪,此外各种食物中都含有不同量的脂肪和类脂。一般认为,植物油所含的必需脂肪酸多,易被消化吸收,营养价值较高;动物脂肪中的奶油、鱼脂、鱼肝油不仅含有多种脂肪酸和维生素,而且脂肪颗粒小、易于消化。猪油、牛油、羊油等动物脂肪含饱和脂肪酸多,熔点高,不易消化,不含维生素,必需脂肪酸含量少,因此营养价值较低。

(2)脂肪的供给量。脂肪的每日供给量无统一标准。因为经济发展水平和饮食习惯存在差异,所以不同地区的人的脂肪实际摄入量有很大差异。我国营养学会建议膳食脂肪供给量不宜超过总能量的30%,其中饱和、单不饱和、多不饱和脂肪酸的比例应为1:1:1。

关于必需脂肪酸的供应量,一般认为应占总热能供给量的2%。小儿对必需脂肪酸的需要较成人更为迫切,对缺乏也更加敏感。如果长期摄入脂肪类食物不足,会导致营养不良、脂溶性维生素缺乏,甚至会出现发育滞后,但长期摄入脂肪类食物过多,对身体也是有害的。

表2 学前儿童每日膳食中脂肪的推荐摄入量(占总热量的百分比)

年龄(岁)	脂肪(%)	年龄(岁)	脂肪(%)
0~0.5	45~50	1~6	30~35
0.5~1	35~40	7岁以上	25~30

(三)碳水化合物

碳水化合物亦称"糖类化合物",是自然界存在最多、分布最广的一类重要的有机化合物,主要由碳、氢、氧组成,是为人体提供热能的三种主要营养素中最廉价的营养素。

碳水化合物不仅是人体维持生命活动所需能量的主要来源,而且有些还具有特殊的生理活性。例如肝脏中的肝素有抗凝血作用,血液中的糖与免疫活性有关。此外,核酸的组成成分中也含有糖类化合物——核糖和脱氧核糖。因此,碳水化合物对人体来说,具有重要的意义。

1. 碳水化合物组成

食用植物中的碳水化合物含量最为丰富,如根茎中的纤维素,种子及块茎中的淀粉,水果中的葡萄糖和果糖等。按照分子结构,可将碳水化合物分为单糖、双糖和多糖三类。

单糖分子结构简单,不能水解,为白色结晶体,可以直接被人体吸收利用。如葡萄糖和果糖等。

双糖是由两个单糖分子失去一个水分子缩合而成的化合物,可溶于水,为白色结晶体,不能被人体直接吸收利用,必须经过水解生成单糖后才能被人体吸收利用。如蔗糖、麦芽糖和乳糖等。

多糖是由许多单糖分子失去水分子后缩合而成的高分子化合物,水解后的终产品是单糖。多糖按其能否被人体消化吸收可分为两大类:能被人体消化吸收的多糖类,如淀粉等;不能被人体消化吸收的多糖类,如纤维素、果胶等。

2. 碳水化合物的生理功能

(1) 供给能量。这是碳水化合物最主要的生理功能。人体所需能量的近2/3是由碳水化合物提供的,而神经系统所需的能量则完全由碳水化合物的代谢产物——葡萄糖来提供。每克葡萄糖产热16千焦(约4千卡),人体摄入的碳水化合物在体内经消化会变成葡萄糖或其他单糖参与机体代谢。平时摄入的碳水化合物主要是多糖,米、面等主食中含量较高。人体在摄入碳水化合物的同时,还能获取蛋白质、脂类、维生素、矿物质、膳食纤维等其他营养物质,而在摄入单糖或双糖时,只能补充热量,不能获取其他营养素。

(2) 构成细胞和组织。每个细胞中都有碳水化合物,含量为2%~10%,主要以糖脂、糖蛋白和蛋白多糖的形式存在。

(3) 节省蛋白质。如果食物中碳水化合物含量不足,机体便不得不动用蛋白质来满足机体活动所需的能量,进而影响机体用蛋白质合成新的蛋白质或进行组织更新。因此,完全不吃主食,只吃肉类是不合适的,因为肉类中含有的碳水化合物量很少,所需热量需要通过蛋白质产热来满足,这对机体没有好处。

(4) 维持脑细胞的正常功能。葡萄糖是维持大脑正常功能的必需营养素,当血糖浓度下降时,会因缺乏能源而使脑细胞功能受损,出现功能障碍,并出现头晕、心悸、出冷汗,甚至昏迷等情况。

(5) 解毒作用。当人体缺乏碳水化合物而以脂肪为能量的主要来源时,脂肪可能会因为氧化不全而产生酮体。酮体是一种酸性较强的有机酸,当它在血液中达到一定浓度时便会出现代谢性酸中毒。摄入足够的碳水化合物便可避免出现代谢性酸中毒。被摄入的糖类,经过血液循环,供人体使用,若有多余的糖,会以肝糖原的形式存在于肝脏中,从而加强肝脏的解毒能力。

(6)加强肠道功能。膳食纤维是食物中不能被消化的碳水化合物,它虽无营养价值,但却具有促进肠道蠕动、预防便秘、降低胆固醇吸收量、消除肠道炎症等生理价值。

3.碳水化合物的来源和供给量

(1)碳水化合物的来源。碳水化合物是绿色植物经过光合作用形成的,动物没有能力制造碳水化合物。因此,人体所需的碳水化合物主要由植物性食品提供。

碳水化合物的主要食物来源有糖类、谷物(如水稻、小麦、玉米、大麦、燕麦、高粱等)、水果(如甘蔗、甜瓜、西瓜、香蕉、葡萄等)、干果、干豆、根茎蔬菜(如胡萝卜、番薯等)等。

对于简单碳水化合物,饮用牛奶和果汁或食用适量的水果即可获得。

对于复杂的碳水化合物,应避免仅仅食用低纤维碳水化合物淀粉(如土豆)和精加工的谷物(如白米饭、通心粉和白面包)。这些食品中的碳水化合物会被身体迅速转化为单糖。相反,应尽量多食用含大量纤维的碳水化合物,特别是豆类和全麦类食品,这对人体健康是有益的。

(2)碳水化合物的供给量。碳水化合物的具体供给量没有明确的标准。中国营养学会推荐,除2岁以下儿童外,我国健康人群的碳水化合物供给量为总能量摄入的55%~65%。同时对碳水化合物的来源也作了要求,即应包括复合碳水化合物淀粉、不消化的抗性淀粉、非淀粉多糖和低聚糖等碳水化合物;应限制纯能量食物如糖的摄入量,提倡摄入营养素/能量密度高的食物,以满足人体能量和营养素的需要及改善胃肠道环境和预防龋齿的需要。

因为碳水化合物在人体中储存量极少,人体每日消耗的碳水化合物的量比体内的储存量大得多,所以必须保证一日数餐,才能为机体活动提供必需的能量。如果膳食中碳水化合物供给不足,会促使体内蛋白质和脂肪分解,导致体重减轻、营养不良、发育缓慢。但如果摄入碳水化合物过量,体内过多的热能就会转化为脂肪积存在体内,进而导致肥胖症以及由肥胖引发的一系列问题出现。

(四)三大产能营养素之间的关系

蛋白质、脂肪和碳水化合物三大营养素都可为机体提供能量,但又各有其特殊的生理功能并且彼此相互影响,如碳水化合物与脂肪在体内可以相互转化、互相替代,并且可以节约蛋白质。当机体处于饥饿状态时,碳水化合物的储备量会迅速减少,而脂肪和蛋白质则可作为长期能量消耗时的能源。因此,三者在总能

第三章 学前儿童的营养卫生

量供给中应有一个恰当的比例。根据人们的饮食特点,成人以碳水化合物供给的能量占总能量的55%～65%,脂肪占20%～30%,蛋白质占10%～15%为宜。年龄越小,蛋白质及脂肪供能占的比例就越大。

碳水化合物是机体的重要能量来源,通常机体所需能量的50%以上是由食物中的碳水化合物提供的。食物中的碳水化合物经消化产生葡萄糖被吸收后,会有一部分以糖原的形式储存在肝脏和肌肉中。肌糖原是骨骼肌中随时可以动用的储备能源,可以被用来满足骨骼肌在工作情况下的需要。肝糖原也是一种储备能源,储存量不大,主要用于维持血糖水平的相对稳定。脑组织消耗的能量相对较多,在通常情况下,脑组织消耗的能量均来自碳水化合物的氧化反应,所以脑组织对缺氧非常敏感。另外,脑组织细胞中储存的糖原极少,代谢消耗的碳水化合物主要来自血糖,所以脑功能对血糖水平有很大的依赖性。

三、热能

热能是生命的能源。人体维持正常体温、各种生理活动都要消耗热能,就像蒸汽机需要烧煤、内燃机需要用汽油、电动机需要用电一样。热能来自产能营养素,即蛋白质、脂肪和碳水化合物。食物中的其他成分(无机盐、维生素和水等)都不能产生热能。

过去习惯用"千卡"作为热能的单位,近年来统一用"千焦"(kJ)来表示。

(一)影响学前儿童热能需要量的因素

热能需要量指的是维持身体正常生理功能及日常活动所需的能量数量,如果低于这个数量,会对身体产生不良影响。

学前儿童对于热能的需要量取决于基础代谢、食物特别动力作用、生活活动和生长发育所消耗的能量数量。

1. 基础代谢

基础代谢所需能量是人体处于清醒、空腹、安静状态下,维持体温、肌肉张力、血液循环、呼吸、胃肠蠕动、神经腺体活动等基本生命活动所需的最低能量数量。

基础代谢受体形、性别、年龄、生理状态等多种因素的影响。因为学前儿童体表面积与体重的比值大于成人,热量的散失相对较多,加上儿童生理活动较为活跃,所以儿童年龄越小,基础代谢率就越高。儿童的基础代谢率比成人高10%～12%。一般来说,1岁以内的婴儿,每公斤体重每日约需能量222千焦,7岁儿童每日约需能量195千焦。

2. 食物特别动力作用

食物特别动力作用是机体由于摄取食物而导致能量消耗增加的现象。在摄取三种产能营养素的过程中所消耗的能量各不相同,蛋白质约为20%,碳水化合物为5%～6%,脂肪为4%～5%。混合膳食的特别动力作用为人体每日基础代谢的10%。

3. 生活活动

儿童活动量越大,活动时间越长,动作越不熟练,消耗的热能就越多。反之则较少。

4. 生长发育

对于处在生长发育阶段的儿童,因为身体的新陈代谢特别旺盛,所以需要较多的热能。生长发育需要的能量消耗与生长发育的速度成正比。在生长发育期内,如果膳食中供给的热量不能满足需要,就会出现生长发育迟缓甚至停顿现象。据估计,婴幼儿每增加1公斤体重,约需消耗210千焦能量。

有些学生经常少吃或不吃早餐,由于体内热能不足,使得血糖降低,在上第二节课时就产生饥饿感,感觉手足无力,上课时思想不集中。这就是能量不足造成的,时间长了必然会影响生长发育。但是如果每天吃过多的糖果、甜食等,使得食物的产热量超过需要量,多余的能量就会转化脂肪,积聚在皮下组织,使皮下脂肪增厚,体重超过正常范围,出现肥胖现象,并会成为成年期高血压、糖尿病、心血管病等器质性疾病的先兆因子。

(二)热能的食物来源与供给量

1. 热能的食物来源

人体所需的热能来源于每天吃的食物。并非食物中所有的营养素都能产生热能,只有蛋白质、脂肪和碳水化合物这三大营养素能产生热能。这些产能物质是人们每日膳食的主要部分。它们进入机体后,通过生物氧化,转化成热能并释放出来。供人类食用的植物性食物中的热能从太阳得来,而动物性食物中的热能则从植物中取得。每克碳水化合物在体内氧化后所产生的热能为16.74千焦耳,脂肪为34.66千焦耳,蛋白质为16.74千焦耳。在婴幼儿膳食中,这三种产能营养素在总热量的供给中应有一个适当的比例。一般建议,婴幼儿每日膳食中蛋白质供给的热能应占总热能的10%～15%、脂肪占25%～30%、碳水化合物占55%～60%。

三种产热营养素普遍存在于食物中。一般来说,动物性食物比植物性食物含有更多的蛋白质和脂肪,而在植物性食物中,油料作物含有丰富的脂肪,粮食中以碳水化合物和植物蛋白为主,蔬菜、水果中热能含量较少。因为饮食习惯不同,所以各国人民的热能来源也不相同。西方国家人民习惯以动物性食物为主,其热能主要来自于蛋白质和脂肪,这种膳食结构既不经济又会因为摄入过多的动物脂肪而不利于健康。我国人民长期以来以粮食为主、动物性食物为辅,三大

第三章 学前儿童的营养卫生

产热营养素的比例合理,既经济实惠又有利于健康。

2. 热能的供给量

热能供给量不同于营养素供给量,它是根据不同人群的平均能量需要而制定的,而营养素供给量则是不同人群营养素需要量的上限。在正常情况下,人体热能的需要与食欲相适应,食欲得到满足,体重又维持在正常水平,即说明所摄入的热能是恰当的。对儿童来说,则表现为生长发育和身心活动正常。

表3 婴幼儿每日膳食中热能供给量(千焦耳)

年龄	0～0.5岁	0.5～1岁	1～2岁	2～3岁	3～4岁	4～5岁	5～6岁	6岁以上
男	504/公斤体重	420/公斤体重	4620	5040	5670	6090	6720	7140
女			4410	4830	5460	5880	6300	6720

四、无机盐

(一)无机盐的种类及其生理功能

1. 无机盐的种类

无机盐即无机化合物中的盐类,是存在于机体内和食物中的矿物质营养素。人体中的各种元素,除碳、氢、氧、氮主要以有机化合物形式存在的元素外,其他元素统称为"无机盐"。细胞中大多数无机盐以离子形式存在,由有机物和无机物综合组成。人体已发现的必需无机盐有20余种,占人体重量的4%～5%。其中含量较多的(大于5克)为钙、磷、钾、钠、氯、镁、硫7种,每天膳食需要量都在100毫克以上,被称为"常量元素";另外一些含量低微,如铁、碘、铜、锌、锰、钴、钼、硒、铬、镍、硅、氟、钒等元素,它们也是人体必需的,每天膳食需要量为1微克至1毫克,被称为"微量元素"。

从胎儿到成人,人体内的无机盐含量随年龄的增长而增加,但在总量增加的过程中,无机盐的比例变动不大。因为新陈代谢,每天都有一定数量的无机盐通过各种途径排出体外,所以必须通过膳食加以补充,使之达到相对平衡状态。

2. 无机盐的生理功能

(1)构成机体组织。无机盐是构成机体组织的重要材料,但其在体内的分布极不均匀。例如钙、镁和磷绝大部分在骨骼和牙齿等硬组织中,铁集中在血红细胞中,碘集中在甲状腺中,钡集中在脂肪组织中,钴集中在造血器官中,锌集中在肌肉组织中。

(2)维持机体正常的生命活动。体液中的无机盐离子能够调节细胞膜的通透性,控制水分,帮助运输普通元素到全身,参与神经活动和肌肉收缩等。有些无机盐形成无机或有机化合物以构成酶的辅基、激素、维生素、蛋白质和核酸的成分,或作为多种酶系统的激活剂,参与许多重要的生理功能,像保持心脏和大脑的活动,帮助抗体形成等。

(3)维持体液渗透压和调节酸碱平衡。人体内无机盐的作用相互关联。体内的无机盐在合适的浓度范围内就会有益于人的健康,缺乏或过多都可能致病。在我国,钙、铁和碘的缺乏较常见。硒、氟等随地球化学环境的变化,既有缺乏病如克山病和大骨节病等,又有过多症如氟骨症和硒中毒。

(二)学前儿童容易缺乏的几种无机盐

1. 钙的作用及其来源

钙是构成骨骼、牙齿的主要成分,人体内99%以上的钙在骨骼和牙齿中。骨骼和牙齿以外的钙虽然只占总量的1%左右,但对维持细胞正常的生理功能起到重要作用。如钙参与维持神经、肌肉的兴奋性,是血液凝固的要素,参与机体能量代谢和激活酶,是各种生物膜的构成成分,还能维持细胞内胶质的完整性等。

人体对钙的吸收很不完全,主要原因是钙离子会与食物中的植酸、草酸、纤维素和脂肪等发生化学反应而降低钙的吸收率。因此,在选择供钙食物时,不能单纯考虑钙的绝对含量,还应注意食物中植酸、草酸、纤维素和脂肪的含量。同时,机体中也存在很多有利于钙吸收的因素,如维生素D和乳糖能促进机体对钙的吸收,蛋白质供应充足也有利于钙的吸收。

学前儿童正处在生长发育期,需钙量较多,中国营养学会建议婴幼儿每日钙的供应量为:6个月前,400毫克;6个月至3岁,600毫克;3～7岁,800毫克。

在食物中,乳及乳制品含钙量最高,且易被吸收和利用,是婴幼儿最为理想的钙源。鱼虾、豆类、谷类、绿叶蔬菜、花菜含钙量也较高,但有些蔬菜,如菠菜、苋菜等虽含钙丰富,但草酸、植酸含量亦高,导致钙难被吸收。另外,在婴幼儿膳食中添加食用骨粉或蛋壳粉,也是补充钙的有效措施。

幼儿缺钙,不仅会导致骨骼发育不良、骨质疏松、牙齿不整齐,严重的还会引起手足搐搦症和佝偻病。

2. 铁的作用及其来源

铁是人体必需微量元素中含量最多的一种元素,是合成血红蛋白的主要成分,人体中60%～70%的铁存在于血红蛋白中,3%存在于肌红蛋白中,与细胞氧化有关的酶含有1%的铁,其余存在于肝、脾和骨髓中。铁的主要生理功能是与血红蛋白结合参与氧的转运、交换和组织呼吸过程。

铁主要来源于动物性食物,如动物肝脏、蛋黄、动物血、瘦肉、鱼肉等,且吸收率高。绿叶蔬菜、豆类中也含有少量的铁,但机体对植物性食物中所含铁的吸收率要低于动物性食物。机体对铁的吸收受多种因素的影响,如食物中的植酸盐

第三章　学前儿童的营养卫生

和磷酸盐可与铁形成不溶性铁盐而降低机体对铁的吸收率,胃中缺乏胃酸,也会阻碍铁的吸收,而维生素C、动物性蛋白质则可促进机体对铁的吸收。需要特别注意的是,乳类食物中含铁量极少,因此以乳类食物为主食的婴儿要注意补充铁。

成人体内含铁量约为35克。因为铁可在体内被反复利用,被排出的量很少,所以人体对铁的需求量并不大。中国营养学会建议,婴幼儿每日膳食中铁的供应量为10毫克。

幼儿缺铁可引发缺铁性贫血,进而影响体格及智力的发育。

3. 碘的作用及其来源

碘也是人体必需的微量元素之一。其主要生理功能是合成甲状腺素,甲状腺素是人体的一种重要激素,参与调节机体的新陈代谢,促进组织氧化和生长发育。成人体内碘的总量为20~30毫克,其中20%存在于甲状腺中,其余分布在血浆、肌肉、肾上腺及皮肤等处。

碘的主要来源是海产品,如海带、紫菜、海虾、海贝、海参等,蔬菜、肉类、蛋类、奶类及谷物中均含有碘,饮用水中也含有微量碘。食用碘盐也是摄入碘的重要途径之一。

人体对碘的需要量受发育状况、性别、年龄、体重、营养状况、气候和体质等因素的影响。中国营养学会建议的每日膳食中碘的供给量为:6个月之前的婴儿为40微克,1~6岁的幼儿为70微克,7~12岁的儿童为120微克。

婴幼儿缺碘会导致甲状腺功能不足,患甲状腺肿大、地方性克汀病等。

4. 锌的作用及其来源

锌也是人体必需的一种微量元素,是多种金属酶的组成成分或酶的激活剂,它与核酸和蛋白质的生物合成有密切的联系,在蛋白质、脂肪和碳水化合物的代谢过程中也起重要作用。人体内锌的含量为1.4~2.3克,主要存在于骨骼、头发和皮肤中,头发中锌的含量可以反映膳食中锌的长期供应量。

锌的食物来源主要有瘦肉、动物内脏、蛋黄、鱼等,植物性食物中以花生、玉米含锌量较多,而蔬菜、水果含锌量很少。中国营养学会建议的婴幼儿每日膳食中锌的供给量为:6个月以内为1.5毫克,6个月至1岁为8毫克,1~4岁为9毫克,4~7岁为12毫克。另外,因为锌可随汗液排出,所以多汗季节尤其应重视锌的补充。

婴幼儿缺锌的主要表现为食欲缺乏、味觉降低、生长发育迟缓、贫血、伤口愈合不良,严重时出现侏儒症、异食癖等。

五、维生素

(一)维生素及其分类

维生素又名"维他命",是维持人体生命活动所必须的一类有机物质,也是保持人体健康的重要活性物质。维生素不是构成机体组织和细胞的成分,也不产生能量,它的作用主要是参与机体代谢的调节,对机体的新陈代谢、生长发育、健康有极重要的作用。虽然维生素在体内的含量很少,但不可或缺,一旦缺乏就会引发相应的维生素缺乏症,损害人体健康。大多数的维生素,机体不能合成或合成量不足,不能满足机体的需要,必须通过吃食物获得。

维生素是一个庞大的家族,目前知道的维生素有几十种。根据维生素的溶解性质,大致可分为脂溶性和水溶性两大类。

水溶性维生素包括 B 族维生素(B_1、B_2、B_6、B_{12}、叶酸等)和维生素 C。它们溶于水,不溶于脂肪,不需消化,直接经过肠道吸收后,通过循环被送到机体需要的组织中,多余的部分大多随尿排出,在人体内不能储存,几乎没有毒性。

脂溶性维生素包括维生素 A、D、E、K 等。它们不溶于水,溶于脂肪,经胆汁乳化,由小肠吸收,由淋巴循环系统进入体内各器官。维生素 A 和 D 主要存在于肝脏中,维生素 E 主要存在于体内脂肪组织中,维生素 K 储存量较少。如果过量摄入,人体内就可能积聚大量脂溶性维生素,会产生中毒反应。

(二)学前儿童易缺乏的几种维生素

1. 维生素 A

(1)作用。维生素 A 又称"视黄醇",与正常视觉有密切关系。眼的光感受器是视网膜的锥状细胞和杆状细胞,前者感受强光刺激,并能辨别颜色;后者感受弱光刺激,其中的感光物质被称为"视紫红质"。维生素 A 的主要功能是合成视紫红质,以保证暗光下的正常视觉。如果摄入维生素 A 不足,视觉的暗适应能力就会降低,严重时可患上夜盲症。

维生素 A 还与上皮细胞(皮肤、黏膜、角膜)的正常形成有关。维生素 A 是上皮细胞生长和发育必需的营养素。呼吸道、消化道、泌尿道及皮肤的健康均与维生素 A 有关。泪腺上皮细胞的健全也离不开维生素 A。如果维生素 A 缺乏,上皮细胞就会过度增生角质化,腺体分泌就会减少,就会导致幼儿皮肤干燥粗糙,还可能导致干眼病。此外,维生素 A 还可以促进蛋白质的生物合成及骨细胞的分化,从而促进人的生长和骨骼发育。

(2)来源。维生素 A 的食物来源主要是动物性食物,如动物肝脏、鱼肝油、未脱脂乳和乳制品、禽蛋等。植物性食物中含有较丰富的胡萝卜素(主要是 β-胡萝卜素),如胡萝卜、菠菜、油菜、苋菜、青椒、南瓜等黄绿色蔬菜。另外,芒果、杏等水果中也含有丰富的胡萝卜素。胡萝卜素在小肠和肝脏中经酶的作用,可转变为维生素A,因此胡萝卜素又被称为"维生素A原"。

(3)供给量。维生素A被人体吸收后主要储存于肝脏中。幼儿体内储存维生素A的能力较差,较容易出现维生素A缺乏。而正处于生长发育期的婴幼儿对维生素A的需要量又相对较多,故需要注意及时为婴幼儿补充维生素A。中国营养学会建议的婴幼儿每日膳食中维生素A的供应量为:出生至1岁为200毫克;1岁为300毫克;2岁为400毫克;3~4岁为500毫克;5~13岁为750毫克。

婴幼儿维生素A缺乏的主要原因是喂养不合理,如长期喂食炼乳、脱脂乳,或是以乳儿米粉、稀粥为主食。有些家长主张让患病的幼儿"忌口",且时间长,这也是导致维生素A缺乏的常见原因。另外,长期腹泻亦可导致维生素A缺乏。还有些家长给儿童服用过多的浓缩鱼肝油或维生素A制剂,导致幼儿摄入过多的维生素A,而维生素A摄入过多则会引发中毒,表现为食欲减退、烦躁、呕吐等急性中毒现象以及骨头痛、毛发脱落、体重不增等慢性中毒现象。因此,在给婴幼儿喂服鱼肝油或维生素A制剂时一定要严格控制剂量。

2. 维生素B_1

(1)作用。维生素B_1又称"硫胺素",是构成辅酶硫胺素焦磷酸脂的成分。这种辅酶参与碳水化合物代谢,在碳水化合物的氧化过程中发挥重要的作用。人体生命活动,尤其是神经系统所需要的能量主要依靠碳水化合物的氧化供应,因此维生素B_1对维持神经系统的正常功能起重要作用。长期食用过分碾磨的米、面,又缺乏杂粮、副食品的补充,会导致体内维生素B_1摄入不足而患脚气病,还会引起消化系统、神经系统和心血管系统的症状,如厌食、呕吐、腹泻、肢体麻木、疲劳、易激怒或抑郁、对刺激反应淡漠、健忘、注意力不集中等。

(2)来源。维生素B_1的食物来源主要有酵母、谷类、豆类、干果类、硬果类、动物的肝脏、瘦猪肉、禽蛋类等。

谷类是我国人民的主食,也是维生素B_1的主要来源。麸皮和糠中维生素B_1的含量很丰富。因此,没有经过精细加工的粮谷及杂粮中维生素B_1的含量要远远高于经过精细加工的粮食。

同时,还应注意烹调过程中维生素B_1的损失。维生素B_1在碱性环境中遇热极不稳定,如果在煮粥、煮豆时加入碱,则会破坏大部分的维生素B_1。

(3)供给量。中国营养学会建议的婴幼儿每日膳食中维生素B_1的供应量为:出生至1岁为0.4毫克,1岁为0.6毫克,2岁为0.7毫克,3~4岁为0.8毫克,5岁为0.9毫克,6岁以后为1.0毫克。

若乳母饮食缺乏维生素B_1,则会导致乳儿患维生素B_1缺乏症,表现为烦躁不安、眼睑下垂、哭声嘶哑、吮奶无力等,严重者可出现颈肌和四肢无力、无法站立,甚至抽风、昏迷以至死亡。因此,乳母及时补充维生素 B_1 是非常重要的。幼儿膳食应注意粗细搭配,最好每天都吃些豆类或豆制品,以获取生长发育所必需的维生素 B_1。

3. 维生素 B_2

(1)作用。维生素 B_2 又称"核黄素",是机体许多辅酶的组成成分,这些辅酶与特定的蛋白质结合,形成黄素蛋白,在氨基酸、脂肪和碳水化合物的代谢以及细胞组织呼吸中起重要作用。维生素 B_2 不足,可引起物质和能量代谢紊乱,出现如口角炎、阴囊炎、脂溢性皮炎等症。

(2)来源。膳食中维生素 B_2 的主要来源是各种动物性食物,特别是动物的脏器、乳类和禽蛋类,豆类和新鲜蔬菜中也含有一定量的维生素 B_2,但含量不高。因此,所吃食物以植物性食物为主的人常会缺乏维生素 B_2。

(3)供给量。婴幼儿膳食中维生素 B_2 的供应量与维生素 B_1 相同。

4. 维生素 C

(1)作用。维生素 C 又称"抗坏血酸",是作为酶激活剂、物质还原剂或参与激素合成等而发挥作用的。另外,维生素 C 还具有增强血管弹性、促进生血机能、有益于机体创伤的修复、有利于铁的吸收与利用、降低血浆胆固醇、改善钙的吸收、增强机体免疫力等多种生理功能。维生素 C 缺乏会影响胶原合成,导致创伤愈合缓慢,微血管壁脆弱,出现出血症状。缺乏维生素 C 的人易得坏血症。

(2)来源。维生素 C 的主要食物来源是新鲜蔬菜和水果。柿子椒、青菜、菠菜等绿色蔬菜和柑橘、柚子、鲜枣等水果中维生素 C 含量丰富,动物性食物中维生素 C 的含量很少。

(3)供给量。中国营养学会建议的婴幼儿每日维生素 C 的供给量是:出生至 1 岁为 30 毫克,2 岁为 35 毫克,3~4 岁为 40 毫克,5~7 岁为 45 毫克。

5. 维生素 D

(1)作用。维生素 D 又称"抗佝偻病维生素",属类固醇化合物,种类很多,以维生素 D_2(麦角钙化醇)和维生素 D_3(胆钙化醇)较重要。维生素 D 能促使骨和软骨的骨化和正常发育,促进钙和磷在肠道被吸收,使钙、磷最终成为骨质的基本成分,还能促进骨中的钙、磷向血液释放以维持血钙水平。维生素 D 缺乏可导致幼儿患维生素 D 缺乏性佝偻病和维生素 D 缺乏性手足抽搐症等。但维生素 D 摄入过量也会引起中毒、骨化过度、肾功能不全等症。

(2)来源。维生素 D 的食物来源主要有动物肝脏、鱼肝油、禽蛋类等,植物性食物中几乎不含维生素 D。

(3)供给量。人体所需的维生素 D 既可以由膳食提供,又可经暴露于阳光紫外线下的皮肤合成,因此很难准确估计维生素 D 的膳食供给量。婴幼儿正处于生长发育期,维生素 D 的需要量较大,单靠日光照射而获得的维生素 D 远远不能满足机体的需要,从膳食中得到补充是很有必要的。中国营养学会建议的幼儿每日维生素 D 的供给量为 7 岁前为 10 毫克。

六、水

水是人体组织、体液的主要成分,是维持人体健康的重要营养物质之一,它参与体内各种物质的化学反应,同时又是体内物质进行生化反应的良好场所。各种营养物质必须先溶解于水,然后才能通过各种体液被运往全身组织器官和细胞中,以发挥自身的作用。机体丢失超过体重的 20% 的水就不能维持生命。

(一)水的生理功能

1. 构成机体的基本成分

人体是由细胞组成的,细胞里面有很多液体,这些细胞内液占人体水分的 2/3。在细胞外也有很多液体,这些液体占人体水分的 1/3,主要包括血浆、组织液、淋巴液和脑脊液等。具体的数据为:血液中含水 90%,肌肉中含水 70%,即便是人体中很坚硬的组织骨骼中也含水,含水量为 16%~46%。儿童体内水的比例随年龄增长而减少,新生儿约占 80%,婴儿约占 70%,幼儿约占 65%。

2. 调节体温,保持体温的恒定

水具有比热大、蒸发快及具有流动性的特点。水在人体中随着血液、淋巴液到处流动,使物质代谢产生的热能在体内迅速、均匀地分布。如果人体内产生的热量过多,就会通过出汗散发多余的热量,使体温不因环境温度的改变而有明显的变化。

3. 参与机体代谢

人体中有各种各样的复杂反应,如蛋白质变成肽、肽变成氨基酸、葡萄糖合成糖原、糖原分解成葡萄糖等,在进行这些生化反应时都必须要有水的参与,如果没有水的参与,体内的生化反应都将无法进行。此外,脂肪的代谢、各种维生素的代谢等都需要有水的参与。因此,水是体内许多生理代谢反应的催化剂。

4. 运输作用

人体血液中 90% 是水,血液奔流不息,使得能量交换和物质转运顺利进行。血液之所以能向体内各组织输送营养物质并带走代谢产生的废物,靠的就是水的载体作用和流通作用。

5. 润滑作用

水使体内的摩擦部位润滑,如泪液、唾液、关节滑液、胸膜和腹膜的浆液、呼吸道和胃肠道黏液都有良好的润滑作用。同时,水还能够滋润身体细胞,使肌肤柔软有弹性。

（二）体内水的来源

机体需要的水主要来自饮水与食物中所含的水、代谢产生的水。理想的饮用水是白开水。生水烧开后，水的密度和表面张力增大，活性增加，温的或凉的开水很容易透过细胞膜，使组织细胞较快获得足够水分。

对学前儿童来说，用矿泉水、纯净水、果汁或饮料来代替白开水都是不合适的。因为矿泉水的无机盐含量不确定且价格高，纯净水中不含矿物质等营养成分，而果汁和饮料等则含糖过多，有的还含有色素等物质。

（三）婴幼儿水的需要量

婴幼儿对水的需要量主要取决于婴幼儿活动量、外界的气温、食物的质与量等。通常气温越高、活动量越大，婴幼儿出汗就会越多，对水的需要量就会增加，而摄入的蛋白质、无机盐较多，在排泄这些物质时就需要较多的水，因此人体对水的需要量也会增大。婴幼儿新陈代谢旺盛，体表面积相对较大，水分蒸发多，因此每千克体重需水量相对比成人大，而且年龄越小，需水量相对就越大。

通常，当人体失去的水分占体重的2％时，就会感到口渴和尿少；失水达体重的6％时就会全身乏力、抑郁、无尿；失水达体重的10％时则会出现烦躁不安、眼球内陷、皮肤失去弹性、体温升高、脉搏加快和血压下降等情况；如果失水超过体重的20％则会死亡。

各年龄段儿童每日水的需要量大致为：1岁以下的婴儿每千克体重需水量为110～115毫升，1～3岁为100～150毫升，4～6岁为90～110毫升，7～12岁为70～85毫升。

另外，值得注意的是，当机体感到"渴"时，表示体内细胞已经脱水。因为幼儿常因贪玩，渴极了才暴饮一顿，这是非常有害的，所以要提醒幼儿及时补充水分，特别是在夏天，更应该及时补水。

第二节 婴儿的喂养

一、母乳喂养

母乳是婴儿的天然食品，母乳喂养最为合理。哺乳是母亲的义务，吃母乳是婴儿的权利。母乳喂养的意义不仅局限于喂食本身，母亲的乳汁也不能只看作一种"食物"。我国历来有母乳喂养的优良传统，但近年来，由于种种原因，母乳喂养率有下降的趋势。相反，西方国家过去因为都市化的缘故，母亲在产后不久就回到工作岗位，使婴儿缺乏母乳的喂哺，但随着社会经济的发展和人们认识水平的提高,西方国家妇女也越来越多地选择母乳喂养。

营养学家们通过大量研究,证明了母乳是婴儿出生后4～6个月内最优质的营养食品。因此,只要条件许可,即没有慢性疾病或其他不适合哺乳的疾病,母亲就应该选择母乳喂养的方式。

(一)母乳喂养的优点

1. 母乳喂养有利于婴儿生长发育

母乳是母体专门为婴儿"生产"的一种食物,含有宝宝头6个月茁壮成长所需的所有营养素,且比例合理。即使在给宝宝添加辅食之后,母乳仍然是宝宝饮食中重要而健康的组成部分。

有研究表明,母乳中含有预防各种传染病(包括肠胃炎、呼吸道疾病、尿路感染和耳部感染等)的抗体。而且一旦母乳喂养的妈妈患过某种传染病,就会产生特别的抗体。这些抗体会进入她的乳汁中,传递给吃奶的宝宝。此外,母乳能降低宝宝患儿童期糖尿病、白血病、哮喘和湿疹等疾病的风险。

2. 母乳喂养有利于母亲健康

母乳喂养不仅对宝宝有益,对妈妈们也有很大的好处。因为母乳喂养能促使母亲产后子宫复原,减少出血,会降低妈妈绝经前患乳腺癌、卵巢癌和骨质疏松症的风险。而且哺乳会消耗母亲多余的脂肪,起到瘦身的作用。

3. 母乳喂养有利于母婴间情感的交流

怀孕期间,母亲和胎儿紧密联系在一起,同呼吸,共循环,息息相关。婴儿出生后,通过吃母乳,婴儿能听到熟悉的心跳声、闻到母亲肌肤的气息,这对稳定婴儿情绪和身心健康发展都具有重要意义。另外,哺乳可增进亲子感情,婴儿吸吮母乳可刺激母亲荷尔蒙等的分泌,形成母婴间独特的亲密关系,也有利于增强婴儿的安全感。

4. 母乳喂养既经济又方便

母乳喂养的另一个好处是方便,你不需要清洗、消毒奶瓶、奶嘴之类的东西,妈妈和宝宝都乐在其中。母乳不会变质,而且婴儿需要量越大,乳汁分泌就会越多。母乳的温度适宜,可随时满足婴儿的需要。

(二)哺乳方法与时间

1. 哺乳方法

(1)孕前积极进行乳房保养。从怀孕第5个月开始,经常用香皂和清水擦洗乳头、乳晕,并在清洗后的乳头及乳晕上涂一层油脂,以使乳房皮肤逐渐坚韧;可用热毛巾敷盖乳房并轻轻按住,用手指在乳房周围以画圈方式进行按摩;要穿宽松的胸罩,防止乳腺发育不良或胸罩上的纤毛阻塞乳腺管;如果有内陷或扁平乳头的情况,应及早向医生请教矫治的有效方法。

(2)掌握哺乳技巧。哺乳的最佳姿势是母子均感到舒服的姿势。不论是采用坐姿还是采用卧姿,母亲都应把孩子放在胸前最合适的位置。在哺乳过程中,要注意孩子嘴和乳房的衔接姿势是否正确,否则有可能会导致乳头酸痛。

哺乳新生儿最好采用坐姿。母亲可以坐在有靠背的椅子上,一侧的椅子前可放一个矮凳,母亲一只脚踩在矮凳上以便抬高大腿。这样做有助于抬高婴儿头部,使之靠近母亲的乳房。每次哺乳时,母亲可先用乳头接触婴儿口唇,同时看着孩子眼睛并用温柔的声音告诉婴儿:"宝宝,吃奶了。"这样可以很快引起孩子的觅乳反射。当婴儿口张大、舌呈勺状的一瞬间,迅速让婴儿头靠向母亲,使其能大口地把乳晕、乳头同时吸入口中。这样,婴儿在吸吮时才能充分挤压乳晕下的乳窦使乳汁排出,同时又能有效地刺激乳晕下的神经末梢,使兴奋及时传递到母亲的大脑,促进泌乳和排乳。

哺乳时应两侧交替哺乳,这样做有利于乳房的排空和保证孩子吃到足够的母乳,得到完整的营养。同时,排空乳房还可避免因乳腺导管阻塞而得乳腺炎。如果喂奶后,乳汁没被完全吸出,应将剩余乳汁挤出。挤乳汁前,要先把手洗净,挤乳汁时,用拇指、食指在乳晕上、下、左、右方反复转动,有节奏地挤压,也可以使用吸奶器将剩余乳汁吸出。

(3)初乳的重要性。初乳指母亲产后7天内分泌的乳汁。在分娩后的前1~2天初乳分泌量少且稀,它含脂肪少,抗体多,能满足新生儿的需要。只要让孩子多吸吮,第2~3天乳汁分泌量就会增多,也就是常说的奶下来了。初乳含有β-胡萝卜素,故呈黄色,一般含量为2~20毫升。和满月后的成熟乳相比,初乳脂肪和糖含量较低,更适合新生儿消化和吸收,初乳中蛋白质含量是成熟乳的20~40倍,这也是母乳喂养的新生儿患病率远远低于人工喂养儿的原因所在。抗体中的分泌型IgA在新生儿体内不会被分解和消化吸收,它们覆盖在婴儿的呼吸道和消化道的黏膜上,能够防止细菌和病毒的侵袭,减少疾病的发生。初乳还具有通便的作用,可以帮助胎便顺利地排出,同时也有利于胆红素的清除,有利于减轻孩子黄疸。初乳中的生长因子还可促进新生儿小肠的发育,有利于孩子的生长发育。

(4)母婴同室。母婴同室的好处是显而易见的。首先,妈妈可以随时看见孩子,了解孩子的需求,及时满足孩子的需求,减轻因为母婴分离而产生的忧虑和担心。其次,有利于母乳喂养的实现。多吸吮不仅有利于母乳的分泌,还有利于母婴情感的加深,而双方心理的满足对母子健康均十分有利。再次,方便母亲无微不至地关怀和照料婴儿,减少疾病的发生,比如眼、口腔、皮肤、脐带清洁护理得好,会降低感染的可能性;注意换尿布、清洗臀部,自然尿布疹和红臀就不容易发生。

2. 哺乳时间

母乳喂养越早开始越好。正常足月出生的新生儿出生半小时内就应该与母亲进行皮肤接触,让母亲喂奶。这样既可以防止新生儿低血糖,又可促进母乳分泌。

乳腺分泌乳汁是一个复杂的神经调节过程。婴儿反复多次有力地吸吮,可反射性地使母亲血中催乳素的浓度保持较高水平,一般哺乳后30分钟达到高峰,尤以夜间哺乳后为高,有利于促进乳汁分泌。婴儿的吸吮会刺激乳头获得感觉冲动并传至大脑垂体后叶,促使催乳素分泌,经血液循环到达乳房,使泌乳细胞周围的肌细胞收缩,将乳汁挤到乳腺导管及乳晕下的乳突,并排出体外,而母亲会感到乳房胀满,有乳汁从乳头流出,这就是射乳反射。建立了射乳反射才能将乳房中的乳汁挤出乳房,便于婴儿吸入口中。因此,在最初几日母乳分泌量较少时,要坚持按婴儿需要哺乳。

一开始不必硬性规定哺乳的次数、时间间隔和喂奶量,应该是每当宝宝啼哭或觉得该喂了时就抱起哺乳,宝宝能吃多少就吃多少,这样可使母亲体内的催乳素的分泌增多,从而使泌乳量增加,并且还利于母亲预防乳腺炎。此后,根据小儿睡眠规律可每2～3个小时喂一次,逐渐延长到3～4个小时喂一次,夜间逐渐停一次,一昼夜共6～7次,4～5个月后可减至5次,每次哺乳15～20分钟。根据吸吮能力及生活能力的不同,适当延长或缩短每次哺乳的时间,以吃饱为准,但每次哺乳后应将乳汁挤空,否则会使母乳中的抑制因子产生抑制泌乳的作用,使乳量逐渐减少。

3. 哺乳期间乳母的自身保健

如果想乳汁分泌旺盛且营养成分优良,就要合理安排哺乳期间的膳食。这包括进食足够的米、面类主食及绿叶蔬菜、水果、鸡蛋、肉和鱼等;每天要喝6～8杯白开水;禁止食用饮料、茶、咖啡、酒及辛辣的食物;保持良好的精神状态,睡眠充足,禁止吸烟,适量运动。

如果母亲患有急性或慢性疾病,如糖尿病、急性肾炎、心脏功能不全、病毒感染或精神疾病等,则应停止哺乳。

二、混合喂养与人工喂养

（一）混合喂养

因母乳不足而添加其他代乳食品,如奶粉,使婴儿吃饱,维持正常的生长发育的喂养方式,称为"混合喂养"。

混合喂养是在确定母乳不足的情况下,用其他乳类或代乳品来喂养婴儿。混合喂养方式虽然不如母乳喂养方式好,但能在一定程度上保证母亲的乳房按时受到婴儿吸吮的刺激,保证乳汁的正常分泌。婴儿每天吃2～3次母乳,对婴儿的健康仍然有很多好处。

混合喂养时,每次补充其他乳类的数量应根据母乳缺少的程度来定,喂养方法有两种,一种是补授法,即先喂母乳,再补喂一定数量的牛奶或有机奶粉,此法适用于6个月之内的婴儿。其特点是,婴儿先吸吮母乳,使母亲乳房按时受到刺激,保证乳汁的分泌。另一种是代授法,即一次喂母乳,一次喂牛奶或其他代乳食品,轮换间隔喂食,此法适用于6个月以上的婴儿。这种喂养方法容易使母乳减少,但逐渐给孩子喂食鲜牛奶、奶粉、稀饭、烂面条,可培养孩子的咀嚼习惯,为以后断奶做好准备。

不论采取哪种混合喂养方法,都一定要让婴儿每天定时吸吮母乳,喂食的奶量及食物量要足,并且要注意卫生、注意食品安全,母乳以外的替代品的选择要慎重。

很多妈妈放弃母乳喂养,这是不明智的选择。因为母乳喂养不仅对母婴身体有好处,对婴儿的心理健康也有极大的益处,母乳喂养可以使孩子获得丰富的母爱,所以妈妈应该尽最大的努力用自己的乳汁哺育宝宝。

(二)人工喂养

当母亲因各种原因不能喂哺婴儿时,可选用牛乳、羊乳或其他代乳品喂养婴儿,称为"人工喂养"。

1. 人工喂养的优缺点

人工喂养的好处是喂养工作可以由他人来分担。母乳喂养只能是妈妈一个人来做,而人工喂养则可以让爸爸、爷爷、奶奶、外公、外婆、保姆等来做,一方面,可以减轻妈妈的喂养负担,另一方面,也可以让宝宝和更多的家人亲密接触。另外,人工喂养也便于掌握喂奶的量,也就是说每次宝宝吃了多少毫升的奶是显而易见的。

但应该看到,与母乳喂养相比,人工喂养存在着很多的不足:首先,各种代乳食品不含免疫物质,又很容易被细菌污染,因此人工喂养儿发病率较母乳喂养儿高,且易出现过敏及消化不良等症状;其次,人工喂养需要购买很多器具以及奶粉,没有母乳喂养经济;最后,人工喂养需要掌握一系列的调配制奶、消毒等技术,还要谨防配好的奶是否会变质,没有母乳喂养那么便利。

2. 人工喂养的方法

(1)配方乳喂养。在没有母乳的情况下,配方乳喂养是较好的选择,特别是使用母乳化的配方乳。目前市场上配方乳种类繁多,应选择品质有保证的。有些配方乳中强化了钙、铁、维生素D,在调配配方乳时一定要仔细阅读说明,不能随意冲调。

第三章 学前儿童的营养卫生

要妥善保存配方乳,否则会影响其质量。应将配方乳储存在干燥、通风、避光处,温度不宜超过 15 度。

(2)牛奶喂养。牛奶含有比母乳高 3 倍的蛋白质和钙,虽然营养丰富,但不适于婴儿的消化吸收,尤其是新生儿。牛奶中所含的脂肪以饱和脂肪酸为多,脂肪球大,又无溶脂酶。婴幼儿消化吸收困难。牛奶中含乳糖较少,喂哺时应加 5%～8% 的糖,牛奶中的矿物质成分含量较高。人食用后不仅会使胃酸下降,而且会加重肾脏负荷,不适于新生儿、早产儿、肾功能较差的婴儿食用。所以牛奶需要经过稀释、煮沸、加糖后食用。

出生后 1～2 周的新生儿可先喂 2:1 牛奶,即鲜奶 2 份加 1 份水,以后逐渐增加浓度,吃 3:1 至 4:1 的鲜奶,满月后,如果孩子消化能力好、大便正常了,可直接喂哺全奶。

婴儿每日牛奶喂食量可根据情况增减。通常,婴儿每日每千克体重需食用加 8% 蔗糖的牛奶 100～120 毫升,此外尚需分次供给温开水或果汁 200 毫升左右。全日牛奶量可分多次喂食。小儿全日鲜牛奶喂食量最好不要超过 800 毫升,如能量供应不足可增补辅助食品。

(3)羊奶喂养。羊奶成分与牛奶相仿,蛋白质与脂肪稍多,尤以白蛋白为高,故凝块细,脂肪球也小,易消化。因为其叶酸含量低,维生素 B_{12} 含量也少,所以应为羊奶喂养的孩子添加叶酸和维生素 B_{12},否则容易贫血。

(4)代乳品喂养。大豆类代乳品的营养价值较谷类代乳品的营养价值高。大豆蛋白质量多、质优,氨基酸成分较完整,含铁量也较高,但它含糖量较低,供能较少,含钙量也少。故制备代乳品时,应补足所缺的成分。通常,代乳品只适合 3 个月以上婴儿使用,3 个月以下的婴儿因消化功能较差,最好不要给其喂食代乳品。

3. 注意事项

(1)4 个月以内的婴儿可选择含蛋白质较低的婴儿配方奶,6～8 个月可选用蛋白质含量较高的配方奶。对乳类蛋白过敏的患儿,可选用以大豆作为蛋白质的配方奶。新鲜牛奶要经煮沸消毒、稀释及加糖调配后食用。

(2)乳品和代乳品的量和浓度应按小儿年龄和体重计算,按小儿食欲调整,切忌过稀或过浓。

(3)适量补水。母乳中水分充足,所以吃母乳的宝宝在 6 个月以前一般不必喂水,而人工喂养的宝宝则必须在两顿奶之间补充适量的水,一方面会有利于宝宝对高脂蛋白的消化吸收,另一方面可以保持宝宝大便的通畅,防止消化功能紊乱。

(4)重视奶具消毒。宝宝用的奶瓶、奶嘴必须每天消毒。清洗后高温蒸煮 10 分钟左右即可消毒,也可以使用专门的奶具消毒用具来消毒。

(5)奶瓶以直式为好,奶嘴软硬度要合适,奶嘴孔大小要根据婴儿吸吮力确定,以奶瓶盛水倒置水滴能够连续滴出为宜。

(6)喂奶时,奶瓶斜度以使奶始终充满奶嘴为宜,以免婴儿吸入空气。哺乳后应将婴儿直立抱起,轻拍其背部以排出胃内气体,防止婴儿打嗝导致溢奶。

(7)提早添加辅助食品,如婴儿米粉及麦粉,其营养均衡全面,蛋白质、脂肪含量较高,还含有多种维生素,容易消化吸收,能满足婴儿生长发育需要。

三、辅助食品

(一)添加辅食的必要性

乳类是婴儿生长发育所需营养的主要来源,但它并非十全十美,还有许多营养物质需要通过喂食乳类以外的食品来满足。为满足婴幼儿生长发育需要添加的食物,叫作"辅助食品",简称"辅食"。无论是母乳喂养还是人工喂养的婴儿,随着年龄增长,活动量加大,消化功能渐趋成熟,对各类营养素的需求量会不断增加,因此有必要及时为其添加辅食。

1. 有利于弥补母乳中营养素的不足

当婴儿长到3个月以后,胃肠道消化酶的分泌日趋完善,6个月婴儿开始长出牙齿,胃容量变大,母乳或牛乳不能供给所需要的全部营养素,这时应渐次加入半流质以及部分固体食物,无论是对营养需要还是对消化器官适应性的锻炼来说,都是必要的。5~6个月的婴儿,即使乳类补充充足,若不加辅食也会因为某些营养素缺乏而导致机体抵抗力下降。

2. 有利于增强消化功能

添加辅助食品可增加唾液及其他消化液的分泌量,增强消化酶的活性,促进牙齿的发育和增强消化机能,训练婴儿的咀嚼、吞咽能力。

3. 有利于培养良好的饮食习惯

通过添加辅助食品,可使婴儿学会使用匙、杯、碗等用具,逐渐改变母乳和奶瓶吸吮的摄食方式,进而适应普通的混合食物,为断奶做好准备。这是儿童时期营养的基础,打好这个基础很重要。

断乳期是婴儿对食物形成第一印象的重要时期,在辅助食品的选择以及制作方面,要注意营养丰富、易消化和卫生。

一般来说,可以训练8个月左右的小儿自己拿着奶瓶吃,可以让1岁左右的小儿学着用小勺吃,可以教会1岁半的小儿拿勺子吃粥或其他东西,要引导3岁左右的小儿初步掌握用正确的方法使用筷子进食的技能。

(二)添加辅食的顺序

婴儿出生后第一年的喂养需要经历液体食物到泥糊状食物,再到固体食物的过程,特别是出生后的第4~6个月最为关键。这时,不能只以乳类喂养,必须按时、按量、按食物种类为宝贝添加辅助食品,从而为10~12个月时的断奶做准备,早期应形成均衡而多样化的良好饮食习惯。

1.出生后至3个月

(1)以母乳或其他乳类喂养为主,从母乳或配方奶中获得充足的热量和营养。

(2)补充维生素D应从出生后第3周开始。对于母乳喂养儿,每天要给他们添加浓鱼肝油滴剂2~3滴,3个月时增至4滴,每天分2次喂食。

(3)从2个月开始,宝贝能够添加的辅助食品只能是富含维生素C的新鲜果汁或果蔬汁,如纯鲜苹果汁、纯鲜橙汁、纯苹果胡萝卜汁等,这些果汁能更好地促进铁的吸收,防止宝宝贫血。

2.4~5个月

(1)浓鱼肝油滴剂应从每天4滴逐渐增至6滴,分2次喂食。

(2)菜汁、果汁应从3汤匙逐渐增至5汤匙,分2次喂食。

(3)开始给宝宝吃煮熟的蛋黄。从1/4个开始,先压碎后放入稀饭或奶中调匀后喂食,待适应后增至1/2个。

(4)从4个半月起,要在母乳喂养的基础上,给宝贝添加富含铁的纯米粉(按说明),或每天1汤匙无米粒稀饭。如果宝宝消化情况良好,从5个月起无米粒稀饭增至2~3汤匙,再加上半匙菜泥,分2次喂食。

3.6个月

(1)从这时起到12个月,浓鱼肝油每天保持6滴左右,分2次喂食。

(2)菜汁、果汁增至每天6汤匙,分2次喂食。

(3)煮熟的蛋黄增至每天1个,可过渡到蒸蛋羹,每天用半个鸡蛋蒸。

(4)稀粥由稀略增稠些,每天先喂3汤匙,分2次喂食,逐步增至5~6汤匙;也可添加燕麦粉、混合米粉、配方米粉等。

(5)在稀粥或米粉中添加1汤匙菜泥,如胡萝卜泥或南瓜泥,稍稍加一点盐。

(6)如果宝宝吃得好、吃得多,可以减少一次喂奶次数。

4.7~8个月

(1)可由用半个鸡蛋蒸的蛋羹过渡到用整个鸡蛋蒸的蛋羹。

(2)每天喂稠粥2次,每次1小碗(6~7汤匙)。一开始,粥里加上2~3汤匙菜泥,逐渐增至3~4汤匙,还可加上少许肉末、鱼肉、肉松(不要一次都加入,每次加一种即可)。

（3）开始让宝贝随意啃馒头片（1/2片）或饼干，促进牙齿发育。母乳或其他乳品每天喂3次或2次，但必须先喂辅助食品，然后再喂奶。

5.9～10个月

（1）从这个时候起，可参考下列程序进食：

早晨6点喂母乳；上午10点喂稠粥1碗（100～120毫升），喂菜泥或碎菜2～3汤匙，喂用半个鸡蛋做的蛋羹；下午2点喂母乳（或牛奶）；下午6点喂稠粥或烂面条（面片）1碗，喂用半个鸡蛋做的蛋羹，除菜泥外还可在粥中加豆腐末、肉末、肝泥等；晚上10点喂母乳或牛奶。

（2）如果宝贝吃得开心，可少喂1次奶或开始考虑断奶。

6.11～12个月

（1）这个时候的宝宝可以尝试吃一般的食品了，如软饭、烂菜（煮得烂一些的菜）、小块水果、小肉肠、碎肉、面条、馄饨、小饺子、小蛋糕、蔬菜薄饼、燕麦片粥等。蔬菜要多样化，逐步取代母乳或牛奶，使辅助食品变为主食。

（2）如果正处于春天或秋凉季节，可以考虑断奶。

（三）添加辅食的原则

婴儿进食一种新的食物，不仅是一个生理上的适应过程，也是一种心理上的挑战。如果宝宝在接受辅助食品时心理受挫，会给他带来负面的影响。因此，妈妈在给宝宝喂食辅助食品时，要特别耐心地为他们营造愉快和谐的进食气氛和环境，并遵循一定的原则。

1. 添加的食品应与宝宝月龄相适应

辅助食品添加得过早或过晚，都会对宝宝的健康产生不良影响。过早添加不适宜宝宝消化的食品，会因他们的消化功能不够成熟而引起呕吐和腹泻，导致消化功能发生紊乱。过晚添加辅助食品，则会造成宝宝营养不良，有的宝宝甚至会因此而拒吃非乳类食品。

2. 添加食品的量应从少到多

每添加一种新食品，都要注意刚开始的时候每天只能给宝宝喂一次，而且量不要大，以后再慢慢增加。比如加蛋黄时先给宝宝吃1/4个，3～4天后若宝宝没有什么不良反应，而且在两餐之间无饥饿感、排便正常、睡眠也安稳的情况下，可增加到半个蛋黄，以后渐增至一个整蛋黄。

3. 添加食品应从一种逐渐过渡到多种

添加食物要循序渐进，不宜操之过急，添加的品种应每次加一种，待消化功能适应后再加新品种，不可同时加几种，以免造成小儿消化不良。

这样给宝宝添加辅食还有一个好处，就是如果宝宝对哪一种食品过敏，在单独尝试几天后就可发现。如果宝宝吃某种食品后的几天内没有不良反应，表明

第三章 学前儿童的营养卫生

宝宝对这种食品不过敏;若怀疑他们对某种食品过敏,不妨过一周再喂一次,要是连续出现 2～3 次过敏反应,那就可认定宝宝对这种食品过敏。

4. 添加食品应从稀到稠

一开始只能给宝宝添加流质食品,逐渐改成半流质,最后喂食固体食品。因为在宝宝还未长牙齿时,液体食品更适合宝宝。如果马上给宝宝添加半固体或固体食物,肯定会加重他们的胃肠道负担,发生腹泻。正确的做法是,按照宝宝消化道的发育情况及牙齿长出情况逐渐过渡,即从喝菜汤、果汁、米汤过渡到米糊、菜泥、果泥、肉泥,继而一点点变成小块的菜、果及肉,或从米汤、烂粥、稀粥过渡到软饭。这样,宝宝才能消化吸收得好,不至于出现消化不良等反应。

5. 添加食品的质地应从细小到粗大

给宝宝做的食品,颗粒要细小,口感要嫩滑,多做些"泥"状食品给宝宝吃,如菜泥、胡萝卜泥、苹果泥、香蕉泥、蒸蛋羹、鸡肉泥、猪肝泥等,以提高宝宝的吞咽能力,为以后逐步过渡到固体食物打下基础。同时,也可让宝宝从小熟悉各种食品的天然味道,养成不偏食、不挑食的好习惯。待宝宝要长牙或正在长牙时,可把食品的颗粒逐渐做得粗大一点。这样,可促进宝宝长牙齿,并锻炼他们的咀嚼能力,可以从喂菜水开始,一点点试喂细菜泥、粗菜泥、碎菜和煮烂的蔬菜。

6. 添加的食品要鲜嫩、卫生、有味道

在添加辅食时,不能只注重营养而忽视食品的味道。这不仅会使宝宝的味觉发育受到影响,还可能会使宝宝对辅食产生厌恶感。制作辅食应以天然、清淡为原则。食品中要尽量少加或不加盐或糖,以免使宝宝养成嗜盐或嗜糖的不良习惯,更不宜添加味精和人工色素等,以免增加宝宝肾脏的负担,损害他们的肾功能。

另外,辅助食品应该单独制作,原料一定要新鲜。蔬菜和瓜果,在制作前最好浸泡 15～20 分钟,使农药完全溶解。烹饪用具,一定要经常清洗消毒,保证清洁卫生。辅助食品以现做现吃为佳,最好不要让宝宝吃剩的,尤其是剩的菜汁。

7. 一旦宝宝不适应马上停止添加辅食

在宝宝吃了新添加的食品后,妈妈要密切观察他的消化情况。如果出现腹泻,或大便里有较多的黏液等,要赶快停下来,待恢复正常后再少量添加。妈妈需要了解的是,宝宝在最初吃辅助食品时,大便可能会发生一些改变,如颜色变深或可见到尚未消化的残菜,这不见得就是消化不良,只要大便不稀、没有黏液,就没有什么大问题。

如果遇到宝宝生病或天气太热,可以推迟添加辅助食品的时间。因为宝宝在这些时候大多情绪不佳,身体状态不稳定,不容易接受辅助食品。在宝宝生病时,即使是原来已经添加的食品也应适当减少,待病愈后再恢复正常。

第三节 学前儿童的合理膳食

一、学前儿童膳食卫生的要点

(一)平衡膳食

1. 平衡膳食的含义

平衡膳食又称"合理膳食"或"健康膳食",是指能够提供满足人的身体活动、新陈代谢与生长发育需要的热能和各种营养素的膳食。日常生活中所说的平衡膳食,则泛指不偏食,五谷杂粮、鸡鸭鱼肉、水果蔬菜、葱姜大蒜等均要摄入,使各种食物中的营养要素互为补充,满足生长发育需求,食而不厌,但又不过量。

食物分为两类,一类是动物性食物,包括肉、鱼、禽、蛋、奶及其制品;另一类是植物性食物,包括谷类、薯类、蔬菜、水果、豆类及其制品,食糖类和菌藻类。不同种类食物的营养素不同:动物性及豆类食物中含优质蛋白质;蔬菜、水果中含维生素、矿物盐及微量元素;谷类、薯类和糖类中含碳水化合物;食用油中含脂肪;肝、奶、蛋中含维生素A;肝、瘦肉和动物血中含铁。

托幼机构,特别是寄宿制园所内的学前儿童处于集体教养的环境中,膳食质量的优劣会直接影响儿童的生长发育和身心健康。因此,托幼机构内儿童的膳食应努力做到符合科学合理、营养平衡、增进食欲、清洁卫生及有利消化的标准。

2. 平衡膳食的方法

为了保证儿童得到平衡的营养,要科学地调配饮食。其目的是发挥各种食物的营养效能和提高各种营养素的价值,这就是"平衡膳食"。为做到平衡膳食,要注意以下几点:

(1)食物品种要多样化,也就是说谷类、豆类、鱼类、肉类、蛋类、蔬菜、水果、油、糖等食物都要吃。

(2)各类食物的比例要合适,比如蛋白质、脂肪、碳水化合物这三大产热营养素有一定的产热比例,一半以上的热能应该由碳水化合物供给。由此可见,早餐仅让小儿喝一袋奶和吃一个鸡蛋,就不如喝一袋奶再加几片面包合理。

(3)小儿每餐饮食量要合适,早餐、午餐、午点、晚餐之间的比例以25%、35%、10%、30%为宜。

(4)食物调配要得当,烹调要合理。注意动物性食物与植物性食物要搭配,荤菜与素菜要搭配,粗粮与细粮要搭配,干、稀要搭配,咸、甜要搭配(小儿以少吃甜食为佳)。食物经加工与烹调后应尽量减少营养素的损失,并利于消化吸收。

(5)食物对人体无毒无害,保证安全。食物中的有害微生物、化学物质、农药残留、食品添加剂等应符合食品卫生国家标准的规定。

（二）增进食欲

1. 什么是食欲

机体在食物的刺激下所产生的兴奋即为食欲。食物进入口腔，接触消化器官，引起消化液的分泌，称为"化学相"；在无条件反射的基础上，食物的色、香、味、形、温度等刺激可使人们产生条件反射，即人们只要看到或嗅到，甚至想到所喜爱的食物，就会分泌大量的消化液，这种食物还未到口就分泌了消化液的现象，被称为"反射相"。"化学相"分泌和"反射相"分泌的结合就能引起旺盛的食欲，旺盛的食欲是食物被充分消化的基础。

2. 怎样增进食欲

影响孩子食欲的因素有很多，养成良好的饮食习惯是其中最重要的一环。但是饮食习惯不是一个孤立的问题，与很多因素有关。

（1）定时饮食。饮食定时可以使胃、肠的消化液分泌及蠕动等形成规律，摄入的食物得到完全消化，自然会产生食欲。这个习惯从婴幼儿起即应注意培养，随着月龄增长，食物内容和如何定时可以变化，但定时饮食原则不能变。

（2）勿随意吃零食。两餐之间随意吃糖果、糕点等零食会造成消化液分泌紊乱、规律破坏，会导致食欲减退。

（3）要有良好的饮食环境。孩子在整洁、安静、空气清新的环境中进食，消化液的分泌不会受抑制，对增进食欲有利。

（4）适当活动。在新鲜空气中进行户外活动可促进孩子的新陈代谢，有助于食物的消化吸收。但需避免让孩子过分疲劳及兴奋，还要注意保证他们每日有充足的睡眠。

（5）食物要有吸引力。给孩子吃的食物要注意色、香、味、形，使食物有吸引力，如番茄炒蛋、鲜鱼丸、菠菜粉丝汤等，是极能刺激食欲的菜肴。美的颜色、扑鼻的香味，会促使孩子分泌唾液。因此，食谱的合理安排、烹调方法的多变对增进食欲极为重要。

（三）科学合理

学前儿童在家里的膳食，受家长的饮食习惯、家庭经济条件及教养方式等因素的影响，带有很大的随意性。而托幼机构则有专门人员负责膳食计划的制订、营养素的科学搭配和餐点的制备，是科学合理的。

（四）清洁卫生

托幼机构的膳食必须保证清洁卫生，新鲜良好。从采购、加工到制成品都必须进行严格的卫生监控,做到万无一失。

二、学前儿童膳食的特点

(一)1～2岁婴幼儿膳食

应为1～2岁婴幼儿供给充足的优质蛋白质。1～2岁婴幼儿的乳牙逐渐出齐,咀嚼功能尚差,食物宜细、软、烂、碎,每日最好仍给予一定量(1～2杯)牛奶或豆浆,外加鱼、肉、蛋、豆、菜、水果等多样化的膳食。每日3次正餐再加1～2次点心。1岁以上的幼儿对于碳水化合物的需要量随年龄增长而不断增加,主要是由米、面和油提供的。碳水化合物在谷、麦和稻中含量最高,并且这类粮食中含有较多无机盐、维生素B及维生素PP,在选择食物时应该多选择粗加工的小米、白面和大米。此外,像茶和咖啡等刺激性的饮料,花生米、核桃和杏仁等粒状的硬果,油炸、过咸及过甜的点心、带刺的鱼和有骨的鸡肉都不适宜给1～2岁婴幼儿食用。

(二)3～6岁幼儿膳食

3～6岁幼儿的饮食应基本接近成人,从粥和软饭过渡到普通膳食,但仍要避免吃过于油腻或酸辣的刺激性食品和过硬的食物,同时要注意荤素搭配,应多样化,防止偏食和多吃零食,养成良好的饮食习惯。每日3次正餐再加1次点心。另外,幼儿的食物中应该有足够的蔬菜和水果,因为维生素对孩子的生长发育很重要。针对不喜欢吃蔬菜的幼儿,保教人员可通过改变烹调方法及食用方法,达到让幼儿摄入蔬菜的目的。

三、幼儿园食谱的制订和审核

(一)制订食谱的注意事项

托幼机构的食谱是反映婴幼儿膳食的食品配制和烹调方法的一种简明的文字形式,其内容包括食物的种类、数量以及制成的食品名称和烹调方法等。食谱的编制是膳食计划的重要组成部分,膳食计划的实施有赖于食谱的制订和实施。托幼机构的食谱原则上是每周制定一次。在制定食谱时,要注意以下几个问题:

1. 营养充足

幼儿每天应得到均衡的营养。要确保膳食计划中的食物种类和数量能满足幼儿需要,不应任意增加或减少。缺乏某一种营养或者摄入的食品热量不足都会影响幼儿的生长发育,轻则消瘦,重则患营养缺乏症。

2. 充分考虑食物的利用率

充分利用蛋白质的互补作用可以大大提高食物中蛋白质的利用价值;选用供给热能充足且价格较低的食物,可以避免蛋白质过多地消耗在释放热能上;注意食物制备的方式,可以防止营养素的损失并促进消化吸收。

在通常情况下,蒸米饭和焖米饭比捞米饭少损失5%的蛋白质和8.7%的维生素B。淘米时间不宜太长,不宜用手搓洗,防止过多地损失维生素B和维生素C。蔬菜要先洗后切,急火快炒。蔬菜切后再烫洗,会使维生素C损失99%以上。炒菜、煮粥不要放碱,以免水溶性维生素被破坏。吃肉时也要喝汤,以获得大量的脂溶性维生素。高温油炸会使食物中的维生素B_1破坏殆尽、维生素B_2损失近一半,且高温油炸食物不易被消化。幼儿应少吃或禁食熏烤的肉类食品。

3. 考虑婴幼儿身心特点

食谱中的食品应适合婴幼儿的消化机能,有良好的感官状态,多选用营养丰富、质优量少、易消化的食品。不要选用粗糙、生硬、油腻或具有刺激性的食品;带壳、带刺、带骨的食品要在去壳、去刺、去骨后食用;整粒的花生、核桃、杏仁、榛子等要在磨碎或制酱后食用。而像含粗纤维多的芥菜、甘蓝、金针菜,会胀气的洋葱、生萝卜,含动物脂肪多的油腻食品应酌量食用。

另外,为防止偏食、厌食,应针对幼儿好奇心强、容易受外部环境影响的特点,注意食品的色、香、味以及外形,经常变换花色品种,做到粗粮细作,细粮巧作,以刺激幼儿的食欲。

4. 结合当时当地食物供应情况

各地的食品供应情况各有不同,制定食谱前应了解当地市场的食品供应及价格情况,总结出本地食品供应情况的规律。钱花得多不一定营养好,讲营养也不一定要多花钱。建议选购价廉物美、营养价值高的食物。

(二)食谱的审核办法

1. 成立幼儿园膳食管理委员会

幼儿园膳食管理委员会一般由园长任主任,成员包括营养师、卫生保健人员、膳食管理员、保教人员、财务人员以及家长代表。膳食管理委员会每月召开一次会议,对幼儿的营养和食品卫生进行管理、监督、评价,针对存在的问题提出改进措施,每季度定期向家长汇报儿童膳食状况,并听取意见。

2. 建立营养配餐制度

根据不同年龄儿童的营养需要编制一周食谱。"中国居民膳食营养素参考摄入量"是儿童营养素摄入的目标值。要以该目标值为依据,进行食谱编制。一周食物安排应做到食物品种多样、种类齐全、烹调加工符合幼儿的需要,一周内食物安排不重复。每周的食谱应在上一周周末公布,使家长了解。这对日托制幼儿园极为重要，因为家长可根据幼儿园内的食谱进行家庭膳食安排，做到幼儿园膳食和家庭膳食互补，使幼儿获得最好的营养。

3. 建立食物营养与食品卫生的培训制度

定期组织营养师对炊管人员、保教人员进行食物营养和食品卫生的培训和考核，使炊管人员、保教人员了解和重视幼儿的营养和食品卫生。

4. 建立食品卫生监督管理制度

营养师应对幼儿膳食采买、制作等过程的卫生进行全程监督和指导，包括食物购买渠道、食物储存、食物烹调前的处理、烹调过程、幼儿进餐环境等，以保证食品安全。

5. 幼儿膳食营养监测制度

膳食管理员应详细登记所购买食物的种类和数量，建立入库和出库登记制度，同时记录入园儿童和每餐的进餐人数，营养师按月统计食物消耗及进餐人数，对幼儿的膳食营养进行初步的评估。

四、幼儿园膳食调查与评价

幼儿园膳食调查与评价是指通过不同方法了解一定时间内每人每日各种主副食摄入量，在此基础上（利用食物成分表）计算出每人每日从膳食中所摄取的能量和各种营养素的数量与质量，并将其与相关的推荐供给量进行比较，进而对幼儿正常营养需要得到满足的程度作出评价。

（一）常用的调查法

1. 称重法

称重法又称"称量法"，即称量被调查幼儿园每餐烹调前生食（可食部分）重量、烹调后的熟食重量以及幼儿吃剩的食物重量，并统计准确的用膳人数。将所消耗的食物加以分类、综合，求得每人每日的食物消耗量，然后按食物成分表计算出每人每日各种营养素的摄入量。因为每日各餐饭菜不同，所以利用称重法进行膳食调查一般应连续1周，如果膳食组成每天变化不大，也不得少于3天。调查时间不应包括节假日。

称重时，需要准确掌握两方面的资料，一是厨房中每餐所用的各种食物的生重和烹调后熟食的重量，得出各种食物的生熟比值；二是个人摄入熟食的重量，然后按照上述生熟比值算出所摄入各种食物的生重。

这种调查方法的结果精确，可调查出每人每餐膳食的变化情况，但不适合于大规模的调查，因为工作量太大。

2. 记账法

记账法又称"查账法"，即先查阅过去一段时间被调查幼儿园食堂的食品消

第三章 学前儿童的营养卫生

费总量(通过发票和账目),并根据同一时期的进餐人数,粗略计算每人每日各种食品的摄取量,再按照食物成分表计算出这些食物所提供的热量和各种营养素的数量。此法在账目精确和每餐用餐人数统计确实的情况下,能够达到相当准确的程度,并可以调查较长时期的膳食情况,适合于进行全年四个季度的调查。记账法虽简便快速,但不够精确。

3.询问法

询问法又称"24小时回顾法",是通过询问被调查幼儿园或被调查对象24小时内的膳食情况,并据此进行估计评价的一种方法。这种调查方法最方便,但不太准确,结果出入较大。但有经验的营养工作者,仍可从中发现膳食营养的明显缺陷并估计其大概水平。在受客观条件限制不能进行记账法与称量法时,应用此法也能初步了解情况。如全日制幼儿园的小朋友早晚两餐在家用餐,就可以通过询问家长或幼儿每日的食物种类和数量,然后作出估计。

(二)营养素和热量的计算

1.计算每人每日摄入的热量和各种营养素的量

在通过不同的调查方法计算或估计出每个幼儿每日各种食物的摄入量后,对照食物成分表进行计算,即可得出每人每日摄入的热量和各种营养素的量。

如调查得知每名幼儿每日消耗大米125克,食物成分表中每100克大米含蛋白质6.9克,那么125克大米中的蛋白质含量为:$125 \times 6.9/100 = 8.26$ 克。

热量和其他营养素也可以用同样的方法计算获得。将幼儿当日所摄入的所有食物所含热量和营养素量计算完毕后,再将同类营养素的量相加,即可求得每个幼儿当日摄入的热量和各种营养素的总量。将每日摄入的蛋白质、脂肪和碳水化合物的量分别乘以生热系数(每克蛋白质、脂肪和碳水化合物在体内氧化供给的热量称为"生热系数",它们分别为16.74、37.66、16.74),相加后即为每人每日摄入的总热量。

2.计算蛋白质、脂肪、碳水化合物的供热比例

蛋白质的供热比例(%)=蛋白质摄入量(克)×16.74×100%。

脂肪的供热比例(%)=脂肪摄入量(克)×37.66×100%。

碳水化合物的供热比例(%)=碳水化合物摄入量(克)×16.74×100%。

3.计算优质蛋白质占蛋白质的比例

优质蛋白质占蛋白质的比例=[动物蛋白质的摄入量(克)+豆类蛋白质的摄入量(克)]/蛋白质的总摄入量。

营养素量和热量的计算,可被用于评价幼儿园膳食供给情况能否满足幼儿的需要。运用所得的数据进行评价时,除需要进行以上三项计算外,还需要结合幼儿的个体差异、体格检查情况、心理发育水平及每日的进餐情况进行综合分

析,并作出相应的调整。

第四节 学前儿童的饮食卫生

一、学前儿童食物选择要点

学前儿童膳食应单独加工、烹调,要选用适合的烹调方法。食物应切碎煮烂,易于学前儿童咀嚼、吞咽和消化,特别要注意完全去除皮、骨、刺、核等。宜采用清蒸、水煮、煲炖等方式,少给他们吃油腻的油炸食物,尽量不给他们吃香肠、火腿、红肠等腌制食品和熟食。口味要清淡,不要太咸,不宜添加酸、辣、麻等具有刺激性的调味品,也要避免使用味精、鸡精等。此外,食物要品种多样,外形要有童趣,以提高孩子的进食兴趣。

特别要注意的是,腐烂变质的食品、有毒的食品(发芽的马铃薯、各种毒蘑菇等)、被农药或化肥等污染的食品及无生产许可证、无保质期的食品不能使用。

二、学前儿童食物烹调

(一)减少营养素的损失,尽量保留食物中的营养素

米经淘洗,维生素和其他营养素都会有程度不同的损失,淘米次数越多,浸泡时间越长,淘米水水温越高,各种营养素损失就越多。所以为了减少营养素的损失,应用冷水淘米,淘洗次数不应超过三次,不应用力搓洗,不应长时间浸泡。煮粥、制作面食时不宜加碱,以免B族维生素受损。

选购的蔬菜要新鲜,先用流动的水冲洗三遍,沥干水分以后再切,洗切后尽早下锅,减少胡萝卜素和维生素C的氧化破坏;炒菜时应急火快炒,少加水,尽量做到现切现烹,现做现吃。

加工动物性食物时要尽量切得细、薄,用急火快炒,可拌少量淀粉,使表面凝结,减少维生素的损失。

食物中的营养素在烹调过程中遭受损失是不能完全避免的,如果注意采取一些保护性措施,就能保留更多的营养素。

1. 上浆挂糊

先用淀粉或鸡蛋给食物上浆挂糊,烹调时可在食物表面形成一个保护层,减少水分和营养素的溢出,还能防止食物中维生素与空气接触,免遭氧化破坏。因此,烹制出的菜肴味道鲜美,营养素保留也较多。

2. 加醋

很多维生素怕碱不怕酸,因为酸性环境有利于维生素C的保存,烹调蔬菜

时加一点醋,可保留更多的营养素。在烹调排骨类食品时,加醋可促进钙的溶解和被食用者吸收。

3. 勾芡

勾芡可以减少营养素的损失,因为淀粉中含有谷胱甘肽,其结构中的硫氢基具有保护维生素C的作用,肉类食物中也含有谷胱甘肽,所以肉类和蔬菜一起烹调可以起到同样效果。

4. 旺火急炒

旺火急炒可缩短菜肴的成熟时间,使营养素的损失大大降低。需要注意的是,旺火急炒时加盐不宜过早,否则会因渗透压增大而使水溶性营养物质溢出流失或遭氧化破坏。

5. 葱、蒜点缀

葱、蒜中含有蒜素,可促进人对食物中维生素B_2的吸收利用,并有杀菌、降血脂的作用,而且在烧菜时加点葱,会使食物更香、色泽更美。

(二)根据季节调整烹调方式

外界气温的改变,会在一定程度上影响人体的热能消耗、人体对食物的消化吸收以及人们的饮食心理。因此,在菜肴烹调上应根据季节的特点有所变化。

其一,秋季开学,刚入幼儿园的新生对环境比较陌生,情绪不够稳定,老生经过两个月的暑假,对幼儿园生活也要重新适应,所以这时的幼儿食欲较差,个别有挑食、偏食习惯的幼儿对幼儿园的饭菜非常挑剔,除了要对他们进行教育,还应注意以下两点:

第一,品种增加,总摄入量不增。每天的主食可有两种,以面点和花式饭居多,有中式也有西式,这些家中不常吃的食品会让幼儿感到新鲜、产生食欲。很多孩子不爱吃蔬菜,可以把一部分蔬菜放在汤里,减少炒菜的量,也能达到补充相应营养素的目的。

第二,色彩鲜明,制作精巧。面点制作应该小巧一点、精致一点,一是为了满足感官需要,二是因为幼儿年龄小,口腔相对也小,精巧的食品吃起来不费劲。

其二,冬季气候寒冷,易感到饥饿和热量不足,可适当增加蛋白质和脂肪含量高食品摄入以供给足够的热量。要多选用深色蔬菜,如青菜、韭菜、菠菜、豆苗等,餐后水果可多提供一些柑橘,以补充维生素C和胡萝卜素。菜的口味可以重一点。汤菜可以勾芡做成羹,一来可以保温,二来可以增加碳水化合物的摄入量。

其三,春季是一年中幼儿生长发育速度较快的季节,需钙量也较多,要多安排一些含钙丰富的食物,如海带骨头汤、虾皮紫菜汤。要供给富含优质蛋白质和热量的食品,以满足幼儿生长发育和活动的需要。

其四,夏季天气炎热,人的食欲会有所减退。幼儿活动量大、出汗较多,水溶性维生素和矿物质损失较多,此时应减少含脂肪多的菜肴如肉类和油炸食物,菜肴应清爽可口,易于消化。应注意选择富含维生素和钙、铁、锌的食物。

(三)应避免食物烹制过程中有害物质的产生

其一,避免采用烘烤或烟熏的烹调方法,因为这类方法会使食物中的蛋白质、脂肪和碳水化合物焦化,进而产生各种致癌物。

其二,生豆浆中含有皂素、抗胰蛋白酶等有害物质,对胃肠道有刺激性,可引起恶心、呕吐、腹泻等。生豆浆加热到80℃左右时可出现"假沸"现象,虽有泡沫,但是有害物质并未被破坏。因此在煮豆浆时,出现泡沫可改用小火煮,煮开、煮透后方可食用。四季豆也含皂素、抗胰蛋白酶等,食用前应用清水浸泡四季豆,然后烧熟煮透,以破坏有害物质。

其三,避免用铁锅煮酸性食物,或用铁器盛醋、酸梅汤、山楂汁等食物,因为酸会溶解出大量的铁,食用后可导致呕吐、腹痛、腹泻等。

三、厨房和炊事人员卫生要求

(一)厨房卫生

其一,幼儿园食堂要接受当地卫生主管部门的卫生监督,申领《卫生许可证》。

其二,幼儿园的厨房应有合乎卫生要求的工作面积,厨房的墙壁、地面应防水、防潮、易于清洗。

其三,厨房应有排烟、排气、防尘、防蝇、防蟑螂的设备,应有控温设备,避免室内温度过高。

其四,厨房应有提供清洁水源和排除污水的设施,室内不能有明沟和积水,生食和熟食要分开存放,刀案要严格分开,避免生食中的细菌污染熟食。

其五,厨房应有消毒设备,食具每次用后要洗净消毒:煮沸消毒时,水要浸没食具,水开后要再煮5分钟;用流动蒸汽消毒时,送蒸汽后应持续20分钟,温度达95℃以上。

其六,厨房应具备垃圾和污物处理的设施,要及时处理废物,防止害虫孳生和臭气产生。

(二)炊事人员卫生

其一,厨房炊事人员每年要进行1~2次体格检查,接受卫生知识培训,持证上岗。患有传染病者应立即离开岗位,痊愈后需要经体检合格才可重回炊事员岗位。如果炊事人员家属中有急性传染病患者,该炊事员也应暂时停止厨房工作,直至检疫隔离期满才能重新开始工作。

其二,炊事人员要注意保持个人卫生,勤洗头、勤换衣服、不染指甲;工作时必须穿工作服,工作帽要能包盖头发,要戴好口罩;上班前、大小便后要洗手,如厕前要脱去工作服;炒菜、分菜时不可直接取食物品尝。

其三,炊事人员要严格遵守操作规程,妥善处理剩余原料,严格禁止闲杂人员随意进入厨房。

▶阅读推荐◀

[1]赵财霞.幼儿营养与健康.武汉:武汉大学出版社,2016

[2]薛亮,陆杨.学前儿童营养与卫生.南京:东南大学出版社,2015

[3]崔爱丽.幼儿饮食行为与其气质特点的关系探究.南京师范大学,2011

[4]刘琰,潘子奇等.中国八地区学龄前儿童维生素D摄入情况研究.营养学报,2016,(06)

[5]崔慧珍.学前儿童各年龄段贫血状况探讨.中国现代医生,2009,(18)

[6]张虹.平衡膳食改善学前儿童营养对比研究.临床和实验医学杂志,2009,(05)

[7]杨勤.中国儿童营养状况及对其改善的建议.湖北预防医学杂志,2004,(04)

[8]赵晶,洪昭毅,盛晓阳.儿童缺锌现状及其原因探讨.中华儿科杂志,1998,(01)

[9]盛晓阳,洪昭毅,刘学政.学前儿童矿物质摄入量的营养调查.实用儿科临床杂志,1994,(03)

▶思考与探索◀

1.各种营养素的生理功能是什么?

2.什么是蛋白质的互补作用?安排膳食时如何做到蛋白质的互补?

3.各种维生素的理化特性是什么?烹调时应怎样设法保留食物中的维生素?

4.制定食谱时应注意什么问题?请你根据当地实际情况,为幼儿园制定一周食谱。

5.学前儿童热能消耗在哪些方面?和成人有什么不同?

第四章
幼儿园教育过程的卫生

【内容摘要】 幼儿园教育过程的卫生是学前儿童卫生学的重要内容,主要包括幼儿园生活制度卫生和幼儿园各项活动卫生。本章首先介绍了教育过程的卫生原理,全面分析了学前儿童大脑皮层机能活动特点、学前儿童疲劳的表现、成因和预防,在此基础上,详细阐释了幼儿园生活制度的卫生要求和幼儿园各项活动的卫生要求,具有非常强的指导性和操作性。

【学习目标】 掌握教育过程的卫生原理、幼儿园生活制度的卫生要求以及幼儿园各项活动的卫生要求。

幼儿园教育过程的卫生问题与幼儿园的生活制度及其他各项活动密切相关。为了完成保护和增进学前儿童的身心健康、促进学前儿童全面发展的教育任务,幼儿园必须正确、合理地组织和实施教育过程,在充分认识学前儿童身体和心理的发育状况和规律的基础上,根据卫生学原理和原则,采取各种卫生措施,制定和安排适合学前儿童身心发育特点的生活制度和各项活动,营造有益于学前儿童身心健康的教育环境和气氛,让学前儿童承受合理的负担,预防过度疲劳的产生。

第一节 教育过程的卫生原理

一、大脑皮层机能活动的特点

学前儿童脑力或体力活动的效果在很大程度上都取决于大脑皮层的机能状

第四章　幼儿园教育过程的卫生

态,例如当儿童学习文化知识时,大脑皮层高级部位的工作占优势;当儿童做游戏或运动时,尽管负担主要在肌肉和骨骼上,并由此引起新陈代谢的加强和循环、呼吸等系统的紧张活动,但是体力活动以及相应的生理变化也都是受大脑皮层调节和控制的。

现代脑科学的发展对大脑皮层机能活动机制的研究取得了重大进展,但是将脑作为一个整体来研究时,巴甫洛夫高级神经活动的学说仍具有经典性,它对于揭示大脑皮层机能活动的规律、指导幼儿园开展学前儿童教育活动仍具有重大意义。

俄国生理学家巴甫洛夫提出的高级神经活动学说认为,大脑神经活动的基本过程是兴奋和抑制过程,兴奋过程使神经活动由静息状态或较弱的活动状态转为活动的状态或较强的活动状态;抑制过程则使神经活动的活动状态或较强的活动状态转为静息的状态或较弱的活动状态。这两个过程性质相反,但又相互依存、相互转化,是两个对立而又统一的过程,共同支配着人的正常的有规律的运动,而且其中一种神经过程可以引起或加强另一种神经过程,这种现象被称为"神经过程的相互诱导"。相互诱导分为正诱导和负诱导两种。大脑皮层某一部位的兴奋过程引起或加强周围区域的抑制过程被称为"负诱导",相反,大脑皮层某一部位的抑制过程引起或加强周围区域的兴奋过程被称为"正诱导"。

(一) 优势法则

学前儿童活动效率的高低取决于有关的大脑皮层区域是否处于良好的状态。若某一区域的兴奋状态占优势,就会在大脑皮层中形成优势兴奋灶,即大脑皮层几个有关的神经细胞会形成一个同步的兴奋优势,它可以将大脑皮层其他部位的兴奋性吸引过来,加强自己的兴奋度。同时,受负诱导的影响,可以使其他区域出现或加强抑制过程,这就是大脑皮层的优势法则。如一个专心看书的人,往往对其他无关事物视而不见、听而不闻。处于优势兴奋灶的皮层区域,应激机能处于最佳状态,条件反射最容易形成,所以工作效率最高。

优势兴奋灶不是先天就有的,它是生物个体在后天生活的过程中逐渐形成的。优势兴奋灶与人的兴趣有直接的关系。学前儿童大脑皮层优势兴奋灶的形成与其对活动的兴趣有关。能引起学前儿童兴趣的活动和作业,就能使学前儿童的注意力保持较长时间的集中,反之注意力则不能集中,或者注意力集中的时间很短。学前儿童教育活动的主要形式是游戏。研究表明,学前儿童在游戏条件下集中注意力的时间比在实验条件下集中注意力的时间长,工作的效率也比较高。学前儿童时期的优势兴奋灶较易消失,表现为儿童的年龄越小,有意注意的时间就越短,短时记忆较强,长时记忆较弱,在组织学前儿童教育活动时应注意这些特点。

（二）始动调节

人们在从事学习、研究等脑力活动时，通常在开始时工作效率较低，经过一个适应过程后会有所提高，这种现象被称为"始动调节"。始动调节的产生是因为神经细胞也和机体的其他组织一样具有"惰性"，需要一定时间来克服大脑本身的这一弱点，并加以调整，而且神经系统对其他器官、系统的调节也需要一定的时间。根据大脑皮层始动调节这一特点，幼儿园在组织和安排学前儿童教育活动时，应坚持循序渐进的原则，由浅入深，由易到难，逐渐增加活动和作业的难度和强度，同时可以充分利用大脑皮层活动的始动规律，将难度大的课程安排在学前儿童神经兴奋活动的高涨期。

（三）兴奋与抑制的扩散与集中

兴奋过程和抑制过程是中枢神经活动的两个基本过程，它们是相互统一的对立面。在刺激物的作用下，兴奋过程或抑制过程起初虽然发生于大脑皮层一定部位的神经细胞之中，但它们不是停滞不动的，而是要向邻近部位的神经细胞传播，这就是兴奋或抑制的扩散。当扩散到一定程度后，它们又逐渐向原来发生的部位聚集，这就是兴奋或抑制的集中。刺激物所引起的神经过程的强度是决定兴奋或抑制的扩散和集中的重要条件，强弱不同的神经过程的兴奋与抑制的扩散和集中运动是不相同的，当兴奋或抑制的强度过强或过弱时，神经过程就易于扩散；当强度适中时，神经过程就容易集中。因此，在组织学前儿童教育活动时，难度和分量适中的内容有利于儿童兴奋和抑制的集中以及活动和作业效率的提高，而难度过大或过小、分量过重或过轻的内容则不利于儿童注意力的集中，只会加重他们大脑皮层机能活动的负担，降低其学习效率。

（四）动力定型

当身体内外部的条件刺激依据固定的程序不变地重复多次后，大脑皮层的兴奋和抑制过程在空间和时间上的关系便会固定下来，前一种活动便会成为后一种活动的条件刺激，这种按固定顺序作出的反应也就越来越恒定和精确，这就是动力定型。在大脑皮层的动力定型形成之后，神经通路就会变得更顺畅，一旦有关刺激物作用于有机体，条件反射的索链系统就会自动地出现，从而使神经细胞以最经济的损耗而获得最佳的工作和学习效果。

学前儿童一切技能和习惯的训练与培养在生理机制上都是动力定型的形成过程。在动力定型形成初期，由于兴奋点的扩散，儿童在其活动和作业中可能会出现一些多余无效的动作，致使定型的技能和习惯的巩固、完善和自动化都需要一定的时间，但随着儿童内抑制过程的发展，这些技能和习惯会逐步形成，达到自动化程度。因此在教育过程中，应注意引导学前儿童掌握正确的技能，抑制无关部位的活动，并注意引导他们形成良好的习惯。儿童的年龄越小，神经系统的可塑性就越强，技能的掌握和习惯的养成就越容易，因此教育者应注意培养学前儿童形成良好的生活和学习习惯，对于学前儿童已经形成的好习惯不要轻易改变和破坏，以免因重新建立动力定型而给皮层神经细胞带来过重负担，但对于学前儿童已经养成的不良习惯，应运用适当的方法帮助其纠正和改变原有的动力定型，形成新的良好习惯，即形成新的动力定型。

（五）镶嵌式活动

不同区域的大脑皮层执行的任务不同，因此在进行某项活动时，大脑皮层的神经细胞中只有相应部分的神经细胞群处于兴奋和工作状态，而其他部分则处于抑制和休息状态，从而在大脑皮层中形成复杂而有秩序的兴奋区和抑制区、工作区和休息区相互镶嵌的活动方式。随着活动性质的转变，兴奋区和抑制区、工作区和休息区不断转换，新的镶嵌不断形成。大脑皮层之所以能够长时间地工作，就是因为兴奋区和抑制区经常转换。多种活动互相转换，可以使皮层各区轮流休息，而且由于相互诱导，可使得原先兴奋的区域在休息时加强抑制，从而更好地积聚能量，恢复工作能力。如果大脑皮层某一区域长时间地、单调地重复受到刺激，就会大量消耗这一区域细胞的能量，当刺激量超过大脑皮层这一区域所能承受的限度时，反应量便不增加反而减少，工作的能力也会下降。大脑皮层机能活动的这一特征是合理组织学前儿童各种活动的转换以及交替安排脑力活动和体力活动以提高学前儿童学习和活动效率的理论依据。

学前儿童的神经系统尚未发育成熟，兴奋容易扩散而不易集中，如果单调枯燥的脑力或体力活动持续时间过长，就会超过大脑皮层某些区域的功能限度。所以，在安排学前儿童活动时，应频繁地变换活动，使学前儿童的大脑皮层较长时间地保持工作能力。

（六）保护性抑制

当大脑皮层承受的工作超过了其工作能力的界限时，就会产生保护性抑制。保护性抑制又称为"超限抑制"，是指如果长时间工作或受到强烈刺激作用，神经细胞的条件反射就会受到抑制。这是因为神经细胞的兴奋有一定的极限，当受到长时间或者过分强烈的刺激时，兴奋就会被抑制替代，这是一种生理性的保护机能。在抑制过程中，细胞、组织或全身的机能活动暂时趋缓，大脑皮层处于休息状态以防进一步的机能损耗，并加强恢复过程，使皮层的工作能力得以恢复。

学前儿童的年龄越小，神经系统就越脆弱，就越容易产生疲劳，大脑皮层也就越容易进入保护性抑制状态，此时的学前儿童表现为注意力不集中、精神涣散、反应迟钝、记忆力减退、动作欠灵巧等。如果大脑疲劳后缺乏必要的休息,则会转化为病理性的"过劳",会影响学前儿童的发育和健康。因此,在组织和安排学前儿童日常生活和活动时,保教人员要善于观察和发现学前儿童疲劳的早期特征,顺应大脑的保护性抑制规律,及时组织休息和睡眠,以促进学前儿童大脑皮层的工作能力的恢复。

二、疲劳、过度疲劳及其预防

疲劳是指一定的紧张程度或一定连续时间的活动和学习而引起的机能减退,它会使儿童的工作效率下降,甚至处于不能继续工作的状态。疲劳具有生理性的保护功能。

对幼儿园教育过程进行卫生学评价,对学前儿童活动和学习负荷提出卫生要求,其基本的指标之一就是学前儿童教育活动所引起的疲劳程度。在教育过程中,规定学前儿童活动和作业的负担要适当,要合理地组织幼儿园的各项活动,防止学前儿童疲劳发展,避免过度疲劳产生。

(一)疲劳的表现

当学前儿童长时间进行脑力或体力活动时,疲劳就会产生。在疲劳产生初期,学前儿童身心出现的机能减退是很难察觉到的。受各种复杂的生理、心理因素的影响,疲劳的表现是多种多样的,有时疲劳时反而会出现机能的亢进,掩盖了其他的表现。

疲劳是一种客观指征,表现程度不同。对于疲劳程度,可以从疲劳的各种表现的强度、消除疲劳或恢复正常机能状态所需要的时间以及疲劳扩散的范围等三个方面进行考察。疲劳程度有轻重之别,表现也各异。如注意力分散、做无关动作、学习时错误增加等,都是轻度疲劳的表现,而各种心理机能的减弱,甚至进入瞌睡状态,则表明疲劳强度较大。轻度疲劳通过几个小时的休息就能被消除,而较大强度的疲劳则必须通过较长时间的休息和睡眠,才能消除。有的疲劳是全身性的,有的只涉及机体的某个部位。因此,衡量疲劳程度可综合这三个因素进行判断。图1所示的 ABC 和 $A'B'C'$ 表示了两种不同类型的疲劳。

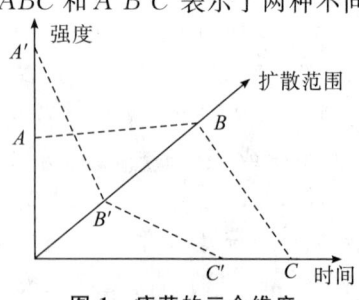

图1 疲劳的三个维度

第四章 幼儿园教育过程的卫生

判断学前儿童疲劳的程度,一般以学前儿童各种器官系统尤其是中枢神经系统机能状态的变化为依据,它明显地表现在儿童的活动和学习的效能上,而活动和学习的效能则又反映在儿童从事活动和学习时的工作效果上,即工作的速度、准确性和持续的时间等方面。

在正常情况下,幼儿园每日生活开始时,学前儿童的神经系统要克服本身的"惰性",并调节有关器官的机能,因此活动和学习的能力是逐渐提高的,在达到高峰以后又逐渐下降。在活动和学习中,动静结合,及时组织休息,能使学前儿童活动和学习的能力维持较长的时间。要注意的是,脑力或体力活动过量、情绪过分紧张或压抑,都可能导致兴奋性的不正常升高或下降。

学前儿童在活动和学习中产生的疲劳,首先表现在第二信号系统内引起了保护性抑制。随着疲劳的产生和发展,大脑皮层的兴奋性变化出现了两个时相阶段。第一个阶段,由于优势兴奋灶的兴奋性降低,对其周围皮层区的抑制解除,于是兴奋过程提高而抑制过程减弱。在这一时相阶段,儿童学习的速度增加而准确性下降,注意力分散,易激动,显得烦躁不安,常做一些多余的动作。第二个阶段是由于保护性抑制加深和扩散,大脑皮层的兴奋和抑制过程均减弱。在这一时相阶段,儿童学习的速度和准确性都有所下降,动作不协调,感知觉、注意、记忆、理解和思维等心理机能减弱,情绪低落、不安、易烦躁,甚至进入瞌睡状态。

学前儿童机体的疲劳既容易产生,又较容易消除。保育人员应适时安排幼儿休息,及时消除疲劳,否则长时期连续的活动和过重的学习负担,会使疲劳累积成为过度疲劳。过度疲劳是一种病理状态,可能导致大脑两半球非常顽固的慢性充血现象,表现为面色苍白、无力、有时手颤、萎靡不振、食欲减退、消化不良等,对疾病的抵抗能力也会减弱。学前儿童年龄小,其疲劳发展到一定程度时,容易产生保护性抑制,一般不会发生过度疲劳现象,但保育人员在安排活动时仍应积极预防过度疲劳的产生。

学前儿童在活动和学习中出现的疲劳,若经过短时间休息就可以消除,那么这些活动和学习的负荷就不是过重的。疲劳是不可避免的,完全避免学前儿童教育活动中的疲劳是不可能的,也是不必要的。完全避免学前儿童活动和学习的紧张性,一方面既违反了教育原则,又违背了卫生原则,因为紧张的活动能促使学前儿童成长着的机体得到充分而又健康的发展;另一方面,伴随着疲劳程度的加深,学前儿童的活动机能下降,甚至不能工作,这样就有效地防止了学前儿童过度疲劳的产生。幼儿园保育人员应根据学前儿童大脑皮层机能活动的特点,认真分析引起学前儿童疲劳的各种因素,合理组织和安排教育活动,采取各种积极的措施减轻学前儿童的疲劳程度,防止学前儿童过度疲劳的产生。

疲倦是疲劳的主观感觉,是一种因为机体软弱而感到无力或者不愿活动的现象。学前儿童在疲倦时,注意力不集中,情绪烦躁,思维迟钝,动作不敏捷。疲劳时常伴有疲倦的感觉,但是疲倦的感觉在不疲劳时也可能会出现,如在大脑或肌肉长期缺乏紧张或者周围环境的刺激非常单调时,学前儿童会产生疲倦的感觉。反之,学前儿童在疲劳时也可能不出现疲倦的感觉,如学前儿童在高度兴奋的情绪状态下,尽管他们的活动和学习能力的客观指标已经显著下降,但他们可能仍然不觉得疲倦,而事实上疲劳的程度已经加深了。这是因为人在疲劳时尽管身体的机能下降,但是中枢神经能够突破机体的抑制能力,所以当机体处于情绪应激状态时,机体能动员自身的潜力去适应外部环境,而当应激状态过去后,机体就会陷入更深的疲劳状态之中。所以在对学前儿童的活动和学习负荷进行卫生学评价时,更应注意疲劳的客观指征。

(二)疲劳产生的原因

疲劳产生的原因很多,可分为客观原因和主观原因两大类。客观原因对全体学前儿童是一致的,主观原因则因人而异。

1. 客观原因

(1)活动和学习持续时间的长度。活动和学习持续时间过长是导致学前儿童疲劳产生的主要因素。随着活动和学习时间的增加,学前儿童的疲劳程度也相应加深,因此,幼儿园要根据学前儿童大脑皮层机能活动的规律,合理规定学前儿童每天游戏、睡眠、进餐和其他活动的时间长短。

(2)活动和学习的性质。活动和学习的情况如内容、难度、形式和方法等对学前儿童疲劳的产生和加深影响也很大,在选择和运用时必须充分考虑学前儿童的身心发展特点。活动和学习的内容、形式和方法都应是学前儿童感兴趣的、能够接受的,切忌学前教育小学化或成人化。若活动内容枯燥无味,任务过重,难度过高,教学形式和方法过于刻板,就会增加学前儿童的疲劳程度。而能唤起学前儿童较高的情绪唤醒水平、能引起学前儿童兴趣的活动则有利于促进学前儿童身心发展,但是如果这类活动过多,就会使学前儿童在疲劳的情况下没有疲倦的感觉,机能的暂时性亢进掩盖了疲劳的各种指征,这种情况常可使学前儿童进入较深的疲劳状态。

(3)活动和学习的环境条件。学前儿童活动场所的小气候、采光、照明、噪声强度、设备和各种器具的卫生质量、文具和玩具的合适程度等,都会影响学前儿童的工作效率。例如,照明度不当会妨碍视力,使视觉器官处于过度紧张状态,容易产生疲劳;活动室中的桌椅要适合学前儿童的身高,否则会增加儿童紧张程度,使其感到疲劳;空气的污浊和不流通,以及温度过高或过低,都会增加儿童疲劳程度。

2.主观原因

(1)年龄和成熟程度。不同年龄和成熟程度的学前儿童所能负荷的活动和学习是不同的。一般说来,对于同等强度、密度和持续时间的活动和学习,年龄较小和成熟程度较低的学前儿童就比较容易感到疲劳,因为他们体力和脑力的负荷能力都比较弱,但随着年龄增长和发育的成熟,他们的负荷能力会逐渐增强。

(2)健康状况和营养。学前儿童的健康状况对他们的活动能力有一定的影响。大多数疾病,如流行性感冒、肺炎、伤寒、结核病等会对大脑皮层的功能状态产生不良影响,即使是在普通的感冒或喉炎等发病以后,中枢神经系统功能状态的恢复也要比临床症状的消失迟好几天,因此学前儿童在病愈以后,条件反射形成迟缓,比平时更容易产生疲劳。学前儿童的营养状况也会影响学前儿童的疲劳程度,如摄取过多的碳水化合物或刺激品,或者长期食用精细的食品,或者血液中浓度过低,都会增加疲劳程度。

导致学前儿童疲劳产生的主观原因还有很多,比如休息状态,学前儿童的兴趣、动机和态度,等等。另外,学前儿童的情绪也与疲劳程度密切相关。学前儿童的情绪状态往往取决于外在的因素,如人际关系、外部环境的变化,等等,据此,可将它们归为客观原因,但是情绪是每个人的心理特征,是由外在刺激引起的主观意识体验,就此而言,则可归之为主观原因。积极的情绪和适当的情绪唤醒水平有利于提高学前儿童的活动和学习效率,相反,消极的情绪和过高或过低的情绪唤醒水平则会使学前儿童高级神经系统的活动亢进或受抑制,加速疲劳的产生和加深,降低活动和学习效率。

因为幼儿园的教育过程是一个整体,所以导致学前儿童疲劳的诸多因素不是孤立地起作用,而是相互影响、相互作用的。学前儿童在活动和学习过程中的疲劳程度取决于各种因素的总体效应,而不是孤立的各种因素的效应的简单加和。因此幼儿园在制定和执行生活制度以及组织和安排各项活动时,应有整体的、系统的观点,既要考虑影响学前儿童疲劳程度的各种主客观因素,又要考虑这些因素可能产生的总体效应,在整体和局部的安排中,要照顾到学前儿童体力和脑力的负担,做到有张有弛,使整个教育过程的组织和管理符合学前儿童的发育特点,符合卫生学要求,防止学前儿童疲劳程度的加深和过度疲劳的产生,保证学前儿童在活动和学习中有较高的效率。

(三)如何预防学前儿童疲劳的加深

疲劳时,机体内部的平衡会出现暂时性的变化,如中枢神经系统的神经性调节和内分泌功能调节的协调性出现紊乱,呼吸、循环系统的功能和肌肉的代谢出现变化,体内的能源被消耗,代谢物质积累。休息和睡眠可以消除疲劳,进而使机体恢复正常的机能协调的状态。

休息与疲劳消除、机能恢复的时间存在一定的比例关系。日本心理学家田中宽一的研究表明，如果作业时间以算术级数增加，那么机能恢复所需要的时间则以几何级数增加。因此，发现学前儿童疲劳发展的早期特征，及时组织和安排休息，有利于及时消除疲劳、缩短学前儿童各种机能恢复所需要的时间。

关于休息时间长短的效果，有很多研究。由于学前儿童的年龄不同，活动和学习的性质不同，疲劳的程度不同，消除疲劳所需的休息时间也不相同。一般认为，休息有助于疲劳的消除和机能状态的恢复，关于休息时间的长短，以短时间的休息为宜，多次短时间的休息比一次长时间的休息效果更好。

睡眠是一种彻底的休息。睡眠可消除疲劳，恢复肌肉、神经系统的功能，所以睡眠是消除疲劳的重要手段。睡眠时间的长短和年龄是有关系的，如3岁的儿童，一天需要12~13个小时的睡眠时间，而4~5岁的儿童，则需要10~12个小时的睡眠时间。睡眠时间的长短，除受年龄因素影响外，也和个体的习惯、工作以及气候、生活地区有关，所以时间的长短也不能一概而论。午睡对消除因白天的活动而产生的疲劳是很有效的，应注意使学前儿童养成坚持午睡的习惯。

三、情绪与学前儿童活动效能的关系

学前儿童在活动和学习中总是伴随着情绪活动。在活动过程中，一方面，学前儿童根据周围环境的情形、自身的生活经验和定势，对外界的各种刺激做出不同的情绪反应；另一方面，学前儿童的情绪也反作用于他们的活动和学习的过程。

积极的情绪是对机体起振奋作用，对人体生命活动起极好作用的一种情绪。在积极情绪下，在中枢神经系统中，脑干网状结构的激活系统输送冲动，给大脑皮层的机能活动提供兴奋和醒觉的背景，以适应在各种不同的状态下的神经兴奋机制，并通过内分泌系统和植物性神经系统去动员和调节内脏器官对身体能量资源的供应，以满足适应性活动的需要。然而，过度的情绪性神经应激引起的神经激活和化学物质的释放，会使机体本身的激动水平无法控制，会扰乱机体正常的生理功能，过多地消耗能量，加重神经系统和其他器官系统的负担，甚至可引起各种身心疾病。

在适当的情绪下，学前儿童的活动和学习效率就会提高，而在情绪低落时，活动和学习的效率就会降低。心理学研究表明，在情绪唤醒水平处于最佳状态时，学习的效率最高；在情绪唤醒水平较低时，神经系统和其他器官系统得不到足够的能量去从事活动，学习的效率就会降低，但是如果情绪的应激水平过高，就会阻断和干扰大脑皮层的机能活动，这种应激状态所消耗的能量资源对大脑的机能活动是一种额外的负担，因此也会导致学习的效率降低。幼儿园在组织

和安排学前儿童教育活动时,应注意保持学前儿童情绪的稳定,给学前儿童安全感,使他们逐步确立自尊心和自信心,避免过分的心理紧张和压抑。如果学前儿童在活动和学习中出现不安、焦虑、抑郁、恐惧、怨恨、懊丧等情绪,就会在活动和学习时失去常态、容易产生疲劳,动作上表现为机械重复或混乱。

与成人相比,学前儿童的情绪表现为不稳定性、多变性、缺少控制,常表现为极度高涨,也较容易恢复常态。学前儿童的情绪表现常与机体的生理需要是否得到满足相关,在年龄较小的儿童中,消极的情绪经常出现,随着社会性情绪的发展,在良好的教育和保健条件下,积极的情绪反应会日益增多。在教育过程中,应把握学前儿童的情绪特征,在合理的条件下尽量满足学前儿童的各种生理、心理需要,使学前儿童在生活和学习中以积极的情绪为主导,保证他们在活动和学习中有较高的效率。

第二节 幼儿园生活制度的卫生

幼儿园的生活制度在幼儿园的各项卫生保健制度中占有极其重要的地位。所谓幼儿园生活制度就是幼儿园和教育行政部门出于规范化管理的需要,根据学前儿童身心发展的规律,对学前儿童在幼儿园中的生活和活动在内容和时间上的规定。幼儿园一日生活制度和一周生活制度一般由幼儿园根据实际情况制定和安排,而学期和学年的生活制度则由教育行政部门根据当地的情况作出安排。幼儿园和教育行政部门通过在时间和内容上科学地安排学前儿童在园内每日、每周、每学期和每年的主要活动,并将其相对固定下来,形成制度,使全面发展的教育渗透于学前儿童的各项活动之中,从而保证学前儿童身心健康,促进学前儿童身心和谐发展。

幼儿园通过生活制度保证学前儿童在活动与休息、室内活动与户外活动、活动量大的活动与活动量小的活动间的总体平衡,但这种平衡只是相对的,在具体执行过程中应允许有适度的灵活性和可变性,即根据具体情况的变化作出适当的调整,一些有价值的、预先没有计划好的活动和特殊的事件都可以成为生活制度的一部分。当然,这种变化应以不损害学前儿童已经形成的动力定型为原则,变化不能太频繁,幅度也不宜过大。

正确制定和执行幼儿园的生活制度,合理安排学前儿童的游戏、作业、户外活动、进餐、排泄、睡眠等,是幼儿园工作的重要工作,是维护和增进学前儿童身心健康的重要保证。如果幼儿园生活制度不合理或者在执行中受到破坏,会引起学前儿童体力和脑力负荷的增加、工作效能的减低,导致疲劳的产生。

一、制定合理生活制度的意义和依据

（一）制定合理生活制度的意义

1. 科学的生活制度能促进学前儿童正常发育、健康成长

学前儿童大脑皮层功能发育不够成熟，对长期的刺激耐受力小，在从事某种活动后，大脑皮层的相应区域将由兴奋转入抑制，出现疲劳。因此，根据学前儿童生理和心理特点，合理安排好一日生活的各个环节，穿插安排不同类型的活动，使脑力活动与体力活动交替进行，使大脑皮层各功能区轮流工作和休息，保证劳逸结合，可以防止学前儿童神经细胞的疲劳，促进体内各器官协调活动，促使学前儿童健康成长。

此外，学前儿童消化系统的功能尚未发育好，消化能力弱，但由于生长发育迅速，对能量和各种营养素的需要量相对较多，规定合理的进餐次数和间隔，可使学前儿童获得足够的营养，促进学前儿童正常发育。

2. 严格执行生活制度，能使学前儿童养成良好的习惯

每天严格执行生活制度，让学前儿童按规律和要求有条不紊地完成每天应该做的事情，就会在学前儿童的大脑皮层中形成一系列的条件反射，使学前儿童养成良好的生活习惯。学前儿童在某个方面形成了习惯，实质上是他们大脑皮层形成了动力定型。将学前儿童一日生活中的主要环节，如起床、早操、盥洗、进餐、游戏、上课、户外活动、睡眠等进行合理安排，每天重复执行，时间长了，学前儿童就会知道到什么时间该做什么事情，做时也会轻松、愉快，这就是在大脑皮层形成了动力定型。在建立动力定型后，学前儿童的各种活动就会形成规律，食欲好，入睡快，游戏时精力充沛，学习时精力集中，可以减少神经细胞的能量消耗。

3. 良好的生活制度是完成教育任务的前提

科学地安排学前儿童的一日生活，把体、智、德、美全面发展的教育贯穿于学前儿童一日生活的各项活动之中，不但能使学前儿童身体健康发展、精神愉快、精力充沛，还能保证学前儿童通过教学、游戏、劳动等，获得丰富的知识和技能，养成良好的行为习惯。可以说，如果没有科学的生活制度作保证，幼儿园就无法完成教育任务。

（二）制定合理生活制度的依据

1. 依据学前儿童的身心发展特点

在制定幼儿园的生活制度时，应充分考虑学前儿童的年龄、发育成熟程度和健康状况。

人体的一切活动都是在神经系统的调节下进行的。学前儿童各器官的功能还处于不断完善阶段，而且不同年龄段的学前儿童在发育上也存在较大差异。因此应根据学前儿童的年龄特点科学地安排他们的作息时间，如学前儿童的神经系统发育不健全，容易疲劳，每天需要有充足的睡眠时间，且年龄越小，需要的睡眠时间就越长；再如学前儿童正处于长身体时期，应多让他们到户外去活动，呼吸新鲜空气，获得充足的阳光等。如果是混合班，同一班内学前儿童的年龄相差太大，可根据年龄分组。

安排生活制度时还要考虑学前儿童高级神经系统的特点。学前儿童神经活动过程中兴奋与抑制过程不平衡，易兴奋，也易疲劳，集中注意力时间短，控制能力差。安排活动时，应根据这些规律，把智力要求较高的活动安排在儿童精力充沛时进行，同时交替开展不同类型的活动，动静结合，使儿童大脑皮层各机能区的神经细胞和身体各部分的组织得到轮流休息，防止疲劳及过度疲劳产生，提高活动效率。如在一学期内，学期开始、快结束时的教育内容安排应相对轻松。学期开始时，学前儿童从家庭生活转入集体生活，有一个适应过程。教师和工作人员的语言、态度以及周围的环境要便于形成初步的条件反射，使学前儿童情绪稳定，逐渐适应集体生活。另外，生活安排应考虑动静交替、劳逸结合，以保持学前儿童大脑的工作效率。一日内，学前儿童工作能力的变化也具有一定的规律。早晨7～8时，神经系统经过一晚的休息，能力逐渐上升，早操和晨间活动可使大脑皮层的机能活动克服"惰性"。上午9～10时，精力充沛，头脑清醒，大脑处于高度兴奋状态，为最佳用脑时间，此时学习知识技能、接受教育效果最佳，可安排用脑量大的活动，幼儿园一般都在这段时间开展集体教育活动（上课）。上午10～11时，儿童神经系统兴奋性逐渐降低，此时应安排一些轻松愉快的游戏以消除疲劳。午餐后大脑皮层的兴奋已降至最低点，需要安排午睡。午睡后形成第二次兴奋状态，大脑皮层的兴奋性又逐渐增高，但不如上午旺盛，所以下午一般不再安排教学活动，而是让学前儿童做做体操、游戏等。晚上睡觉前可为学前儿童安排一些安静的活动，勿使他们过分兴奋而影响入睡，22点以后幼儿神经活动能力逐渐降至最低点。

2. 依据教育活动要求

依据教育活动的要求，在一天的作息时间里，要合理地安排上课、游戏、劳动等各项活动。一般的规律是每日早餐后学前儿童精力最充沛，所以上课的时间一般从8:30～8:40开始。上课的时间和节数要根据学前儿童的年龄特点安排。游戏是学前儿童的基本活动，应保证学前儿童有充足的游戏时间。

在一次教学活动中，根据始动调节原理宜将前2～3分钟用于活动组织环节，将重点和难点安排在活动开始后的第5～20分钟，中间穿插游戏和放松活动，动静交替，避免大脑皮层功能下降，记忆力减退，损害学前儿童健康。

3. 依据地区特点和季节变化

制定生活制度还要考虑到不同地区的差异,如南方和北方的差异、城市和农村的差异。同时还要考虑到季节的变化。因为一年四季的昼夜长短不一样,学前儿童的作息制度需要做适当的调整,如冬季昼短夜长,早晚寒冷,可早上晚起床,晚上早上床,午睡时间缩短;夏季昼长夜短,天气炎热,早晚天气凉爽,早晨可提前起床,中午延长午睡时间,晚上推迟上床时间。进餐和其他活动时间也要随季节变化做相应的调整,如夏天可以做早操,冬天可以做间操。

4. 依据家长工作时间特点

幼儿园要为家长参加工作提供便利的条件。安排学前儿童一日的生活作息时间,也要考虑与家长上下班时间相衔接,使家长安心工作,并争取家长的配合和支持,使学前儿童的家庭生活安排和幼儿园的生活安排衔接好。

此外,幼儿园场地、设备和物质供应上的便利(如厕所和户外活动场地与活动室之间的相对位置、器具和材料的数量、食品供给的时间,等等)、班级中学前儿童的人数、师幼比例、交通状况、天气状况等也都是制定幼儿园生活制度的依据。

二、幼儿园生活制度的卫生要求

(一)安排幼儿园生活制度的总原则

因为在制定和安排生活制度时需要考虑诸多因素,而各个幼儿园之间的实际情况又千差万别,所以事实上不存在一种能适合所有幼儿园的最佳的生活制度。幼儿园在制定生活制度时,要把有利于学前儿童身心发展、服务社会、服务家长放在首位,要根据本园自身条件和各年龄班儿童的情况,要充分考虑季节、地理环境、习俗、交通状况等,做出实事求是的安排。尽管如此,幼儿园制定和执行生活制度总的卫生原则是一致的,那就是学前儿童年龄越小,活动量就应越小,活动和学习的时间就应越短,休息、户外活动和睡眠的时间就应越长,进餐的次数就应越多。

(二)幼儿园每年学期与假期的分配和安排

一年中,学期与假期的轮换,可使学前儿童在连续几个月的幼儿园集体生活以后,经过一段较长时间的休息而消除疲劳,恢复体力和脑力工作的能力,预防疲劳的发展和过度疲劳的产生。与中小学的安排同步,幼儿园假期也是在夏季和冬季,由于地区和气候的差异,北方地区幼儿园的寒假时间可以比南方地区长些,暑假时间可以比南方地区短些。因为学前儿童的身心发育还很不成熟,活动和作业的能力十分有限,所以在其他条件允许的情况下,学期可适当短一些,假期可长一点。

第四章 幼儿园教育过程的卫生

一年中,幼儿园的生活要根据季节的变化做适当的调整,如在夏季,昼长夜短,全日制幼儿园入园的时间可适当提前,寄宿制幼儿园儿童起床时间可提前,晚上应推迟上床,为了保证学前儿童每天有足够的睡眠时间,可延长午睡时间。在冬季,日短夜长,全日制幼儿园可推迟入园的时间,寄宿制幼儿园则可推迟起床时间,提早上床时间,两者都可缩短午睡时间。幼儿园至少应制定和执行冬、夏两种不同的生活作息制度。

每学期中,活动和学习的任务不应平均分配,而应考虑学前儿童在学期中工作能力变化的规律和大脑皮层的机能活动的规律,做出合理的安排。学前儿童在寒、暑假经过一段较长时间的休息以后疲劳消除了,机能活动的能力恢复了,经过短时间的始动调节,可望具备较高的工作效率。这时,可根据教育纲要的要求,适当增加教学内容的难度、强度和新颖程度。学期末,学前儿童的工作能力已经显著下降了,应尽可能少安排新的教学内容,适当减少作业的时间,增加游戏、户外活动和休息的时间。

(三)幼儿园每周、每日生活制度的制定与安排

1. 幼儿园一周生活的安排

一周内,学前儿童每天的活动能力不同,幼儿园一周生活的安排要考虑这一特点。

学前儿童经过星期六、日两天的休息,疲劳得到一定程度的消除,但由于大脑皮层始动调节需要一个过程,星期一的活动能力并不高,星期二才开始升高,星期三、四达到高峰,以后又逐渐下降。因此,星期一和星期五应适当减轻学前儿童体力和脑力活动的负担,安排较为轻松的学习内容,在寄宿制幼儿园,还应考虑星期一是否需要作特殊安排,如推迟和延长入园的时间、安排特殊的活动以稳定学前儿童的情绪,等等;星期三、星期四可安排难度和强度较大的学习任务,星期三下午可以安排户外锻炼或娱乐活动,以提高下半周的活动能力。不要在课余、周末给学前儿童安排过重的学习任务,否则疲劳不易被消除,长此以往还会形成过度疲劳。

理想的生活制度应考虑到游戏、教学和户外活动的形式和数量在一周内有所区别,这种区别既要不破坏学前儿童每日生活的动力定型,又要顾及学前儿童在一周中机体活动能力的变化。

2. 幼儿园的一日生活制度

幼儿园的生活制度中最主要的是一日生活制度。一日生活制度就是将学前儿童在幼儿园中一日生活的各环节以一定的程序和时间相对地固定下来。学前儿童在幼儿园中的一日生活环节主要包括晨(午、晚)检、进餐、睡眠、盥洗、如厕、上课、游戏等。每个环节都有一定的卫生要求,保教人员应严格执行一日生活制

度，组织好各个生活环节，及时发现问题，并采取适宜的卫生保健措施，促进学前儿童健康成长。

(1) 睡眠。学前儿童的神经系统发育不完善，神经细胞容易疲劳。而正常的睡眠是大脑皮层广泛抑制的结果，在皮层抑制的情况下，皮层细胞的功能得到恢复。可见，睡眠是一种保护性机能，能保护皮层细胞免于功能衰竭。不仅如此，睡眠时，骨骼肌张力降低，心率变慢，血压下降，呼吸变慢，生长素分泌增加，有益于健康和生长发育。睡眠不足的学前儿童，会表现出精神萎靡不振，脾气暴躁，食欲降低，身心健康状况不佳，活动和学习效率下降，因此必须保证学前儿童每天有适量的睡眠时间，养成按时睡觉的好习惯。只有这样才能消除学前儿童一天的疲劳，保证其高级神经系统的正常机能，使他们在活动时保持良好的精神状态。

在寄宿制幼儿园，3~6岁学前儿童一昼夜需要12个小时左右的睡眠。一般在全日制幼儿园，3~6岁学前儿童在午餐后应有一次午睡，因为这时学前儿童大脑机能明显降低，疲劳程度增加，需要午睡以消除疲劳。

当然，睡眠充足并不等于睡眠时间越长越好。睡眠时间过长，会影响其他活动的安排，使学前儿童活动量减少，也不利于健康。午睡时间过长还会影响夜间睡眠质量。因为每个学前儿童身心状况各异，所以他们的睡眠时间也不尽相同。学前儿童的睡眠时间长短，应根据年龄和健康状况来定。年龄小、体质弱的学前儿童睡眠时间需相应延长，3~4岁每天需要12~13个小时，5~6岁每天需要11~12个小时。得过重病或患有慢性病的儿童，以及易兴奋、易疲劳的儿童，可根据具体情况适当延长睡眠时间。此外，睡眠时间的长短还应根据季节情况作适当调整，夏季昼长夜短，夜间睡得时间短，可用延长午睡时间的办法来补足；冬季昼短夜长，夜间睡得时间长，可适当缩短午睡时间。

(2) 进餐。在学前儿童时期，食物在胃内消化完所需要的时间为3~4个小时，如果进餐间隔时间太短，会导致消化不良，间隔时间太长，又会造成饥饿。根据学前儿童消化系统的特点，幼儿园应为学前儿童每天安排三餐两点，即幼儿园宜实行三餐制，在早餐和午餐、午餐与晚餐之间安排两次点心，每两餐的时间间隔为4~5个小时，所供应食品应营养丰富、易消化，热量分配应该恰当。

(3) 户外活动。学前儿童年龄越小，新陈代谢就越旺盛，但是他们的呼吸能力差，要求生活环境的空气新鲜，以保证氧的供应。户外活动能保证学前儿童的这一需要，使学前儿童获得充足的阳光、享受新鲜空气，并利用各种自然条件的变化，增强身体抵抗力，促进学前儿童身心的发育。一般认为，寄宿制幼儿园学前儿童每天应有3个小时以上的户外活动，全日制幼儿园学前儿童每天应有2个小时以上的户外活动，即使在气候寒冷的季节，也应安排学前儿童到室外进行短时间的活动。

第四章 幼儿园教育过程的卫生

(4)教学活动。幼儿园的教学活动是教师有目的、有计划地引导学习学前儿童主动学习的活动。应根据学前儿童的年龄特点来安排教育活动的时间、次数和内容。教学活动应安排在学前儿童精力最充沛、机能最强大、注意力最集中的时间。一般在早餐后1个小时左右,学前儿童的学习能力开始提高。教学活动也可由各种形式的活动替代。

学前儿童学习持续的时间应根据不同年龄儿童的有意注意时间而定(如表1所示)。学前儿童年龄越小,注意力就越不易持久,也就越容易产生疲劳。随着年龄增长,有意注意的时间会逐渐延长。在采用合理的组织形式和运用适当的教学方法的条件下,教学活动的持续时间可比学前儿童有意注意时间稍长一些。小班可每天安排一次教育活动,最初每次5分钟,以后逐渐增加到10分钟,中班每天可安排两次,每次时间由15分钟逐渐增加到20分钟,大班每天也可安排两次,每次由20分钟逐渐增加到30分钟。两次教育活动之间应安排休息,或者安排游戏、体操等活动,以达到调节神经机能的目的。

表1 各年龄儿童有意注意时间

年龄(岁)	有意注意时间(分)
3	7
5	15
7	20
10	25
12—15	30

(据 C. E. CoBeTOB,1956)

(5)游戏活动。游戏是学前儿童自发、自愿地参加的活动,是学前儿童的基本活动,也是幼儿园对学前儿童进行全面教育的重要形式。它对促进学前儿童身心发展具有重要作用。游戏的本质特征决定了它与教学活动是不同类型的教育活动。在理论上将游戏与教学活动加以区分,其目的不是为了在教育实践中将二者机械地分割,而是要更加明确两者的价值和功能,使它们能有机地融合。在制定幼儿园生活制度时,应摆正这两类活动的位置,处理好两者之间的关系,实现这两类活动的教育价值,促进儿童的身心健康。在幼儿园的一日生活中,存在着纯粹意义上的游戏和教学活动,但更多的是游戏与教学在不同的形式和不同的程度上的结合。

在幼儿园一日生活中,每天应安排充足的游戏活动时间,保证学前儿童进行各种形式的游戏。上午和下午可安排较长时间(30～40分钟)的游戏,也可在早晨入园后、下午离园前、各种生活和教育活动前后、午睡或午点以后等安排游戏活动。根据需要,教育活动可以采取游戏的形式进行。

在安排幼儿园一日生活时,应注意不同性质的活动和学习交替进行,活动量不同的活动相互配合,使学前儿童大脑皮层的各部分交替活动和休息。在安排幼儿园一日生活时,还要为儿童留有从一种活动过渡到另一种活动的时间,时间的长短不仅要考虑到活动位置的变化以及准备工作和结束工作的需要,还要考虑到学前儿童情绪变化的需要。

(四)组织新生入园活动

做好新生入园工作,使学前儿童尽快适应新的集体生活,不仅有利于幼儿园教育活动顺利开展,而且有利于促进学前儿童的身心健康。

新入园的学前儿童一般年龄较小,从未与家长或抚养人分离而单独加入集体生活,因此初入园时,他们可能一时不能适应。当然这种不适应时期的表现以及需要时间的长短,个体儿童之间存在很大的差异,然而每个学前儿童对新环境的适应与幼儿园的新生入园制度有着密切的关系。

为减少新入园学前儿童的不适应感,缩短不适应的时间,在组织新生入园前,保教人员要了解和熟悉新入园的学前儿童,如查看每个学前儿童的身心发育资料,了解他们的家庭背景、生活习惯和特殊需要;对新入园的学前儿童进行家庭访问,与学前儿童和家长进行交谈。此外,应要求家长培养学前儿童自己如厕、洗手、进餐和穿衣的能力,这对于学前儿童适应集体生活是很重要的。

在组织学前儿童入园时,要允许家长在学前儿童尚未适应幼儿园生活期间与学前儿童一起参与幼儿园的日常生活,帮助学前儿童习惯幼儿园的常规生活制度,如如厕、进餐和午睡等,鼓励学前儿童积极参加集体游戏、学习和户外活动,在情绪上给予积极的支持,使学前儿童从依赖家长逐步过渡到能独立参加幼儿园的各项活动,自觉遵守幼儿园的生活制度。若在学前儿童新入园的第一天就猛然割裂家长与学前儿童之间的联系,会给新入园的学前儿童造成生活和情绪上的适应困难,甚至使他们拒绝入园或害怕入园。对于部分适应能力较差的学前儿童,应允许他们有较长时间的适应过程,例如在新入园的最初阶段,允许他们先来半天,以后逐步过渡到全天。教师应给予他们更多的关心,在生活上不要提出过多的要求,并及时解决他们的问题,以稳定他们的情绪。

(五)做好幼儿园与小学的过渡工作

幼儿园的作息制度、课程设置、教学内容、教学形式、教学方法等与小学低年级之间存在着明显的差别,做好幼儿园与小学的过渡工作是进一步解决儿童社会适应问题的一个重要方面。对于即将进入小学一年级的儿童,在生活制度的安排上应作一些调整,例如午睡的时间可缩短,作业的时间可适当延长,使幼儿园与小学的过渡坡度不过大。

三、幼儿园生活制度与幼儿整日生活的联系

幼儿园生活制度与学前儿童整日生活有密切的联系。学前儿童整日生活符合卫生要求,能够保证幼儿园生活制度的正常执行。相反,学前儿童整日生活不符合卫生要求,则会影响幼儿园生活制度的执行。

幼儿园教师和管理工作者要加强与学前儿童家长的联系,关心学前儿童家庭的生活作息情况。可通过定期或不定期地召开家长会,或用"告家长书"等形式,宣传幼儿园的生活作息制度和科学、合理、健康的学前教育理念、方法,使家长积极配合幼儿园生活制度,确定合理的家庭作息时间。家庭生活作息的安排应该首先保证学前儿童在离园以后有必要的休息和自由活动的时间,以利于消除幼儿园活动带来的疲劳。要保证学前儿童按时睡眠、按时起床,每天有充足的睡眠时间,这是幼儿园生活制度得以顺利执行的基本保证。

要经常与家长沟通,保持密切联系,及时了解学前儿童在家庭中的睡眠、进餐等情况,对学前儿童在幼儿园中的各方面表现也要及时向家长通报,针对存在的问题,和家长共同查找原因,寻找解决方法。

通过多种形式说服和帮助家长为学前儿童建立正常的家庭生活制度,不要给学前儿童加重学习负担。一些家长给学前儿童安排了过多、过重的任务,加剧了学前儿童的身心疲劳,影响了幼儿园新的一周的教育活动的效果。

寄宿制幼儿园应要求家长为学前儿童双休日的生活制定与幼儿园生活制度相适应的家庭生活制度,避免学前儿童因双休日活动和休息的不恰当而加深疲劳程度,影响幼儿园生活制度的正常执行。

第三节 幼儿园各项活动的卫生要求

幼儿园的教育任务是教师通过正确地组织和安排各项活动来完成的,对幼儿园各项活动提出卫生要求,为学前儿童营造有益于身心健康的教育氛围,也是幼儿园教育任务的重要方面。学前儿童每天有相当一部分时间在幼儿园的环境中度过,幼儿园各项活动的卫生要求与学前儿童健康成长有密切的关系。

一、幼儿园要为学前儿童营造健康的心理社会环境

幼儿园的心理社会环境主要体现在幼儿园的氛围和人际关系等方面,尽管是无形的,却对学前儿童的身心健康产生着深刻的影响。在以往的学前教育实践过程中,卫生要求往往都是强调物理环境,而相对比较忽视心理社会环境的营造,从而影响了学前儿童认知、情感和个性发展,甚至造成了难以弥补的心理伤害。营造健康的幼儿园心理社会环境,有利于学前儿童产生和形成社会所期望

的健康行为和生活方式,促使学前儿童的身心健康发展,使儿童免受伤害。

健康的幼儿园心理社会环境应是充满温暖和爱,对学前儿童始终充满期待和热忱,尊重学前儿童的兴趣、要求和愿望,谅解和宽容学前儿童的缺点,人际关系和睦和协调的。

(一)良好的师幼关系

师幼关系是指教师和学生在教育过程中所发生的直接交往和联系,是幼儿园最基本的人际关系之一。它不仅是教师教育活动开展的重要条件,而且还会影响学前儿童在幼儿园活动的效果、人格的形成发展,同时也是衡量教师教育水平和幼儿园生活质量的重要指标。

为建立良好的师幼关系,营造有益于学前儿童心理健康的心理社会环境,教师应充分注意以下几方面问题:

第一,热爱儿童,充分满足儿童的合理需求,体谅和宽容他们的所作所为甚至过失行为。幼儿教师的职业要求教师要热爱学前教育事业、热爱儿童。这种爱是建立在高度的社会责任感基础上的,它不受儿童的家庭背景、智力、外貌等因素的影响。教师必须具有健康的情绪,能自觉地将个人的不良情绪排除在学前儿童教育的过程之外。教师若对儿童充满爱,就能尽量满足学前儿童合理的要求,对学前儿童的行为包括过失行为也能报以宽容、理解之心,对学前儿童的缺点也会及时帮助指正,而不是嘲笑、责骂或是体罚,从而满足学前儿童对爱、尊重的高层次的心理需求,有益于学前儿童健康人格的形成和融洽的师幼关系的建立。学前儿童对教师有一种较强烈的依恋情感,他们常把教师当作父母的化身,甚至觉得比父母更权威,这会使学前儿童对教师产生依赖心理和崇拜心理。教师对学前儿童的爱抚和关心会增强学前儿童对教师的信任感,使学前儿童对幼儿园的集体生活产生安全感,这些情感都会激发学前儿童积极的认识和意志活动,调节学前儿童的行为,促进学前儿童良好行为习惯的形成。

第二,对待学前儿童应民主、平等。教师对学前儿童的态度应该是民主的,要允许学前儿童充分表达自己的想法,要善于疏导,而不是压制,不要用命令的口吻要求学前儿童,不要只注重给予学前儿童限制,而要注重用讨论的方式与其进行沟通。对学前儿童的评价应该公正,就事论事,不能主观臆断。运用专制的方式压制学前儿童,常常会造成压而不服,甚至会导致一些学前儿童产生人格或行为上的问题,如胆小、粗暴、有攻击性行为等。当然,教师也应避免采用放任的方式,因为如果对学前儿童的行为不加任何约束和限制,就会使学前儿童养成事事以自我为中心,行为上的散漫和任性。采取自由而不放纵、引导而不支配的民主的教育方式既尊重了学前儿童独立的人格,又培养了学前儿童的社会适应能力和形成健康的人格品质,如与人能够友好相处,合作能力、自我认同和自制能

第四章 幼儿园教育过程的卫生

力较强等。此外,教师应以平等的姿势和心态与学前儿童交流,以增强儿童的安全感、亲密感和信任感,比如与儿童交谈时,蹲下来与儿童和蔼、耐心地平视对话,这样不但会拉近与儿童的物理距离,更会拉近与儿童的心理距离,比如教师使用的椅子的高度应尽可能与学前儿童的椅子高度相近。另外,教师还应经常轻轻抚摸儿童的头部、肩部和背部。学前儿童对教师的一颦一笑、一举一动都非常关注,且会引起自己相应的情绪和行为反应,教师亲密的行为和举止会传递给儿童温暖和关爱。

第三,发挥儿童的创造性,使儿童体验成功感。在游戏、学习等教育活动中,教师要为学前儿童提供发挥创造性的机会,激发他们的好奇心,与儿童共同讨论和计划各项活动,鼓励他们大胆地提出问题和想法,教师要善于发现儿童的创造性表现,并鼓励和支持他们的创造性行为;在进餐、睡觉和如厕等时,要为儿童提供自我服务和为他人服务的机会,鼓励儿童去做力所能及的事,培养他们的独立性和自信心,使每个儿童都感到自己能有所作为,并能享受成功的喜悦。

第四,在设计和安排各项活动时应考虑每个学前儿童的最近发展区,使每个儿童在不同的发展水平上得到提高。幼儿园要有统一的教育目标,而具体目标的设立又必须具有一定的灵活性,应让每个儿童根据自己的能力和兴趣,按照自己的选择和步伐进行学习,不必强求一致。因此在设计和安排各项活动时,应使活动的目标、内容和形式等都符合学前儿童的年龄特征和个性差异,使每个儿童在自己已有水平上,经过努力都能获得进一步提高。经常体验到这种经过努力达成目标的快乐,对学前儿童的健康成长是极为有利的。

第五,增强心理健康意识,学会自我维护。教师不仅是儿童的启蒙者,更是儿童情感、意志、个性的塑造者。教育实践表明,教师稳定的情绪和良好的人格是儿童心理健康发展的保证,教师心理失调或有障碍必然会导致师幼关系失调。美国全国教育联合会在《各级学校的健康问题报告》里专门指出:由于情绪不稳定的教师对于儿童的决定性影响,就不应该让他们留在学校里。一个有不能自制的脾气、严重的忧郁、极度的偏见、凶恶不能容人、讽刺刻毒或习惯性谩骂的教师,其对于儿童心理健康的威胁,犹如肺结核或其他危险传染病对儿童身体健康的威胁一样严重。教师在幼儿园中处于保教工作的第一线,整日都要接触和处理各种带有情绪色彩的事件,如儿童的哭闹和捣乱、依赖和要求、退缩和惧怕、撒娇和任性等,这一切都不可避免地会引起教师情绪的紧张,使他们感到倦怠和烦恼,甚至出现心理失调。学前儿童年龄小,情绪易受他人影响。教师整日与儿童在一起,他们的言行和情绪时刻都在影响儿童,因此必须具备良好的心理调适能力,防止情绪和行为偏激。面对压力和不良情绪,要掌握心理保健方法和技巧,要学会解压和自我调节。教育行政部门和幼儿园管理部门应致力于为教师营造和谐的内部环境,建立民主管理制度,减轻教师的工作压力,并满足教师自我实现的需要。作为教师的坚强后盾,幼儿园管理者应主动为教师排忧解难,还可采取举办心理健康讲座、与心理专家合作设立心理健康咨询热线等多种形式普及心理健康知识,提高教师的心理素质。

(二)友好的同伴关系

学前儿童个性的发展和社会化过程的实现都离不开人际交往。在幼儿园中,学前儿童除要与教师交往外,还要与同伴交往,而且随着年龄的增长、认识能力的发展、活动范围的扩大,与同伴交往的机会和时间越来越多,同伴关系对儿童身心发展的影响也就越来越大。

学前儿童的个性特征与其能否被同伴接纳密切相关。学前儿童的同伴关系可折射出儿童的个性特征。同伴关系融洽、被同伴接纳的儿童常具备对人友好、活泼开朗、待人热情、乐于助人、愿意与他人合作的良好的个性品质;而同伴关系紧张、被同伴排斥或孤立的儿童则往往具有内向、拘谨、不友好甚至具有较强的攻击性和破坏性等消极的社会行为特征。因为学前儿童的模仿能力强,是非辨别能力弱,道德判断能力低,所以在与同伴的交往中,同伴良好或不良的行为会对他们产生潜移默化的影响。研究表明,在幼儿园中,学前儿童的攻击性行为常因遭受攻击的儿童表现出退缩行为或放弃而受到强化,以后往往会继续重复这种行为。另外,在幼儿园中,学前儿童经常会看到其他儿童的攻击性行为,也容易模仿这些行为。同样,学前儿童的亲社会行为如同情、帮助、合作、共享等也会因为同伴关系的强化或模仿而增多。

在幼儿园的各项活动中,教师要善于利用集体活动的机会,帮助学前儿童建立友好的同伴关系,例如组织儿童执行大家共同的主张,让每一个儿童都有平等的机会承担力所能及的服务工作;安排一些集体活动,鼓励交往技能较弱或过分害羞的儿童积极参加;让儿童学习集体生活中的各种礼貌用语,等等,使儿童逐渐摆脱以自我为中心的观念,学会换位思考,乐意关心和帮助他人。教师要注意观察每个儿童与其同伴之间的关系,引导活泼的儿童与胆怯退缩或过分孤僻的儿童交朋友,当发现某些儿童不能很好地与人相处时,要找到原因,并引导他们与同伴友好相处。

(三)幼儿园教育与家庭教育的一致性

幼儿园健康的心理社会环境的营造离不开家长的配合和支持,民主、宽松、和谐的家庭氛围会使学前儿童形成恰当的态度和行为,是营造幼儿园健康的心理社会环境的重要保证。

学前儿童年龄越小,与家庭的联系就越密切,他们最早、最深刻的经历和体验往往发生在家庭中,家庭环境是影响儿童身心健康发展的重要方面。幼儿园和家庭之间应密切配合,在教育的要求和方式上要尽可能保持一致,形成合力,以利于儿童行为的统一和人格的完整。相反,如果幼儿园和家庭的教育要求和方法等脱节,甚至各行其道,就不仅会使学前儿童感到无所适从,而且还有可能影响儿童健康人格的形成和发展。

二、幼儿园活动要符合学前儿童的心理发展水平

（一）适合儿童心理状态与能力水平且适度紧张的教育,是促进学前儿童身心健康发展的教育

从心理卫生的角度看,教育的艺术就在于把握好紧张度。在适当的教育目标和要求下,儿童活动和学习的效果最佳。效果好会提高儿童对活动的兴趣,增强儿童的自信心,提高同伴对其的赞许程度。若对儿童没有要求,或者要求过低,则会使儿童懒散,精神不振作,毫无生气。相反,若要求过高,儿童无法实现,则会使儿童情绪压抑,丧失自信心,因此,适合儿童心理状态和能力水平且适度紧张的教育,是促进学前儿童身心健康发展的教育。

（二）符合学前儿童心理发展水平的教育要求

符合学前儿童心理发展水平的教育,既会符合学前儿童的年龄特征,又能注意学前儿童之间的个体差异。

1. 符合学前儿童的年龄特征

一般说来,不同年龄儿童的心理发展水平各不相同,兴趣、能力也各不相同,例如刚入园的小班儿童,他们还需凭借直接感知认识客体,并和行动过程相联系,他们还不能很好地在语言指导下完成各项任务。而学前末期的儿童,不仅可以凭借具体形象的东西顺利地进行思维,而且能够借助词句表达的抽象概念进行思维,产生了抽象思维的萌芽。又如初入园的儿童,往往不能坚持自己的行动以达到预期的目标,但随着年龄的增长,行为的坚持性会逐渐增强。

教师只有了解各年龄阶段儿童心理发育的水平和特点,才可能向儿童提出恰当的目标和要求,促使儿童积极地参加各种活动,取得满意的成绩,否则,就可能使儿童产生挫折感,产生焦虑等不良情绪。

2. 注意学前儿童间的个体差异

从整体上来说,同年龄的学前儿童的心理发展水平大致相同,但受遗传、环境等因素的影响,他们在神经类型、个性特征等方面都存在明显的个体差异。有的儿童性格内向,胆小,不善于与人交往,在活动中表现出羞怯和退缩;有的儿童情绪不稳,自制力差,常处在高度兴奋状态;有的儿童攻击性强,不能很好地与同伴合作⋯⋯因此,教师要针对儿童之间存在的差异,采取不同的教育态度和方

法。对性格内向、不善于与他人交往的儿童,要多多关照,帮助他们解决进餐、如厕和穿衣等方面的困难,在集体活动中为他们提供说话、表演和示范的机会;对于情绪亢奋、难以自制的儿童,则可多安排一些安静的游戏和活动,加强意志训练,增强他们行为的坚持性和自制能力;对于攻击性较强的儿童,则要让他们多参加各种合作性游戏,使他们在游戏过程中以及在教师和其他儿童的帮助下,逐渐懂得是非,培养合作性行为,纠正攻击性行为。在教育的形式上,除全班性的集体活动外,还应组织小组活动和个别活动,以满足不同发育水平的儿童的需要。

三、幼儿园活动要符合学前儿童的生理特点

(一)游戏活动

游戏活动要尽可能安排在室外进行,因为户外有充足的阳光和新鲜的空气,学前儿童的新陈代谢比学龄儿童旺盛,特别需要阳光和新鲜的空气。在开展游戏活动时应注意以下几点:

1. 游戏前,要做好准备工作

准备工作主要包括:为儿童选择合适的游戏场地,要求地面平坦、清洁宽敞,若是室内游戏,应被安排在通风良好、空气清新、采光或照明良好的地方进行;对游戏中使用的玩具、材料和运动器械要进行认真检查,确定它们符合安全卫生要求;游戏前根据游戏类型、内容和天气情况给儿童增或减衣服;向儿童讲清游戏的注意事项,等等。

2. 游戏活动的内容和方法应符合儿童年龄特征

游戏活动要动静交替,富有趣味性;活动量要适度;要求儿童搬动玩具和材料的活动,必须是儿童力所能及的,以免引起搬运劳累或身体的损伤。

3. 游戏中应保证儿童安全,防止意外事故发生

教师要时刻观察儿童在游戏活动中的表现,纠正儿童的不当行为,并注意照顾个别儿童,如体弱、生病初愈的儿童。

(二)阅读、书写、绘画和唱歌

学前儿童正处在长身体、学知识的时期,从小就要养成良好的习惯,讲究用眼卫生。

1. 阅读

阅读是幼儿园儿童的一种学习活动。阅读时,阅读时的坐姿、眼睛与书的距离、阅读的持续时间和读物的选择等都会影响学前儿童的身体健康。学前儿童阅读时的卫生要求有如下几点:

第四章　幼儿园教育过程的卫生

(1)眼睛和书之间的距离要适度。儿童阅读时,应使书与眼睛的距离保持在35~40厘米,同时不要将书平放在桌面上,要有一定的倾斜度,以免引起眼睛和颈部肌肉的疲劳。教师要及时纠正儿童的不良阅读习惯。

(2)阅读时应保持正确的坐姿。不歪头,不耸肩,脊柱正直,头不过于前倾,前胸距桌缘约一拳,大腿水平,两足着地。

(3)阅读时间要适宜。学前儿童连续阅读的时间不能过久,以防视觉器官和神经系统的过度紧张和疲劳。每次阅读时间以10~20分钟为宜,阅读后可到户外活动或远眺。

(4)为学前儿童营造良好的阅读环境和提供符合卫生要求的读物。学前儿童在阅读时,应有足够的照度,一般不低于50LX。在自然采光和人工照明不足的活动室内,不要进行阅读活动,也不能让学前儿童在直射的日光下看书,以免眩目。光线应从左上方射入,以免产生阴影。学前儿童读物应该色彩鲜明,图形和符号清晰,纸张坚韧和洁白,没有反光。图书易沾染病菌,应经常进行消毒。

2.绘画和书写

学前儿童书写和绘画时,除了大脑皮层、感觉器官和维持姿势的肌肉参加活动,还有腕关节和指掌关节的肌肉活动等。教师应注意学前儿童绘画、书写的持续时间、握笔姿势、所用材料以及用眼卫生等方面的问题。

(1)持续时间不宜过长。写字和绘画是很精细的工作,需要手指的细小肌肉参与活动。学前儿童手部小肌肉和腕骨、指掌骨的发育尚未完善,写字和绘画的时间不能过长,一般每次持续书写和绘画的时间为5~10分钟,否则会造成疲劳程度的加深。

(2)应训练学前儿童掌握正确的握笔姿势和坐姿。握笔时食指位置应比大拇指低,笔杆和纸张应成60°的角。写字和绘画时,前臂应平放在桌上,胸部不能压在桌缘上,以免胸腔受压迫,使躯体的重心稳妥地落在坐骨和靠背的支撑点的范围内,以缓解维持坐姿的肌肉疲劳。眼睛和纸之间的距离为35~40厘米。

(3)幼儿园应为学前儿童书写和绘画提供良好的条件。学前儿童书写和绘画时要有适宜的光线,光线应来自左上方,以免在纸上产生阴影;学前儿童书写和绘画用具应无毒、安全。铅笔以圆形笔杆为宜,笔杆不宜过细。

3.唱歌

唱歌主要是声带的震动和肺部的活动,所以唱歌能促进声带和肺部的发育。要在确定学前儿童没有呼吸系统疾病情况下,带着他们唱歌。

(1)提供良好的唱歌环境和场所。因为唱歌时吸气快,空气通过鼻腔的时间短,所以空气在鼻腔中的除尘、加温和加湿过程不完全。如果空气过冷或者混浊,容易引起呼吸系统疾病,所以唱歌的场所必须保持空气新鲜、清洁、湿润,温度适宜,气温不宜低于18℃。冬季不要安排学前儿童在户外唱歌,或者让学前儿童在刚唱完歌后立刻走到寒冷的空气中去,以免患上呼吸道疾病。在学前儿童唱歌前,室内应预先开窗通风,并且清扫地面,这样做可以避免尘埃被吸进呼吸道,刺激黏膜而导致疾病发生。

(2)教给学前儿童唱歌时的正确姿势。唱歌时最好采取立姿,以保持胸腔和膈肌的充分活动。正确的唱歌姿势是身体重量均匀地分配在两条腿上,重心稍靠前一点,挺胸,两肩稍向后,双手自然下垂在身体的两侧,头部保持正直。

(3)为学前儿童选择符合其年龄特征的歌曲。学前儿童声带的弹性纤维、喉部肌肉发育尚未完善,声门肌肉容易疲劳,发炎时易发生充血水肿、声门狭窄而出现声音嘶哑、呼吸困难等。为保护学前儿童的声带,应选择音域合适的歌曲,音域过高或过低都会使学前儿童感到歌唱困难,造成声带疲劳。学前儿童的肺活量小,呼吸较浅而快,因此选择的歌曲的节奏和拍子不宜太复杂,音程跳动不宜过大,速度也不宜过快或过慢。

(4)唱歌的持续时间应适宜。学前儿童唱歌持续的时间不应过长,一般以四五分钟为宜。当学前儿童咽喉疲乏或有炎症时,应禁止其唱歌,直至其唱歌的机能完全恢复为止。

(三)劳动

组织学前儿童参加一些力所能及、感兴趣的自我服务和为集体服务的劳动,有利于培养儿童的劳动习惯和增进儿童的身体健康。但是学前儿童劳动的场所必须是清洁、对他们机体没有损害的地方,如不宜让儿童参加清除垃圾、收集废品的活动;学前儿童的劳动量必须严格控制,劳动强度不能太大,如搬运物品的重量不可超过 3kg;劳动工具的选择必须符合学前儿童的身体特征;劳动时间必须适当,每劳动 10~20 分钟,应该休息 10 分钟,劳动总时长不应超过 1 个小时;要注意学前儿童劳动时的体位,不要安排姿势单一的劳动。活动中还要进行劳动安全教育。

(四)看电视

电视节目以其鲜艳的色彩、变化的画面、动听的音乐对学前儿童具有极大的吸引力。为兼顾保护学前儿童视力和学习知识两方面的要求,在指导学前儿童收看电视时,应注意以下几个方面:

1.要控制学前儿童看电视的时间

学前儿童看电视的时间每次不要超过 1 个小时,每周看 1~2 次,不要超过 3 次。如果学前儿童看电视的时间过长,不仅会损害他们的视力,还不能保证足够的睡眠时间,进而影响他们的正常发育。有研究证实,看电视时间过长,会导致学前儿童睡眠困难,并出现行为问题,同时还会增加他们将来肥胖的风险。

2.室内照度要适宜

为保证室内有一定的照度,不致太暗,可在荧光屏的后方或侧面放一盏有灯罩的小灯,以帮助学前儿童形成明适应或暗适应,减少维生素 A 的消耗,保护他们的视力。

3.要注意学前儿童看电视时与电视屏幕的距离

以电视荧屏对角线的长度(即电视寸数)乘以 5 为合适距离,如看 21 寸电视,距离约为 3.3m,29 寸电视约为 4.5m,等等。荧屏的高度与视线持平或者略低一些。学前儿童看电视时要尽可能坐在荧光屏的正前方。距离太近,在屏幕发出的强光的长时间刺激下,不仅容易使学前儿童敏锐度与适应性降低,而且容易造成他们的眼睫状肌调节功能的降低,晶状体逐渐变凸,影响视力,出现近视。

(五)睡眠和进餐

1.睡眠

学前儿童不但要有足够的睡眠时间,而且睡眠要有一定的质量。为此,幼儿园要做好学前儿童睡觉前的各项准备工作以及睡觉时的各项管理工作,保证学前儿童及时入睡,提高睡眠质量。

(1)睡觉前的准备。

首先,要为学前儿童尽可能营造良好的睡眠环境。学前儿童卧室要安静,空气要清新、流通,室温要适宜,光线要柔和。室温一般为 16℃~18℃,在寒冷季节,应在学前儿童睡觉前开窗通风,到临睡前关上,睡眠时可打开通风小窗或气窗通风换气,但卧室不要有过堂风。一些幼儿园活动室也用来作卧室,要求与此相同。

其次,要为学前儿童准备舒适的睡眠用具。应认真检查儿童的床铺(或垫)和被褥,床铺上不应有杂物,特别是一些有可能伤害儿童的物品,如别针、发夹等;盖被要厚薄适当、干净;枕头的大小和高度要适宜等。

再次,要避免让学前儿童在睡前受到强烈的精神或其他刺激。睡前忌饱餐、剧烈运动、喝茶或咖啡等刺激性饮料、看惊险电视节目等,这些都容易使学前儿童兴奋,难以入睡。可在学前儿童睡前,播放一段舒缓优美的催眠曲,或让他们静坐片刻,给学前儿童一种睡眠信号,日久可让学前儿童形成条件反射,到时就会安静自然地入睡。

最后,引导学前儿童形成良好的睡眠习惯。经常提醒学前儿童睡眠前如厕小便,让他们养成入睡前小便的习惯。睡前不要让他们大量喝水,以免小便增多影响睡眠。白天要根据气温脱掉部分衣服,这样可避免学前儿童睡不安稳,而且要将脱下的衣服叠好,按脱下的顺序放在固定的地方。

(2)睡觉时的管理。

首先,引导学前儿童掌握正确的睡眠姿势,纠正不良的睡眠习惯。睡觉时一般以右侧睡为宜,不要俯卧。身体向右边侧翻,双腿稍稍弯曲,会使较多的血液流向身体的右侧,有利于心脏休息,还会使较多的血液流经肝脏,有利于肝脏发挥功能,此外还有利于胃中食物向小肠、大肠移动。然而睡眠姿势也不应绝对化、一成不变,而且年龄越小的儿童,越不应固定一种睡姿,因为学前儿童骨头的骨化尚未完成,固定一种姿势,易导致颅骨、胸廓、脊柱等变形。另外要注意纠正学前儿童不良的睡眠习惯。蒙头睡觉是极不卫生的睡眠习惯。蒙头睡觉时,被窝里的氧气会越来越少,二氧化碳会越积越多,加上肛门会排出的粪臭素、硫化氢等有害气体,人在睡眠时吸入这种污浊的空气,易做噩梦、容易惊醒,起床后会感到气闷、头晕、精神不振,也易患鼻炎和感冒。长期蒙头睡觉会影响智力和降低抗病能力,因此即使在寒冷季节,也不要让学前儿童蒙头睡觉,若发现他们蒙头睡觉,要帮助其拉下被子,起床后要及时教育。对个别学前儿童在睡眠时吸吮手指、咬被子或玩弄生殖器等不良习惯,也要及时纠正。

其次,要顾及学前儿童睡眠需要的差异性。在制定生活制度时,幼儿园要安排儿童集体上床睡眠、同时起床,这对于集体机构生活制度的管理是必要的。但由于个体身心发展的差异性,即便是同龄儿童,对睡眠时间长短的需要也存在很大差异性。为此,在具体的执行过程中,不能一刀切,应顾及儿童睡眠时间需要的差异性,允许部分早醒又不愿继续睡的儿童提前起床,悄悄离开卧室,安排他们到其他地方活动;对于入睡慢的儿童要给予个别照顾,这样不仅不会影响其他儿童,而且不会因强迫儿童睡眠压抑其个性。

再次,注意观察学前儿童睡眠时的表现。学前儿童的健康问题有时在睡眠过程中会有比较明显的表现,如果肠道内有寄生虫,睡眠时寄生虫在肠内活动刺激神经,经反射作用引起他们磨牙,又如他们习惯性阴部摩擦的不良习惯也常在睡眠时有所表现。在学前儿童睡眠过程中应注意他们的体表症状和行为,如发现异常,则应查明原因,及时采取措施。

最后,注意睡眠环境的动态变化。在学前儿童睡眠过程中,还要密切关注睡眠环境中气温、通风、噪声强度等的变化,若有异常情况发生,要及时解决。要特别注意可能发生的意外事故,并迅速采取正确的应对策略,一旦发生火灾、地震等事故,能使儿童以最快的速度从睡眠状态进入撤离、避灾状态。

2. 进餐

进餐是学前儿童一日生活中不可缺少的环节,遵循进餐的卫生要求并培养学前儿童良好的进餐习惯,可以促进学前儿童的身心健康。

(1)进餐前后,忌做剧烈运动。这是因为剧烈活动会使儿童全身流到四肢的血液增多,而到内脏的血液减少。如果吃饭前进行剧烈运动的话,那么到胃肠的血液就会减少,胃液的产生就会减少,胃液中的消化酶自然也会减少。如果消化酶减少,就会出现消化不良,时间长了就可能营养不良。若饭后立即进行剧烈运动,不仅消化液和消化酶会减少,影响食物的消化和吸收,还容易造成胃下垂等胃病。进餐前半小时,幼儿园应为学前儿童营造舒适、安静、愉快的进餐环境,让学前儿童适量喝开水,洗手,如厕,听听音乐、故事,或趴在桌子上休息,做些安静的游戏,不做剧烈运动,激起学前儿童的食欲。进餐后可以带学前儿童散散步,这有利于食物消化和午睡。

(2)进餐时间充足。学前儿童的进餐时间不应少于 30 分钟,保证儿童吃饱每餐饭,做到不催促儿童快吃,不搞吃饭比赛;对吃得快的儿童,要提醒他细嚼慢咽;对吃得慢的儿童,应让他先进餐。

(3)保持良好的情绪。情绪愉快能促使消化液分泌增多,从而促进食欲和消化,因此应让学前儿童精神愉快、安静地就餐,不处理各种会影响儿童情绪的问题。

(4)引导学前儿童养成良好的饮食习惯。进餐时应要求儿童文明进餐,讲究卫生,养成良好习惯,如饭前认真洗手;吃饭时不边吃边玩;饭后擦嘴、漱口、洗手;吃饭时保持桌面和地面的卫生,不要捡吃掉在地上的饭菜;吃完后要把餐具放在指定的地方,把椅子放好;不挑食,不偏食等。

(5)因势利导,关注学前儿童的个体差异。学前儿童之间因受多种因素的影响,在饭量和饮食习惯上存在个体差异,教师要在着眼全体的基础上,关注个体,循循善诱,因势利导。如对生病的、体弱的、个别食欲不好的、肥胖的学前儿童或偏食、挑食的学前儿童,教师应对症下药,不能一味强求,尤其是在进餐时不要作过多干涉,要争取家长的配合与支持,也可以结合故事、儿歌等学前儿童喜爱的作品,对他们进行正面引导。引导要个别化,切不可操之过急,如对食量小的学前儿童,可鼓励他们每天多吃一口,对挑食的学前儿童可先让他们少量尝试自己不喜欢的食物,视他们的适应情况逐渐加量,以减轻他们的心理压力;对食量太大的儿童,可引导他们多吃蔬菜、多喝汤,既易有饱腹感,又减少了热量的摄入;对生病、食欲不好的学前儿童,应为他们提供清淡可口的饭菜。当学前儿童有进步时,要及时肯定、鼓励。

(六)盥洗与排泄

1.盥洗

盥洗包括洗脸、洗手、刷牙、洗脚、洗肛门和修剪指甲、趾甲等。这些内容中有许多在全日制幼儿园涉及的不多,大多在家庭中进行,而寄宿制幼儿园则基本上都涉及。许多疾病如皮肤病、眼病、寄生虫病都是由于不注意盥洗卫生而导致的。盥洗不仅能使皮肤保持清洁,还能增强皮肤的抵抗力。幼儿园注重学前儿童的盥洗卫生,培养儿童养成爱清洁、讲卫生的好习惯,不仅能预防交叉感染和疾病,而且是维持儿童自身健康和培养儿童自我服务能力的一项重要措施。

（1）学前儿童盥洗时，要注意用水的清洁和温度。如应用流动的水洗脸、洗手、洗脚等，避免交叉感染；因为学前儿童皮肤娇嫩，保护机能差，易受损伤，所以宜用碱性小的香皂和温水洗脸。寄宿制幼儿园应每晚都让学前儿童睡前洗脚，将双脚浸泡在温水中不断地轻轻搓洗，把脚跟、脚底、脚背、脚趾都洗到，然后用毛巾擦干。

（2）保证盥洗用具卫生。每个学前儿童要有专用的盥洗用具如毛巾、漱口杯、牙刷、洗脸盆、洗脚盆等，不得交叉使用，并定期进行清洗消毒。

（3）要引导学前儿童养成良好的盥洗习惯，每天早晚刷牙，午睡后、外出回来要洗脸，饭前、便后、手脏时要洗手，饭后要漱口，每天晚上洗脚和外阴部，定期洗头、理发和修剪指甲。

（4）教师要教给新入园的儿童正确的盥洗方法，并根据实际情况组织好儿童的盥洗工作，即使是年龄大一些的儿童，在新学年开始时，教师也应再次示范和提要求，以巩固正确的方法。

（5）盥洗后应采取必要的保护，如在秋季或冬季洗脸后，可在脸部、颈部涂抹一些儿童适用的油脂保护皮肤，但不要使用化妆品；在夏季沐浴后，可以擦一些防痱、去痱的用品，然后穿好衣服，不可让儿童马上到室外吹风或用电扇吹风，以免着凉引起感冒。

2. 排泄

学前儿童对排泄的控制能力较差，应允许他们根据需要随时排泄，不得限制学前儿童便溺的次数和时间，在活动间歇、睡眠前后要提醒他们排泄，不憋大小便，并有计划地培养他们按时排大便的习惯。

（1）教会学前儿童正确排便。对于小班儿童，首先要教育他们用语言表达排便的欲望，同时还要教他们使用坐便盆或蹲坑，指导他们便后擦屁股要由前向后擦。开始培养时，可让学前儿童每天在规定的时间排便，以便形成条件反射，但时间不宜过长，一般5分钟左右，对于没在规定时间排便的学前儿童，一定不要训斥，而要有耐心，直到习惯养成为止。对于中班和大班的学前儿童，要教会他们自己大小便和穿脱裤子。

（2）指导学前儿童排泄时养成良好的卫生习惯。如排泄时不玩弄卫生纸或厕所内的其他物品，养成便后用肥皂洗手的习惯。

（3）应注意观察学前儿童的排泄情况，并让学前儿童知道腹泻时要及时告诉保教人员。

▶阅读推荐◀

[1]宋洁.幼儿卫生保健.北京:北京理工大学出版社,2010

[3]张传霞,叶平枝.学前儿童卫生与保育.郑州:郑州大学出版社,2014

[3]黄英.幼儿用脑卫生与幼儿园生活制度.教育导刊(幼儿教育),2007,(15)

[4]鲍钰清.幼儿园一日生活制度建立、发展及其启示.福建教育,2015,(Z3)

▶思考与探索◀

1. 什么是始动调节?在组织和安排学前儿童活动时如何遵循这一规律?
2. 什么是动力定型?在托幼机构中如何运用这一规律?
3. 什么是疲劳?它与疲倦有何差别?
4. 如何判断学前儿童的疲劳程度?
5. 休息与消除疲劳之间有什么关系?
6. 情绪唤醒水平与活动、学习效率之间的关系是怎样的?
7. 托幼机构教育活动持续时间长短的依据是什么?

附一：全日制幼儿园儿童生活制度

(4月1日～10月31日)

班次 项目	小班	中班	大班	备注
入园晨检、早操	7:00～8:00	7:00～8:00	7:00～8:00	
早饭、游戏	8:00～9:00	8:00～8:45	8:00～8:45	饭前10分钟做餐前准备
教育活动（一）	9:00～9:15	8:45～9:10 （休息10分钟）	8:45～9:10 （休息10分钟）	
教育活动（二）	9:15～9:35 （喝水、如厕 20分钟）	9:20～9:40 （喝水、如厕15分钟）	9:25～9:50 （喝水、如厕10分钟）	
游戏、户外活动	9:35～11:10	9:55～11:15	10:00～11:15	
准备吃饭	11:10～11:30	11:15～11:30	11:15～11:30	
午饭	11:30～12:00	11:30～12:00	11:30～12:00	
午后散步	12:00～12:15	12:00～12:15	12:00～12:15	
午睡	12:15～15:00	12:15～14:30	12:15～14:30	
起床、盥洗、午点	15:00～15:45	14:30～15:00	14:30～15:00	
游戏、户外活动	15:45～17:15	15:00～17:15	15:00～17:15	
准备吃饭	17:15～17:30	17:15～17:30	17:15～17:30	
晚饭	17:30～18:00	17:30～18:00	17:30～18:00	
离园回家	18:00	18:00	18:00	

附二：寄宿制幼儿园儿童生活制度

（4月1日～10月31日）

班次 项目	小班	中班	大班	备注
起床、早操、盥洗	7:00～8:00	7:00～8:00	7:00～8:00	
早饭、游戏	8:00～9:00	8:00～8:45	8:00～8:45	饭前10分钟做餐前准备
教育活动（一）	9:00～9:15	8:45～9:10 （休息10分钟）	8:45～9:10 （休息10分钟）	
教育活动（二）	9:15～9:35 （喝水、如厕20分钟）	9:20～9:40 （喝水、如厕15分钟）	9:25～9:50 （喝水、如厕10分钟）	
游戏、户外活动	9:35～11:10	9:55～11:15	10:00～11:15	
准备吃饭	11:10～11:30	11:15～11:30	11:15～11:30	
午饭	11:30～12:00	11:30～12:00	11:30～12:00	
午后散步	12:00～12:15	12:00～12:15	12:00～12:15	
午睡	12:15～15:00	12:15～14:30	12:15～14:30	
起床、盥洗、午点	15:00～15:45	14:30～15:15	14:30～15:15	
游戏、户外活动	15:45～17:30	15:15～17:30	15:15～17:30	
准备吃饭	17:30～18:00	17:30～18:00	17:30～18:00	
晚饭	18:00～18:30	18:00～18:30	18:00～18:30	
游戏	18:30～20:00	18:30～20:00	18:30～20:00	
入睡	20:30	20:30	20:30	

（以上信息仅供参考，各幼儿园可根据具体情况，因地制宜）

第五章
幼儿园的建筑和设备卫生

【内容摘要】 幼儿园中的建筑设施和各种设备是学前儿童赖以开展各种活动和游戏的物质条件。建筑设施和设备是否符合卫生要求和卫生标准，对学前儿童的身心发展具有重要影响。本章首先从幼儿园的规划、园址选择与园内布局、园内各室的配置三方面系统地阐述了幼儿园的建筑卫生要求，然后详细介绍了幼儿园的设备主要包括家具、教学具、卫生用具、玩具、体育器械等方面卫生要求。

【学习目标】 掌握幼儿园建筑和设备卫生要求。

良好的物质环境是学前儿童身心健康发展的重要保证，也是学前儿童全面发展的重要条件之一。它对学前儿童起潜移默化的隐性教育作用，并有利于幼儿园显性环境的计划性、目的性和组织性的教育活动的开展。幼儿园中的建筑和各种设备，是学前儿童开展各种活动和游戏的物质条件，它们是否符合卫生要求和卫生标准，对学前儿童的身心发展和健康有至关重要的作用。为此，幼儿园管理者在设计幼儿园新建筑或改建旧建筑以及为幼儿园添置各种设备时，必须充分考虑它们对学前儿童身心健康的影响。在因时、因地、因园制宜原则下，使幼儿园的建筑和设备符合卫生和安全要求，使幼儿园的物质环境成为促进学前儿童生长发育、陶冶他们情操以及培养他们良好生活卫生行为习惯的重要因素。

第一节 幼儿园的建筑卫生

幼儿园的建筑由活动及辅助用房、办公及辅助用房和生活用房三部分组成。

活动及辅助用房包括包括班级活动用房及共用活动用房,其中班级活动用房包括活动室、寝室、卫生间、衣帽间(兼教师办公室)、储藏室等,活动用房应整体设计;共用活动用房包括多功能活动室和专用活动室,专用活动室应根据儿童兴趣、办园特色设置。一般应设置科学发现室和图书阅览室,有条件的可依据实际情况设置音体活动室等。办公及辅助用房包括行政办公用房、会议兼接待室、图书资料档案室、教研室、保健室、玩教具及器材室、晨检接待室、传达(警卫)室和教工厕所等,有条件的幼儿园可设置网管(监控)室等,寄宿制幼儿园应设置隔离室。生活用房包括厨房、儿童餐厅(也可与活动室共用)、开水间兼消毒间、炊事员休息室等。寄宿制幼儿园还应设置淋浴室、洗衣房。

一、幼儿园的规划

幼儿园设点布局应根据当地建设总体规划、学前教育发展及幼儿园布局规划的要求,要结合人口密度、生源发展趋势、地形地貌、交通、环境、服务半径等因素综合考虑,要按照卫生要求进行规划,合理布局。规划时,还要将该地区学前教育的近期状况和长远发展相结合。

幼儿园应独立设置,有围墙、大门和传达(警卫)室,以防止外来人员和车辆随便进入。幼儿园总体规划应因地制宜,功能分区要明确,布局要合理,要方便使用和管理,避免相互干扰,有利于人员疏散。

根据我国城市规划暂行定额和规定草案,在规划城市幼儿园时,幼儿园适龄儿童的数量为该地区总人口的10%左右。确定幼儿园的规模时除要考虑保育人员的配备、经济合理、儿童的身心健康、便于管理等因素外,还要考虑幼儿园所在地区的居民居住密度、入园率、合理的服务半径等因素。每个幼儿园的服务半径是根据学前儿童的体力特点和生活、教育的需要来确定的,一般要求不超过400~500m,最好在300m以内,使儿童能就近入园。幼儿园分设小班、中班和大班,小班学生为3~4岁幼儿,每班人数为20~25名;中班学生为4~5岁幼儿,每班人数为26~30人;大班学生为5~6岁幼儿,每班人数为31~35人。按班数来分,幼儿园有小型、中型和大型三类,小型为6个班以下(不含6个班),中型为6~9个班,大型为9个班以上(不含9个班)。幼儿园规模不宜过大,从方便管理和卫生保健的角度而言,一般以6~9个班为宜,一般不超过15个班。如果幼儿园的规划过大,便不易管理,尤其是在发生传染病时难以控制。在进行规划时,居民超过一万人以上时,宜采用托儿所与幼儿园分设的方法。

二、园址选择与园内布局

（一）园址选择要求

选择幼儿园的园址时要考虑各种环境因素对学前儿童身心健康的影响，还应考虑包括大自然在内的周围环境以及周围人们的劳动和社会活动与幼儿园的关联，要注意经济、适用，要既能满足幼儿园教学需要，又符合卫生要求，同时还要符合本地区、本园实际情况。

一般来说，适宜的园址符合下列卫生要求。

1. 居民相对集中、安全性强

幼儿园的园址应选在合适的地方，要方便学前儿童入园，保证途中安全，也要便于家长接送。为学前儿童安全起见，幼儿园园址应离开街道边线15～20米，既能够减少尘埃，又能够避免发生交通事故。另外，为预防地震和其他事故发生，幼儿园应避开地震危险地段、泥石流易发地段、滑坡体、悬崖边及崖底、风口、洪水沟口、输气管道、交通干道、加油站等，也不要建在有一定深度的水边。

2. 空气清新、环境安静优美

学前儿童正处于生长发育阶段，废气和噪音造成的污染会对学前儿童身心正常发育和健康产生极大危害。不少研究表明，生活在大气污染较严重的工业区的儿童，呼吸道感染尤其是上呼吸道感染的患病率明显高于对照地区。许多研究资料也表明，噪音不仅会损害儿童的听力，而且会使其中枢神经的调节功能紊乱，导致全身性机能失调，如肠胃功能紊乱、心跳加快、血压波动、产生慢性疲劳和烦躁情绪，等等，因此在选择幼儿园园址时，应尽可能避免或减弱污染对学前儿童的不良影响。

幼儿园所在的地段应空气清新，环境要幽美，应远离各种污染源，应避免将幼儿园设在传染病菌和空气污染的机构和厂矿企业附近，如医院、农药厂、化工厂、屠宰场等，周围也不应有垃圾场、化粪池、牲口棚、加油站和通信发射塔（台）等不利于学前儿童身心健康成长或危及儿童安全的设施。另外，为了保证幼儿园的相对安静以及学前儿童正常的学习和生活，应避免幼儿园与人员密集、环境嘈杂的场所毗邻，如闹市区、公共娱乐场所、网吧、火车站、飞机场、轮船码头等，以减轻噪音对学前儿童神经系统的损害。

3. 日照充足、场地干燥、排水通畅

幼儿园园址应该选择在阳光充足、地势平坦、地基干燥、易于排水、地下水位较低且有良好水源的地段。学前儿童室外活动场地应保证有一半以上面积在冬至日日照有效时间不少于2个小时。场地土质以砂砾土为好，因为砂砾土容易渗水，吸热性强，易于绿化。如果幼儿园阴暗潮湿，不仅会给幼儿园开展活动带

第五章 幼儿园的建筑和设备卫生

来不便,而且容易孳生蚊蝇,使得空气中的污染物不易被清除,从而影响学前儿童的身体健康和生长发育。

4.面积足够使用

幼儿园的用地面积包括建筑占地、室外活动场地及道路用地等,其多少取决于入园儿童的数量和幼儿园的类型。教育部规定,能容纳100名儿童的全日制幼儿园,平均每个儿童占地面积为15~20m^2,寄宿制幼儿园平均每个儿童应占地20~25m^2。如果城市幼儿园建筑按主体园舍建筑为三层楼房,附属建筑为平房,那么建设用地面积不宜大于幼儿园占地总面积的30%。

选择的园址应有足够使用的地皮面积。具体情况如表1所示。

表1 城市幼儿园用地面积定额

规模	用地面积(平方米)	用地面积定额(m^2/生)
6个班	2700	15
9个班	3780	14
12个班	4860	13

(中华人民共和国建设部及国家教育委员会《关于城市幼儿园建筑面积定额的规定》)

(二)园内布局要求

《托儿所、幼儿园建筑设计规范》中规定:幼儿园应根据设计任务书的要求,对建筑物、室外游戏场地、绿化用地、杂物院和道路等进行总体布置,各组成部分应有适当的配置,做到功能分区合理,避免相互干扰,方便(使用)管理,有利于交通疏散,朝向适宜,游戏场地日照充足,创造符合幼儿生理、心理特点的环境空间。

1.建筑物(房舍)

《托儿所、幼儿园建筑设计规范》中规定:有4个班以上的托儿所、幼儿园应有独立的建筑基地,并应根据城镇及工矿区的建设规划合理安排布点。托儿所、幼儿园的规模在3个班以下时,也可设于居住建筑物的底层,但应有独立的出入口和相应的室外游戏场地及安全防护设施。

(1)为避开街道的噪音、尘埃污染及避免交通事故的发生,房舍最好要远离喧闹的大街和通道,应建在园区的最里面,房舍正面宜向南,以建平房为好,也可建三层楼房,若幼儿园建筑按主体园舍建筑为三层楼房,附属建筑为平房,建筑用地面积不宜大于幼儿园占地总面积的30%。

(2)主体建筑指幼儿园的基本房舍,它是儿童的直接用房,包括活动室、寝室、盥洗室、厕所、更衣室、活动室等。幼儿园的主体建筑物应有良好的日照和朝向,最好是坐北朝南,可使室内光线充足,日照充裕,通风良好,并与附近的建筑物保持一定的距离。一般说来,西北方向与邻近建筑物的距离不得小于最高建筑物高度的

1.5倍,东南方向则不小于最高建筑物高度的2倍。在主体建筑物的高度方面,考虑到学前儿童的体力特点和安全需要,同时也为了便于开展各项户外活动,儿童的直接用房不能建成高层建筑。幼儿园的建筑一般以平房或二层楼房为宜。但因为城市人口密集,土地异常紧张,所以还要缩减用地面积,可以建2~3层。

若幼儿园房舍是楼房,要求楼房的顶部有防雷设施;走廊应安装防火设施;一幢楼最好有几个楼梯可同时使用,并有直接通向户外的楼梯,一旦发生意外,便于迅速疏散。为了方便学前儿童上下楼,楼梯的设计要考虑安全和通行性能,楼梯的坡度应不大于30度;根据幼儿步伐的平均长度和体力负担,踏步宽度宜为26cm,高度宜为13cm,楼梯两侧应安装适合学前儿童身体高度的护栏和扶手,扶手高度宜为60cm。阳台应安装不低于70cm的围墙,从消防和隔离等方面考虑,楼上应设有达到户外的楼梯。小班、中班应安排在低楼层,大班所在楼层可适当提高。

(3)附属建筑物指幼儿园的辅助房舍,如医务室、晨检室、隔离室、贮藏室、教职工办公室、会议室、值班室(包括收发室)、教职工厕所、厨房等,应与主体建筑物分开,注意排除各种不安全因素,以防意外事故的发生。

(4)幼儿园的建筑物应定期维修,外表要定期粉刷。房舍内部墙壁、地板,要定期喷、刷,房门前要放置擦脚垫。室内的设备及家具要经常擦洗和除尘。还可以经常给地板打蜡或擦油,以防灰尘飞扬。被褥、衣服要常洗常晒;门把手及玩具应定期消毒。除此之外,安全的设施是学前儿童生命安全的重要保障,幼儿园建筑设计必须符合国家现行的规划、消防、抗震、卫生等有关规定。关于建筑耐火等级,楼房不应低于二级,平房不应低于三级。幼儿园建筑物的每一层都应安装消防栓,室内消防栓一般要放在明显、易于取用的地方。在无消防栓的地方应设置消防用水蓄水池。幼儿园防火疏散通道的设置要符合学前儿童身心发展水平,抗震等级应与当地中小学校舍相同。

2.绿化面积要求

选择园址时,除要考虑修建建筑物所需的场地外,还要考虑要有足够的绿化用地。绿化用地包括集中绿地、种植园地和房前屋后、道路两侧的零星绿地。幼儿园宜有集中绿化用地,其中包括绿茵茵的草地、姹紫嫣红的花圃、茂盛的树木等,最好做到春有花、夏有荫、秋有果、冬有青,把幼儿园建成环境幽美的儿童乐园。绿化不仅能改善园内的局部小气候,如绿色植物不仅能净化空气、防风防尘,而且还能制造氧气、降低噪音、监测环境污染。环境幽美不仅有助于儿童稳定情绪、消除疲劳、保护视力,而且还能陶冶儿童的性情,培养他们热爱大自然的情感,促进他们身心健康发展。

国家教委、建设部在《城市幼儿园建筑面积定额》中规定:"绿化用地每个学生不少于$2m^2$,有条件的幼儿园要结合活动场地铺设草坪,尽量扩大绿化面积。"

第五章 幼儿园的建筑和设备卫生

绿化面积以占全园用地面积的 40%～50% 为宜。进行园内绿化时，不仅要考虑铺设一定面积的草坪，还应根据四季气候的变化，考虑活动室的采光要求，在活动室旁边、道路两旁科学地种植树木和花卉，树木的高矮要根据需要而定，如户外活动场地可种植草坪；场地四周临街处，要多栽种茂密的常青树，形成绿化保护带，起到防风防尘和减少噪音的作用；在建筑物的窗外，可以种植高大的落叶树，夏季枝繁叶茂，冬季树叶落了不影响采光，还可结合学前儿童科学教育需要，种植一些常见的树木和蔬菜。

园内的绿化应以花草为主，以乔灌木为辅，园内严禁种植有毒、带刺的植物，有臭味、飞絮多、虫害多的植物也不宜栽种，以免伤害学前儿童。

3.室外活动场地

室外活动场地包括分班活动场地和共用活动场地两部分。

(1)必须设置各班专用的室外活动场地。分班活动场地每生 $2m^2$，可与房舍或绿化地带隔开，各活动场地间宜分隔开。这样，一旦园内发现传染病，便于进行班间隔离和管理，有利于防止传染病的进一步传播。在场地上，可设置沙坑、各种游戏设备等。如果园地面积小，可以利用幼儿园附近的空地、林荫道、公园或体育活动场地。地面应是草地或有地毯、塑料铺垫的地面，相互之间可以用树木或道路隔开。

(2)应有全园共用的室外活动场地，以供节假日集会或组织集体活动时使用。

①共用活动场地面积每生 $2m^2$。

②要设置游戏场地、30m 直跑道、沙池、戏水池、种植园地和饲养区等。室外活动场地上的大中型运动器械应固定安装在软质地面上，器械之间要保持安全距离。沙池深为 0.3～0.5m，戏水池蓄水深度不超过 0.3m，它们面积的大小应与办园规模相适应，池中沙(不得使用工业用沙)、水应经常更换，保持清洁卫生。肥料及粪便要妥善存放，并要经常清扫。

③要有一定面积的水泥地，以便雨后马上就能组织活动。室外活动场地应具有良好的排水系统。室外活动场地也要注意保持卫生，由于学前儿童的活动或风吹等原因，室外场地容易尘土飞扬，应经常清扫场地上的泥土、积雪和树叶；天气干燥时，可以往场地上洒水，保持清洁。

④地面要平坦干净、无尘，要稍高于周围地面，要有可排泄雨水和雪水的斜坡。

⑤边缘可设置凉棚、亭子和长凳，供幼儿避雨、遮荫和休息。

4.道路用地

幼儿园内应有一定的道路场地。道路的好坏不仅会影响园内通行，而且会直接影响园容，影响学前儿童的学习、活动和健康，因此配置要合理，修筑质量、卫生状况要好。雨雪天不积水、不泥泞。用彩砖、碎石铺成的路面,不仅洁净、平整,而且不同的艺术造型还能给孩子带来美的享受。用水泥、柏油铺成的路面既坚实耐用,又易于清扫和保持清洁。园内主要道路应根据通行和消防要求建设。幼儿园疏散通道中不应使用转门、弹簧门和推拉门,安全通道不能堆放杂物,另外主要出入口的设计应有利于交通疏散,不宜设在交通主干道。园门外侧必须留有缓冲地带。

三、幼儿园各室配置的卫生要求

（一）幼儿园各室配置的卫生原则

幼儿园各室的配置应保证学前儿童的生活和卫生制度的执行,应便于学前儿童的睡眠、进餐、户外活动等进行,应便于预防和控制传染病在园内的流行,同时也要便于学前儿童养成良好的卫生习惯。

目前,我国不少幼儿园是利用旧建筑改建的,难以满足幼儿园的环境卫生要求,为保证幼儿身心健康发展,幼儿园的房舍必须空气流通,光线充足,温度适宜,不拥挤,不潮湿。

幼儿园的房舍包括活动室、寝室、盥洗室、衣帽间、厕所和储藏室等。每套用房都要有自己的出入口,以利于对传染病的管理。若条件有限,全日制幼儿园的活动室可兼作寝室,使活动室有足够的面积。一套用房要以活动室为主,互相连接。为了便于使用,也为了便于保教人员管理及照顾幼儿,其他房间应如同"众星捧月"一样围绕活动室,并与活动室相连通。

在条件不具备的情况下,可以考虑两个班合用一个盥洗室和厕所,但两个班用盥洗室和厕所的时间要错开,避免发生安全事故。每个班级用房的配置一般应以活动室为主,其他各室分别与之连接。每个班的单元房间都应有出入口和通向游戏场地的过道。

除儿童用房外,幼儿园还应配置医务室、隔离室、厨房、储藏室、洗衣室、传达室、办公室、教工厕所等,医务室和隔离室可设在门厅处,以便对幼儿进行晨检和进行身体测量、预防注射、疾病的诊治和隔离等。

国家建设部、教委在1987年颁布了《托儿所、幼儿园建筑设计规范》,要求幼儿园主要房间面积应满足表2所示的规定。

表2　幼儿园主要房间的最小使用面积（m²）

房间名称		规模			备注
		大型（12班）	中型（9班）	小型（6班）	
幼儿生活用房	活动室	50	50	50	每班面积
	寝室	50	50	50	每班面积
	卫生间	15	15	15	每班面积
	储藏室	9	9	9	每班面积
	音体室	150	120	90	共用面积
服务用房	医务室	12	12	10	共用面积
	隔离室	2×18	8	8	共用面积
	晨检、接待室	15	12	10	共用面积
供应用房	幼儿用厨房	101	77	44	共用面积
	消毒间	12	10	8	共用面积
	库房	30	20	15	共用面积

（二）幼儿园各室的卫生要求

幼儿园各室的设计应保证幼儿园生活制度的执行，要便于幼儿开展各项活动，并保持幼儿园的清洁卫生，给幼儿创设良好的环境条件，促进其生长发育，预防疾病，保持身心健康，此外还应重视安全设施建设。

1.活动室建筑设计要求

活动室是一个小型的多功能的使用空间，是学前儿童生活、活动的主要场所。为保证学前儿童在活动室内正常地开展各项活动，活动室要有一定的面积和高度，以保证学前儿童有足够的活动面积和空气容量，同时应有一定的空间存放儿童用的家具、各种大型的玩具等。

我国近年来的研究表明，在每个幼儿平均占地2.4m²（指纯地面积，即活动室面积减去设备和材料占地面积）以上的情况下，幼儿会更多地参与活动，幼儿相互之间合作行为的发生率较高，攻击性行为的发生率较低。

活动室是学前儿童直接用房中的主要部分，在设计时要符合以下几点卫生要求：

（1）有足够的空间和合理的形状。为了方便幼儿上课、游戏和进餐等活动的进行，活动室必须宽敞。活动室面积应根据每班儿童数及开展各种活动的需要来确定。城市幼儿园的活动室每班一间，使用面积为90m²，供开展室内游戏和其他各种活动以及学前儿童午睡和进餐时使用，如寝室与活动室分设，活动室的使用面积不宜小于54 m²。按我国国家建设委员会规定的建筑设计指标，每间容纳25名学前儿童的活动室的面积为62m²，即每名学前儿童占2.5 m²，活动室室内的净高在 3.0～3.3m,不低于 3m。活动室的平面形状为矩形,在采用矩形时,长宽之比不宜大于 2,以便于保育人员管理。

(2)有良好的日照条件。活动室的光线情况会直接影响幼儿的视力和情绪。活动室要采光良好,光线要充足。应保证活动室冬至日满窗日照的有效时间不少于连续 3 个小时,为了保证室内有充足的光线,活动室应两面设窗,窗高(由地面至窗上缘高)要不低于 2.8m,为了使学前儿童能在室内向外远眺,窗台距地面的高度应为 50～60cm。

(3)设计必须重视安全性。如房间离门的直线距离最远不能超过 14m,最好有两扇门,门宽要大于 1.2m,若只有一扇门,宽度应大于 1.4m,且不能向外开,最好是由外向里开。还应避免做落地玻璃门,环境布置及所使用的物品不能有突出的尖角,学前儿童使用家具的边角应为圆弧形。幼儿活动区域的窗台边不得放置幼儿可攀爬的物体。室内活动区域必须安装漏电保护装置,所使用的电源插座应为安全型的,并安装在学前儿童不能触及的位置。装修材料及新添置的设施设备,应符合国家《室内装饰装修材料有害物质限量》标准。

(4)室内的装修应考虑学前儿童的特点。活动室环境布置以明快、淡雅为宜,如活动室的地面宜铺设地板,地板应选用颜色较深的暖色,以便保温、防潮和打扫,且会使学前儿童产生稳定感;墙壁及棚顶宜刷白色,墙围可刷浅色,以增强室内漫射光的反射效果,使室内显得更敞亮,且无压抑感;窗户上应装有质薄色浅的窗帘,避免阳光直射学前儿童的眼睛,夏季还应装上纱窗。

2. 寝室床位要求

幼儿园要科学地安排学前儿童的生活,活动安排要动静交替。全日制幼儿园每天在园应有 3 个小时的睡眠时间,寄宿制幼儿园要保证学前儿童每天在园有 11～12 个小时的睡眠时间。寄宿制、全日制幼儿园应设有专门的寝室,以供学前儿童睡觉之用。寝室各项指标是否符合卫生要求,会直接影响学前儿童的睡眠质量,寝室的卫生要求有如下几点。

(1)寝室要独立设置,平均每个学前儿童的面积为 $3\sim4m^2$,空气容量为 $12\sim16m^3$。全日制幼儿园可以将寝室与活动室合并设置,其面积可按两者面积之和的 80% 计算。

(2)寝室内应配备供学前儿童睡眠的单层固定床,每生一床。为避免学前儿童卧床时密切接触,减少飞沫感染机会,也为避免学前儿童之间相互干扰,便于保教人员巡视及护理,床与床之间要保持一定的距离,床头间距应为 0.5m 左右,两行床间距离为 0.9m 左右,床与墙或窗间距离不小于 0.6m。全日制幼儿园如果房舍不足,可安装双层床、折叠床、活动翻床和组合床等,用此方法,可以将活动室兼做寝室,但这种做法是不被提倡的,只是权宜之计。

(3)创设宁静、舒适、整洁的睡眠环境。寝室应整洁、安静、冬暖夏凉,要挂设

第五章 幼儿园的建筑和设备卫生

质厚色深的窗帘。寝室要与厕所靠近。环境色彩宜选择明度不高的冷色,如浅绿、浅黄等,给儿童安定、凉爽的感觉,帮助他们快速进入睡眠状态。

(4)其他卫生与安全要求同活动室。

3.卫生间的卫生要求

卫生间包括盥洗室和厕所,学前儿童使用的卫生间应分班设置。根据国家的规定,城市幼儿园每班要配置卫生间,使用面积为 $15m^2$。卫生间的设计应符合以下卫生要求:

(1)临近活动室和寝室。盥洗室宜位于厕所与活动室或卧室之间,以免厕所内的臭气直接进入活动室或卧室,也便于学前儿童用餐后洗好手再回到活动室。学前儿童对排尿反射的抑制能力较差,为方便学前儿童及时排尿,并有利于培养学前儿童良好的卫生习惯(如经常洗脸、洗手),盥洗室和厕所不应离活动室和卧室过远,若盥洗室和厕所设置在室外,更应注意这一问题。

(2)厕所和盥洗区域应分开,并要自然通风,以免厕所内污浊气味直接进入活动室或寝室。另外地面地砖应防滑、易清洗。

(3)盥洗室应安装盥洗台及防溅水龙头。盥洗台高度为 50～55cm,宽度为 40～45cm,长度约 3m。建议安装 6～8 个水龙头,水龙头出水口高度为 65～75cm,水龙头的间距为 35～40cm。寄宿制幼儿园或条件较好的幼儿园还可设置沐浴室,配置多个沐浴喷头,如没有条件,可在盥洗室内设置沐浴喷头。在炎热地区,各班的盥洗室应设置冲凉浴室。热水洗浴设施宜集中设置,凡分设于班内的应装在独立的浴室内。

此外,还应酌情放置盥洗用的橱子、架子等,每人一格。学前儿童的盥洗用品应该分放,且要做到专人专用,并要用各种图片或名字作标记。为了预防疾病传播,盥洗室毛巾架设置应注意使每条毛巾间保持一定距离,避免相互接触。一般要求毛巾架的水平间距为 0.15m,行距为 0.35～0.50m,最上一行距地面不超过1.2m,最下一行小班距地面不超过 0.5～0.6m,大班和中班为 0.6～0.7m。学前儿童使用的饮水杯要注意防尘,要定期蒸煮消毒。另外还可配备与学前儿童身高、数量相适应的梳洗镜,以便学前儿童检查仪表。要注意的是,学前儿童与教职工洗浴设施不宜共用。

(4)每班厕所至少要设有小便池1个(4 个位),长 2.5m;大便槽(器)一个(4个位),长 3m,宽 0.15m;大污水池 1 个。无论是使用沟槽式,还是使用坐蹲式大便器,均应有 1.2m 高的架空隔板,并要加设幼儿扶手,以帮助幼儿便后起身。厕所要定期打扫和消毒。厕所最好是水冲式,要经常通风和消毒,保持卫生,减少异味。供保教人员使用的厕所可以另行集中设置,也可在班内分隔设置,其要求与一般公共建筑相同。

4. 医务室、隔离室、厨房要求

除儿童房间外，还应设有医务室、隔离室、厨房等。

因为医务室是医务人员对学前儿童进行身体检查、测量、预防注射和诊治疾病的房间，所以医务室宜设在门厅旁，若为楼房，应设在底层。室内应设有水龙头及盥洗器具，备有简单的医疗器械和常用药品，并且室内要通风良好，阳光充足。

隔离室是对疑似传染病学前儿童进行观察、治疗的房间。为处理可疑的传染病患儿，幼儿园应设隔离室。隔离室宜与医务室相邻设置，与基本用房保持适当距离，且应有单独的出入口。有条件的幼儿园最好设置多间隔离室，以便分别进行隔离、观察和治疗，防止交叉感染。每间隔离室应设置1~3张床位，并设有专用的盥洗用具和厕所。隔离室的出入口要远离活动室，并有单独的通向街道的出入口，便于接收食物原料、食品，也方便搬运各种物品、运送垃圾等。

厨房内应配置各种烹调设备，要配置洗切食物、储存生熟食物和洗刷食具的设备，要配置对食具进行消毒和保洁的设备以及防鼠、灭蝇、灭蟑螂的设备和防尘的设施等。在设计要求上，厨房应有通向街道的单独出入口，并与主体建筑物分开，单独设置，以避免厨房的烟尘、潮气和噪音进入其他房间，对学前儿童身体健康产生不良影响，但距离又不宜过远，一般不得超过20m。

四、室内的通风与采暖

为使机体不因天气、季节的变化而受到影响，常常在居室里维持一种适合于人体健康和生活活动的人工气候，这种人工气候又称为"室内微小气候"。

人与环境之间通过吸热和散热保持热平衡。环境小气候的各要素，如温度、湿度、风速、日照等对人体的热平衡都有影响。一般来说，室内外温度不宜相差太大，否则人们进出容易感冒。夏季室温一般以24℃~26℃为宜，冬季北方地区室温以21℃~22℃为宜，南方地区以17℃~18℃为宜。在同一居室内，房间各处的温度相差不宜过大，昼夜之间的温差也以不超过6℃为宜。

空气的湿度与人体的热平衡和温热感也有很大关系。在高温条件下，随着湿度的增加，人的体温和脉搏也相应增高。在低温条件下，湿度越高，人散热就越快，就会感觉越冷，由此会引起毛细血管收缩、代谢降低、营养失调、冻伤等。

在幼儿园里，室内适宜的微小气候是必需的，室内温度过冷、过热或骤然变化，易导致儿童患上呼吸道感染等疾病。为保证活动室和寝室内有充足的新鲜空气和适宜的微小气候，必须设置合理的通风和采暖设备，以保证儿童的身体健康。

第五章　幼儿园的建筑和设备卫生

（一）通风

通风是指室内空气与室外空气的流通，其目的是通过空气的流动，排出室内的二氧化碳等污浊空气，传入室外的新鲜空气，调剂室内气温和气流，使学前儿童感到舒适。学前儿童对于气温、湿度等变化的机体调节机能的发育还不完善，对于氧的需要量相对较大，如果室内气温过高、过低，或者骤然变化，就容易患上上呼吸道感染等疾病。室内新鲜的空气和适宜的微小气候对学前儿童的正常发育和健康是很重要的。

学前儿童在集体环境中生活，如果室内不通风，时间长了，活动室或寝室内的空气会变得浑浊，二氧化碳、水蒸气以及重离子的数量会增加，室温会上升，降尘量会增加，细菌污染的可能性会增大，就会出现有机杂质、氨、硫化氢等物质。在卫生学上，常以空气中二氧化碳的含量作为评价空气清洁程度的重要指标。当空气中的二氧化碳的浓度为 0.1% 时，可使学前儿童精神不振，注意力涣散，易于疲劳，甚至产生头痛症状，并诱发呼吸道传染病。因此，室内空气中的二氧化碳的含量以不超过 0.1% 为宜。此外，冬季采用火炉取暖的幼儿园，还必须严密注意室内一氧化碳、二氧化硫等有害气体的浓度。

通风的形式可以分为自然通风和人工通风两种。

1. 自然通风

自然通风是依靠风力和室内外气温差而引起不同速度的气流来实现的，是室内通风的主要形式，幼儿园中多采用这种形式。其特点是由于风力和室内外气温差，引起不同速度的气流，风力和室内外气温差越大，气流的速度也越大，通风所需时间就越少。自然通风可通过建筑物外壁的气孔、地板、天花板的孔隙，通过墙壁、门、窗和特设的管道而进行空气交换。在门窗关闭的室内，仅靠建筑物的孔隙所交换的空气是很少的，如一般的砖墙结构只能满足室内换气需要的 1/10。因此，室内外的气体交换主要是通过开窗换气的方法实现的。幼儿园应按不同天气制定合理的开窗制度，即开窗的面积大小及开窗的时间。当活动室的外墙窗户和对面门上的窗户全部打开，形成空气对流时，10 分钟内就可换气一次。

为了加强自然通风，在设计房屋时，应考虑有足够的窗面积，也可在相对两侧设窗或门，使空气对流，便于迅速换气。还可安装在寒冷季节使用的通风小窗。通风小窗应安装在大窗上部，呈风斗式，以小窗底部为轴，向室内开放，回转角约为 30 度。室外气流经风斗式小窗流向天花板呈弧形下降，这样冷空气不会直接吹学前儿童头部，也不致使室温骤然下降。通风小窗的面积应为室内地板面积的 1/40 或 1/50。通风小窗的结构和装置应便于使用。

根据学前儿童新陈代谢的需要，每名学前儿童每小时需要的新鲜空气量约

为 $16.66m^3$,此数据可通过以下公式计算获得。

每名儿童每小时所需新鲜空气量为:

每名儿童每小时呼出的二氧化碳量/每立方米空气中二氧化碳的允许量—新鲜空气中二氧化碳的含量 $=0.01/0.001-0.0004≈16.66m^2$

若活动室的容积为每名学前儿童 $5 m^2$,那么,为保证室内空气新鲜,每小时应开窗换气3次。

为保持室内有新鲜空气和适宜的微小气候,应按季节和天气情况制定合理的开窗通风制度。在温暖的春秋季节和炎热的夏季而又无大风时,活动室等学前儿童用房应尽量打开所有窗户。在初春、晚秋和冬季可充分利用通风小窗进行换气。例如每天在学前儿童上课前和下课后,都打开通风小窗。当学前儿童离开活动室进行户外活动时,可打开大窗通风,如室内取暖设备比较完善,虽在冬季,也可整日开着通风小窗。通风换气时间的长短,应根据室内气温情况确定(见表3),一般室内外温度差越大,通风换气的速度就越快,所需要换气的时间就越短。

表3 在不同的室外气温条件下活动室通风所需时间

室外气温(摄氏)	10—8	5—0	0—5	−5—10	−10 以下
活动室通风时间(分钟)	4—10	3—7	2—5	1—3	1—1.5

2. 人工通风

在采用自然通风,室温仍达到30℃以上时,应采用人工通风的辅助设备如电扇等。人工通风的方法是用动力(如电扇、空调器)进行的强制对流通风。如果人工通风使用不当,就会影响人的身体健康。

在夏季,人们常在居室内使用电风扇,因为风速对室内气温的调节有一定的作用,并可以排除室内污浊空气。其副作用在于长时间地固定向人体直吹,会使体表排汗失调,体内产热和散热失去平衡,产生"电扇病",轻者会鼻塞、疲劳、头晕、头痛、恶心、呕吐、失眠、腰背酸痛,重者会出现其他疾病,最常见的是导致周围性面神经麻痹、肌纤维组织炎、肩关节周围炎、坐骨神经痛及伤风感冒,还可诱发冠心病、高血压病和中风。

此外,使用空调可以调节室内温度、湿度,并能过滤空气中的灰尘。空调使用不当会使人头晕、咽痛、感冒,有的人还会出现腰酸背痛、肠胃炎,甚至发生面部神经麻痹等"空调综合征"。

厨房、卫生间等均应设置独立的通风系统。

(二)采暖

学前儿童活动室应保持一定的温度和湿度,便于他们进行活动。在寒冷的

第五章 幼儿园的建筑和设备卫生

冬季,活动室内既需保持合适的气温,又要保持室内空气新鲜,必须在进行室内通风的同时,保证采暖合理,为此活动室内必须设有取暖设备。

幼儿园的采暖方式一般分为集中采暖和局部采暖两种。

1. 集中采暖

集中采暖有蒸气式(气暖)和热水式(水暖)、空调采暖三种。幼儿园一般适用热水式采暖和空调采暖。

蒸气式和热水式采暖由锅炉房供给蒸汽或热水,经导管输入室内的散热器,以提高室内的温度。采用蒸气式采暖时,由于散热片表面温度较高,易导致学前儿童烫伤,同时有机尘埃加热后,还会发出臭味。在停止供热后,散热片很快会冷却,使室温有波动较大,易造成儿童适应困难,容易感冒。而采用热水式采暖,经锅炉加热后的水温不超过 95℃,散热片表面温度不高于 70℃,在停止供应热水时,散热片中的热水逐渐冷却,室内温度波动较小,可使室内温度相对恒定。因此,幼儿园活动室内以热水式集中采暖方式为宜。

热水式采暖时还可采用平铺辐射式采暖,即将室内散热片改为迂回式导管,平铺在室内地板或者内墙和天花板内。此种采暖方式的优点是室内各处温度差不大,并可防止学前儿童受伤。但这种方式热能消耗量较大,不够经济。

空调采暖有中央空调采暖和单空调采暖。中央空调采暖较单空调采暖的优点是室内各处温度差不大,比较安全,但空调机采暖耗电、费用高,适于条件较好的小型幼儿园使用。

2. 局部采暖

在规模较小、经济条件差的幼儿园,由于不具备集中取暖条件,往往采用局部采暖的方式。

局部采暖有明火取暖和电热取暖两种形式。明火取暖有火炉、火墙、火炕和地炕取暖等,其中以火墙采暖为宜。电热取暖有电热取暖器、电热油汀取暖器取暖等。

局部采暖的缺点是室内不同位置的温差较大,空气干燥,空气中烟尘和有害气体的含量较多,容易导致煤气中毒和烫伤。使用电热取暖相对比较卫生。

3. 采暖的卫生要求

(1)幼儿园室内采暖后的温度应使学前儿童保持舒适的感觉,便于学习和活动,温度要适宜。(如表 4 所示)

表 4　幼儿园各室适宜温度

房间名称	室内温度(℃)
活动室、音体室、寝室、办公室、医务室、隔离室	20
盥洗室、厕所	22
浴室、更衣室	25
过道	16

(2)室内温差不宜过大。室内水平面各点的气温差及垂直各点上(头部和足部)的气温差,最好不超过2℃,卧室内一昼夜气温差不应超过6℃。

(3)采用集中热水式采暖时,应注意散热片平滑以便于清扫,可将散热片设在外墙下的墙壁凹处,以便形成较好的气流条件;散热片上的温度不应超过70℃;幼儿园儿童用房的散热器必须采取防护措施,散热片外要设暖气罩,以免造成烫伤事故。

(4)二层以下房屋采用壁炉、火墙局部取暖时,必须有高出屋面的通风、排烟措施;在使用火炉和炭盆取暖时要有炉胆和烟筒,便于排烟;火炉、壁炉周围应设隔热铁板或栏杆,以防止烧烫伤、一氧化碳中毒、烟尘飞扬和火灾;用火墙、火炕取暖,则需注意防止漏烟,烧墙(炕)可在室外,以防烟尘进入室内;使用电热取暖器时,要提醒儿童不要离电热取暖器太近,以防触电和烫伤。

必须强调的是,不论采用哪种方式取暖,都应注意保持室内的空气新鲜,适时开窗通风换气,并采取一些有效措施,保持室内空气湿度合理。冬季室内的相对湿度标准为30%～80%,以50%较理想,风速不宜超过0.3m/秒。

五、室内的采光与照明

采光和照明的目的在于给学前儿童提供良好的视觉环境,为其安全和用眼卫生、提高生活和学习的效率提供有力保证。幼儿园的房舍,特别是活动室内若采光充分、照明良好,不仅能减轻学前儿童的视觉疲劳程度,预防近视,而且还会影响他们的心理状态,使他们感到舒适和心情愉快。此外,太阳光中有波长较短的紫外线,能够透过普通玻璃进入室内起到灭菌、增强儿童机体免疫力、预防和治疗儿童佝偻病等作用。

(一)采光

采光又称"自然采光",是指以太阳光为光源的采光。室内自然采光状况,除了与太阳光强弱(纬度、地区、季节、天气状况等)有关,还与室内的玻地面积比、室深系数、采光系数、墙壁的色调以及室外遮挡物的状况等多种因素有关。

1. 影响室内自然采光的因素

（1）采光窗面积的大小。玻地面积比是指窗的透光面积（玻璃的透光面积）与地面面积之比，它是衡量室内采光状况的一项重要指标，符合卫生要求的幼儿园活动室的玻地面积比应不低于 1∶6，而采光窗的面积是决定室内采光是否充分的主要因素。

（2）采光窗的上缘距地面的高度。室深系数指的是窗的上缘距地面的高度与室深之比，符合卫生学要求的是幼儿园活动室若是单侧采光，室深系数应不小于 1∶2，若是双侧采光，室深系数则不应小于 1∶4。室深系数也可用投射角（入射角）来表示，根据卫生学的要求，室内桌面的一点到窗侧所引的水平线与该点到窗上缘之间的夹角应不小于 27°。在实际检测自然采光时，常用室深系数作为衡量室内照度均匀性的指标。为了使学前儿童的活动室有较大而又均匀的照度，活动室窗的上缘应尽可能提高。窗上缘位置低，近窗处桌面照度虽很大，但远窗处桌面的照度却很小；窗上缘位置提高，近窗处桌面的照度虽有下降，但远窗口处桌面的照度却有较大提高，可以使室内照度的均匀性有很大改善。

（3）采光窗的形状、清洁程度。室内采光的均匀程度和照度大小与窗的形状和窗间距离有关。在采光窗透光面积相同、窗台高度一致的情况下，竖向长方形窗在室内进深方向的光线均匀程度和照度较好，横向长方形窗在室内长度方向的均匀程度和照度较好，正方形窗则居于前两者之间。室内窗间距离宽，室内产生的暗区亦宽，会影响室内光线分布的均匀程度和照度。

玻璃窗的清洁程度对采光也有影响。普通明亮的玻璃的遮光率为 10% 左右，而被尘埃污染的玻璃的遮光率可达 20%～30%。

（4）室内环境、设备的色调。室内采光与室内墙壁、天花板以及室内设备的色调有关。各种色彩的反射率是不相同的。（如表 5 所示）浅色反射率高，深色反射率低。

表 5　墙壁和家具设备颜色的反射率

颜色	白	淡米黄	浅黄	天然木	浅蓝	浅褐	墨绿
反射率	0.8～0.9	0.7～0.8	0.5～0.6	0.4	0.3	0.15	0.1～0.2

另外，活动室外的建筑物、高大的树木等遮挡物体，对室内采光影响也很大。

为了综合地评价活动室的采光状况，可以用室内桌面上一点的照度与同时间室外开阔地天空散射光的水平照度的比值，即采光系数（自然照度系数）为指标。一般要求离窗最远的桌面上的采光系数（原称"自然照度系数"）不低于 1.5%。自然照度系数是评价室内采光的一个较理想的客观指标，它不会由于气候、季节的变化或测量时间的不同而发生很大的变化。

2. 幼儿园活动室内自然采光的卫生要求

（1）为了保证活动室的玻地面积比和室深系数符合卫生学要求，幼儿活动室应尽量坐北朝南,有足够大的的窗户总面积,窗的上缘离地面的高度也应足够大。活动室的窗户应选择大的玻璃,窗高(窗的上缘)应不低于2.8米,以保证有充足的阳光照射;为了保证窗下桌面光线的照度,窗下缘应与儿童桌面齐,平均高为50~60cm,这样既能保证桌面上有充足的光线,又方便儿童远眺,调节视觉功能。

(2)要经常保持活动室内门窗玻璃和家具的清洁,室内墙壁应定期粉刷,以保证室内有充足的照度,避免儿童产生视觉疲劳。

(3)为改善室内采光条件,室内天花板和墙壁宜刷成白色或浅米黄色,室内家具以漆成淡色为好,放置黑板的那面墙可刷成浅绿色,使墙壁颜色与黑板颜色不致相差太远。

(4)活动室内各处采光要求光线分布均匀、光质柔和、有适宜的亮度对比,不应有的地方光线很强,有的地方光线却很暗淡。另外,为了避免眩光和直射光对学前儿童视觉的影响,可采取相应的遮光措施,以保护学前儿童的视力,例如在放置黑板的墙壁上不开设窗户、在夏季时要安装窗帘等遮光物等,如果活动室为单侧采光,那么光线应来自左侧,以免造成手部阴影等。

(5)活动室应远离高大建筑物,活动室与邻近遮挡物的距离不应小于该遮挡物高度的2倍,为增强反光,遮挡物宜粉刷成白色。

(二)人工照明

人工照明又称"照明",是指利用白炽灯、荧光灯等人工光源来获得照明以辅助自然光的不足的方法。为给学前儿童创造舒适愉快的视觉环境,活动室除应有良好的自然采光外,还需要有合适的人工照明,以弥足自然采光的不足。阴雨天或冬季的早晚,均需人工照明。寄宿制幼儿园的寝室还应设置夜间巡视照明设施。

幼儿园活动室人工照明的卫生要求。

1.室内有足够的照度

有研究表明,照度的大小对学前儿童的视觉功能和学习效率有直接影响,当照度范围为10-1000LX(勒克斯:照度单位,一流明的光通量均匀分布在$1m^2$面积上的照度)时,照度越大,视觉疲劳越轻,眼睛分辨细小对象物的能力就越强。

活动室人工照明要求能保证最低限度的照度。室内照度的大小主要取决于灯的种类、功率和数量。幼儿园主要房间的照度要求如表6所示。

表6 幼儿园主要房间平均照度标准

房间名称	照度值(LX)
活动室、音体室	150
医务室、隔离室、办公室	100
寝室、厨房	75
卫生间、洗衣房	30
门厅、库房	20

2. 照度分布均匀,不产生或少产生阴影

人工照明要求室内各点照度之差不能过大,要不产生或少产生阴影。照明的均匀程度常以均匀系数作为指标,均匀系数指的是室内最低照度与最高照度之比,一般要求该系数不小于0.7。室内照度的均匀程度主要取决于灯的数量和灯的悬挂高度。在灯的数量相同的情况下,均匀系数一般随灯的悬挂高度的升高而加大,而桌面的照度却因悬挂高度的升高而降低。因此,要根据灯的具体使用情况来确定灯的功率、数量和悬挂高度。所以室内灯具的布置要同时考虑桌面的照度和均匀系数。一般五六十平方米的活动室,可以安装6只40W的日光灯,白炽灯每个应为100~200W,3个一行,共两行,各灯间的距离为2m,灯与墙之间、与桌面之间的距离也是2m。

3. 没有或尽量减少眩光作用

人工照明还要求避免或减少眩光,即在学前儿童的视野内应看不到强烈的发光体,如裸露的白炽灯等。为了减少眩光,白炽灯泡可改为磨砂灯泡,或装上能形成漫散光的灯罩,或使用具有一定大小保护角的灯罩。当学前儿童注意黑板时,其视线与发光体间形成的夹角越大越好,最低不小于30°。

幼儿园的活动室、医务室、隔离室、办公室等宜采日光色光源的灯具照明,其余场所可采用白炽灯照明。当使用荧光灯照明时,应尽量降低闪效应的影响。

第二节 幼儿园的设备卫生

幼儿园的设备构造与运用都会对学前儿童的发育和健康产生直接影响,如书本画册对视觉机能有影响;玩具与流行病、病毒传播有关联;桌椅则与机体的形态关系密切。

幼儿园的设备主要包括家具、教学具、卫生用具、玩具、体育器械等。

幼儿园设备的基本卫生要求是要符合学前儿童身心发展的特点,要安全、坚固、耐用、价廉物美,不会对学前儿童的身心健康造成损害。

一、桌椅卫生

在幼儿园,桌椅是学前儿童进行学习、游戏、进餐、饮水、休息等必需的。幼儿园保教人员常将两张或多张桌子组合在一起,供若干儿童共用一桌,在一日活动进行中,根据不同的需要,桌子布置的形式可以变化。儿童椅是一人一把,尺寸、结构合理的桌椅有利于学前儿童保持正确坐姿,能减轻其疲劳程度,并有利于保护他们的视力,否则就有可能造成学前儿童姿势性脊椎弯曲或近视、弱视。

幼儿园桌椅最基本的卫生要求是能使学前儿童形成良好的坐姿。良好的坐姿应该是脊柱正直,活动时头部微前倾或微后倾,不耸肩,不歪头,两肩之间的连线与桌缘平行,前胸不受压迫,大腿水平,两足着地,保持一个均衡稳定而又不易增加疲劳程度的体位,使血液循环流畅,呼吸自如,下肢的神经干、血管不受压迫,且能适度地变换体位,避免长时间一个姿势。

(一)桌椅的尺寸应符合学前儿童的身高及身体各部分的比例等因素

幼儿园学前儿童桌椅的尺寸主要有桌高、桌下净空高度、桌面宽度、桌面深度、椅面高、椅面宽度和椅面有效深度等。为了让学前儿童保持正确的坐姿,他们的桌子必须与椅子相配套。

桌椅各部分尺寸和人体的关系密切,相当复杂。符合卫生学要求的桌椅能使学前儿童在最舒适的坐姿下进行各种活动,不符合卫生要求的桌椅则会使学前儿童坐姿不良,肌肉持续紧张,疲劳程度增加。

1. 桌椅高度差

桌椅高度差是指桌面与椅面的高度之差,它是儿童桌椅中对学前儿童坐姿影响最大的一个指标。合适的桌椅高度差应等于椅高的1/3。合乎卫生学要求的桌椅高差,能使学前儿童就座时双臂自然地放在桌面上,两肩齐平,背部挺直,眼睛与书本的距离合适。如果桌椅高度差太大,就会使儿童耸肩或单肩提高,尤其是右肩就要抬高,眼与书本的距离就会近,时间久了,会造成脊柱侧弯;如果高度差过小,儿童身体就会过度前倾,用胸部支撑上身的重量,致使胸腹腔内的脏器受压,而且还容易使胸骨变形,脊柱后突,导致驼背或近视。

2. 桌下净空高度

桌下净空是指就座儿童放置下肢的空间。足够大的空间可以使儿童小腿和脚前后移动自如,不受阻碍。桌下净空高度是指大腿上方的桌下构件离地面的垂直高度。为了保证学前儿童使用的桌子有足够的桌下净空高度,桌子可不设放置书物的抽屉或搁板,也可不设踏板,这样不仅可使学前儿童能自由放置下肢,还可减轻桌子的重量,便于搬动。

3. 桌面

宜用平面桌,每名学前儿童所占的平面桌面的长度约为50cm,宽度约为35cm。桌面的面积可大可小,双人坐、四人坐或六人坐均可。这些桌子各有其优点和不足。双人桌有利于学前儿童注意力的集中,有利于采光角度的选择,却不利于学前儿童在游戏和操作活动中的交流讨论,所占面积也较大。四人桌、六人桌方便学前儿童的小组交流与讨论,有利于激发学前儿童的思维,有利于培养学前儿童的合作、交往能力,却不利于学前儿童在数学、阅读、画画等相对独立的活动中集中注意力,同时也不能保证每个学前儿童都能得到自左上方射来的光线。一般来说可根据实际情况,采用不同类型的桌子,如梯形的桌子,单张可两人使用,两张可以拼成六边形的桌子使用,也可围成一圈方便学前儿童学习和活动。无论是哪种组合,进行桌面活动时,其采光方向以及光线的强弱都应符合基本的卫生要求。

4. 椅高、椅深、椅宽、椅背

椅子的尺寸包括椅高、椅深、椅宽、椅背。

(1)椅高指椅面前缘的最高点距离地面的高度。合适的椅高等于小腿的长度加1厘米左右(在穿鞋的情况下),能保证躯干的重量能够合理地分布在臀部、大腿和足底三个支撑面上,就座时,大腿大部分平放于椅面上,与小腿成直角,腘窝部不受压力,脚底着地,下肢可着力于整个脚掌上,两脚也可前后移动。若椅面过低,儿童就座时大腿的前部就会抬起,支撑身体部分的面积就会减少,同时小腿不能自由活动,血液循环会不好,容易疲劳;若椅面过高,儿童的双脚就会悬空,不但会失去双脚对身体的支撑,也会压迫下肢的血管和神经,会造成小腿麻木,为了使脚掌着地,儿童要前移臀部,这会造成坐姿不稳,容易疲劳。

(2)椅深指椅面的前缘到后缘的宽度。适宜的椅深应为大腿长的3/4或2/3,前缘应无棱角,椅面上有弧形槽为好。学前儿童就座时,大腿的后3/4置于椅面上,小腿后面要留有空隙。椅深过大,学前儿童的腘窝神经血管易受压迫;椅深过小,则会减少支撑面,容易疲劳。

(3)椅宽指椅面左右两侧的距离。椅宽应略大于坐姿臀宽,合适的椅宽应是学前儿童臀部的宽度再加5~6cm。椅宽过大,会增加椅子的重量,不便于学前儿童搬动。

(4)椅背上缘应高过学前儿童肩胛骨下缘,椅背下缘离椅面应有一定空隙,以便臀部前后移动。椅背的形状应与腰背部外形相吻合,在腰部应设有横档,并向后倾斜3°~7°角为宜,不宜过大。

5. 桌椅间距

如果桌椅间距过窄,胸部就会受挤压,上身活动就会不方便;如果桌椅间距过宽,看书、绘画时,上身前倾,就容易疲劳。桌椅间距包括椅座距离和椅背距离。椅座距离是指近缘上下所引的垂线与椅座前缘之间的前后距离。合适的椅座距离是学前儿童在学习和活动中,桌椅之间应有 2~3cm 的距离。椅背距离是指椅背到桌子近缘之间的水平距离。合适的椅背距离应当是就座的学前儿童胸腔的厚度再加 3~5cm,这样既能避免桌子挤压胸部,又能使学前儿童很好地利用椅背,双手在桌面上自由活动。

(二)桌椅的颜色、重量、材质应符合卫生要求和学前儿童的使用特点

桌椅的颜色会对室内的光线和儿童的心理状态产生一定的影响,不合适的颜色,不仅会影响室内的光线,而且易使儿童产生疲劳或导致他们情绪不稳定。从光学和心理学角度考虑,应选用反射率高,能给人以舒适、宁静、安定感的色彩,如浅色、木本色等,不宜采用白色,因其反射率太高,容易损伤视力,同时极易被污染,不易清洁。

幼儿园的儿童桌椅应为木制品;椅面和靠背面不要加软垫;每把椅子的重量不应超过 2 公斤,便于幼儿自己安全搬运;桌椅的边缘和拐角都应为圆角,无毛刺,以确保幼儿安全;桌面、椅面每天都要擦拭,其余部分要定期擦拭,以保证清洁、卫生。

(三)桌椅的配置应以学前儿童的身高为依据

幼儿园的保教人员应懂得合理管理和正确使用桌椅,充分发挥桌椅的卫生效能。桌椅的分配应按学前儿童的身高而非按年龄。由于同一年龄段学前儿童在身高上存在较大差异,一个班级的桌椅尺寸不应强调整齐划一,应根据身高情况为儿童配置桌椅。每个班可准备三种不同尺寸的桌椅。儿童身高相差 10cm 以内的,可以使用同一尺寸的桌椅,最好在桌椅上做上标记,以免随意使用。

学前儿童身体正处于发育阶段,为学前儿童配置桌椅工作应是动态的,要根据儿童的变化作相应调整,并坚持配套使用。另外,保教人员除应教育和训练学前儿童养成保持正确坐姿的良好习惯外,还应让他们懂得正确地使用桌椅。

二、学前儿童用床、橱柜卫生要求

(一)学前儿童用床卫生

寝室的基本设备是床,寄宿制幼儿园和具备条件的全日制幼儿园应为每名学前儿童准备专用的小床和寝具。床铺的设计应该符合卫生和安全的要求。

儿童用床的尺寸以及结构等应适合儿童,否则容易影响他们的生长发育。具体地说,儿童床的长度应为儿童的身高再加上 15~25cm,床宽应是儿童肩宽的 2~2.5 倍。为了方便儿童上床、下床和整理被褥,床高一般为 30~40 厘米。

儿童床的尺寸如表7所示。

表7 儿童用床的基本尺寸(单位:cm)

	长度	宽度	高度
小班	130	70	30
中班	140	70	35
大班	150	70	40

为了防止儿童熟睡后翻滚掉下床及让儿童有安全感,儿童用床的周围应设有栏杆,并在一侧留出上下床的空隙。

儿童用床必须坚固稳定,除要便于清洁外,还应注意床垫的通气性和软硬度。学前儿童用床不宜过软,应以普通藤绷、棕绷或木板床为宜,不宜用弹簧床、沙发床,因为这类床不利于学前儿童保持正确的睡姿。床绷应当用有弹性的粗孔网构成,床沿和床头有横木,床架必须牢固。

学前儿童使用的床应保持清洁与干燥,必要时可以搬到日光下进行曝晒消毒。

从方便学前儿童就寝和保证儿童的安全角度考虑,幼儿园不宜使用双层床。若寝室较小,或将幼儿临时安排在活动室内睡觉,可以使用折叠床。

儿童应使用专用的寝具,如枕头、被子和褥子等,寝具应选用纯棉制品,并经常进行清洗和晾晒,不用时则应放置在干燥的橱柜中,以保证其清洁卫生。夏季时可在儿童床上铺席子,儿童使用的席子以草席为宜,新购的席子应用开水浇烫、晾干,使用时,每天都要用温水擦洗。儿童枕头的高低以及软硬程度直接关系到儿童的健康,应选用较扁平、较柔软的枕头,过高或过低的枕头都会影响儿童脊柱、颈椎的正常发育,也易引起落枕。枕头的软硬度也应适中,不宜过硬或过软,否则会影响他们头部的血液循环。

(二)学前儿童橱柜卫生

学前儿童直接使用的橱柜主要包括玩具柜、文具柜、被褥柜、衣帽柜、鞋柜等。橱柜的设置主要是为节省房间面积,方便幼儿活动,主要用来放书、画册、教具、学具、玩具、餐具等。橱柜的结构、高度和深度,应适合学前儿童的身材,以便他们自己取放东西和整理。

幼儿园的活动室和寝室内往往设有玩具柜、教具柜和被褥柜等,为了在室内给学前儿童提供更大的活动空间和避免他们在活动时碰伤,活动室不应设计过多的家具,可将柜橱等家具设置在墙内,这样既能扩大活动的空间,又能避免学前儿童碰撞,也可利用室内的角落,设计各种角柜。设置在墙内或墙外的橱柜,其高度可相当于学前儿童的平均身高,一般为100~115cm(玩具柜的高度应略低于学前儿童的身高;自然角橱架高度应在学前儿童胸部以下,以便学前儿童观察和养护橱架上的动植物)。深度约相当于学前儿童的手臂长,一般为20~50cm(置被褥等大件物品的柜橱深度可适当加大)。为避免橱柜积下灰尘和日常打扫的方便,可将橱柜直落到地板上,柜顶可做成斜坡状。橱柜的角最好制作成小圆角;橱柜表面应光滑,避免有木刺或钉子露出;橱柜应敦实,重心要低,以免学前儿童不慎将其推倒而造成伤害;橱柜要经常擦洗和消毒,所以必须要涂上不怕水洗和消毒药物洗刷的浅色油漆;柜橱门的拉手也应注意安全性。存放学前儿童衣服、鞋子等个人生活用品的橱柜,应分成若干个格子,保证隔离个人使用的物品。

三、更衣室、盥洗室与厕所设备卫生

幼儿园的更衣室内应设有挂衣架和镜子。挂衣架的样式很多,一般常用的有隔离式和敞开式两种。隔离式挂衣架,每个学前儿童一格,无门,分上中下三层,上层放帽子、手套等,中层挂放外衣,下层放鞋,衣钩安装在中层后壁的上方。敞开式挂衣架不分格子,可将若干个挂衣钩安装在架子的上部,挂衣架无后壁,也无门,架底离地10~15cm处可设一层搁板放鞋子。挂衣架的高度要适合学前儿童的身高,衣钩间的距离应在20厘米以上,最好每人一格。更衣室内应设有镜子,便于学前儿童检查服饰的整洁状况。镜子离地25~30cm。

盥洗室的水龙头下面应设置水槽,水槽近缘离地的距离为学前儿童脚底到耻骨的高度再加上5cm左右,即为3~5岁儿童设置的水槽的高度约为50cm,为6岁儿童设置的水槽的高度约为60cm,平均高度为55cm。水槽的宽度应为儿童的手臂长,3~5岁儿童用的水槽宽约为55cm,6岁儿童用的水槽宽约为65cm。水龙头出水口的高度,应与儿童站立时直角屈肘的肘部等高,为3~5岁儿童所设的出水口的高度约为65cm,为6岁儿童所设的约为75cm。沐浴装置的出水口的高度应为儿童身高加25cm,即为3~5岁儿童所设的高度约为125cm,为6岁儿童所设的高度约为140cm。在盥洗室内还要有毛巾架、放置杯子的位置以及镜子。毛巾之间要有一定的距离,以保证通风干燥和避免相互接触,并且应经常进行曝晒消毒或煮沸消毒。

学前儿童常用的盥洗用具有香皂、毛巾、牙刷、牙膏、刷牙杯、护肤剂、手纸、洗屁股盆、洗脚盆等。除香皂外,其他盥洗用具都应是专人专用。正确选用盥洗用具能保护学前儿童健康,反之则会给学前儿童带来不同程度的伤害。

因为学前儿童皮肤比较娇嫩,保护机能较差,很容易受到损伤,所以应为他们选用刺激性较小的香皂,防止碱性重的香皂损伤他们的皮肤。药皂中含有适量的消毒剂,除能去污外还有一定的消毒作用,硼酸浴皂适合学前儿童洗澡使用,香皂含碱很少,多属中性,适合给学前儿童洗脸用。要求学前儿童用肥皂洗

手后用清水冲洗干净。

毛巾也应选用质地柔软的棉制品,以免擦伤学前儿童娇嫩的肌肤,此外,毛巾不宜太大太厚。寄宿制幼儿园中学前儿童的洗脸毛巾与洗脚毛巾应分开使用,女童还应有专用的清洗外阴的毛巾。学前儿童每次盥洗后,保教人员应将毛巾搓洗干净然后晾挂,以保持毛巾的清洁与干燥。为学前儿童选用的手纸应卫生柔软,要教会学前儿童便后正确使用手纸的方法。

因为寄宿制幼儿园中的学前儿童在园里住宿,所以需要幼儿园为学前儿童准备刷牙的用具和洗屁股、洗脚用的盆。学前儿童应使用儿童牙刷,牙刷的毛要稍短,横排2～3排,竖排6～7排,这种牙刷的结构与毛的质量较适合学前儿童。刷牙后,牙刷上往往会残留一些细菌,因此需彻底清洗干净,将其甩干,然后再把牙刷毛朝上、牙刷柄朝下放置在刷牙杯中或牙刷架上,以保持牙刷的干燥,不利于细菌的生长与繁殖,因此可准备两把牙刷交替使用。牙刷要定期更换,刷牙杯应定期进行清洗和消毒。学前儿童使用的牙膏最好选用含氟的牙膏,对于防止龋齿有一定的作用,但一定要提醒他们将牙膏沫吐干净,不要吞食,以防吞食过多氟而引起中毒。氟化牙膏对预防龋齿有一定作用,但应注意药物牙膏与普通牙膏要交替使用。学前儿童使用的洗屁股盆和洗脚盆应分开,并且要定期进行必要的清洗和消毒。

四、玩具的卫生要求

玩具是学前儿童游戏和学习时使用的必备的物质材料,是学前儿童开展游戏和学习活动的物质基础。符合卫生要求的玩具对学前儿童身体、智力、情绪情感和人格的健康发育具有积极作用。因为幼儿园的玩具为全体学前儿童所共用,如果选购不当或管理不善,很容易引起学前儿童身体受损以及导致疾病的传播。

玩具的基本卫生要求是无毒、安全、牢固、耐玩、易于保洁与消毒以及不会对学前儿童产生心理伤害等。

从目前来看,玩具可能对学前儿童造成的身心伤害归纳起来大致分为以下两大类:

一是机械伤害:这种伤害是容易被发现的,且是机体暴露部分的急性损伤。如玩具外壳上隐藏着尖锐的边缘,扎伤孩子的眼睛或割破孩子的手指;玩具的附属物件过小,容易脱落,若被孩子误食,吸入气管会造成窒息;有些玩具上的绳索过长,缠绕儿童的手指或脖颈,会导致局部组织坏死,甚至丧生,等等。

二是毒性伤害:这种伤害是不易被人发现的,是潜在的、长期的、慢性的。造成这类伤害的原因主要有以下几点。

(1)玩具或游戏材料中含有某些有毒物质,如颜料、油漆、塑料玩具中存在的某些游离单体等。

北京医科大学儿童青少年卫生研究所和有关的玩具机构曾对全国20多种市场上销售的玩具涂色中的可溶性有毒物质进行了检测,结果发现玩具涂料中的铅、铬、锑等含量均严重超过国内外关于玩具中这类物质的含量标准。

学前儿童用手接触或直接含咬玩具,会吸收有毒物质,造成中毒。以铅为例,由于学前儿童各种代谢功能发育不完善,长时间经常接触铅,即使其剂量远远低于中毒的剂量,也可引起学前儿童行为功能改变,常见的有学习困难、空间综合能力下降、运动失调、多动、易冲动、注意力不集中、智商下降、生长发育迟缓、贫血等。最为严重的是铅对人体神经系统的这种危害常是不可逆转的,就是说神经系统一旦损伤,即使以后人体内血铅的浓度得到了纠正,达到正常水平,伤害造成的损害也是无法弥补的。

(2)玩具或游戏器具表面被某些致病菌污染,成为某些疾病的传播媒介。国内有关托幼机构中玩具污染情况调查显示,塑料玩具细菌数量平均为1862/cm^2,而木制玩具则可达3955/cm^2。乙型肝炎表面抗原在木制玩具上的检出率为2.5%。如果不注意玩具的卫生消毒问题,就可能造成儿童在玩玩具的过程中感染某些疾病,如肝炎、痢疾、病毒性结膜炎等。

具体地说,在选购玩具时,玩具除要符合不同年龄学前儿童的生理和心理的发展特点,能提高他们的生活和学习能力,能激发他们的好奇心、创造力和想象能力、满足教育任务要求外,还要下列符合卫生要求:

(1)制作玩具的材料应无毒且便于清洗和消毒。玩具的种类很多,制作材料也各不相同,有木材、金属、塑料、橡胶、纸张、棉布、皮革等。

幼儿园在选用玩具时应首先考虑玩具制作材料的毒性问题。学前儿童常将玩具放入口中,有毒性材料制成的玩具会对学前儿童的健康造成损害。聚乙烯材料和有机玻璃等无毒性,制成的玩具适合学前儿童使用。酚醛塑料含有未充分缩合的酚和醛,聚氯乙烯塑料常加入大量有毒的增塑剂,这些有毒物质会被唾液溶出,因此不应选用这类材料制成的玩具。玩具表面涂料含有的砷、铅、汞、铬或者其他有毒物质必须低于卫生标准。北京医科大学儿童青少年卫生研究所受卫生部委托,已研制申报了新的《儿童玩具涂漆、涂色层中可溶性铅、镉、铬、砷、汞、锑含量的卫生标准》,其中规定的最高允许含量如下:铅90mg/kg,镉75mg/kg,铬60mg/kg,砷25mg/kg,汞60mg/kg,锑60mg/kg。在有颜色的外层上应涂刷两三层透明漆,以形成牢固的保护薄膜。颜料和透明漆都应无臭无味,不溶于水和唾液,且易于消毒,不与消毒液起化学反应。

从流行病学的角度来说,用塑料制作的玩具颜色鲜艳,易保持清洁,不易被污染,便于清洗消毒,轻巧安全,是较理想的玩具;以金属、橡胶和木材制作的玩具也比较理想;用布料和人造毛皮制作的玩具最容易受到污染,且不易消毒,因此在幼儿园中不宜选用,如果需要买,应选择那些有外衣且能穿脱的,以便清洗。玩具的填充材料必须是全新的或经过消毒的。软性的填充材料中不得含有任何坚硬或尖锐物质,如金属碎屑、钉、针和碎木片、碎玻璃或碎塑料等,不得含有任何不卫生物质。

(2)玩具应牢固结实,表面光滑。选用的玩具应是安全的,以免使儿童受到外伤。玩具应无锐利的棱角或锯齿,应有一定的强度和韧性,不易折断形成棱角。特别应注意的是木制玩具,木制玩具的表面应平滑,无尖刺,无裂纹。金属玩具即使在损坏的情况下也不应出现锋利的边缘,不能有任何外露的钉子、螺丝、插销等。附着在玩具上的所有绳索,其长度不得大于300mm,若绳索连接成环形,则环的周长不得大于350mm。

(3)玩具的轻重、大小、结构和颜色应适合学前儿童使用。玩具的重量及大小都应与儿童的身高、体力相适应,并要有助于肌肉组织及感觉器官的发育。幼儿园的玩具不宜过小,以免学前儿童误吞或放入耳道、鼻孔中。同时,大型积木应是空心的,每块积木的重量不宜超过2公斤。玩具的颜色应鲜艳,以有助于学前儿童认识各种色彩。

(4)避免选购有可能对学前儿童的身心健康造成不良影响的玩具。幼儿园选用的玩具要对学前儿童的心理健康发展有帮助。玩具在外形和功能上要能吸引学前儿童,引起他们良好的感知、情绪和情感,有想玩、爱玩的愿望,而不应选购容易引起学前儿童不安的玩具或不利于进行正确教育的玩具。例如塑料袋、薄质织物袋不能当玩具,以防儿童套在头上,造成窒息。在外形和功能上带有恐怖色彩的玩具,易引起学前儿童不安的玩具以及具有赌博、迷信色彩的玩具,都不宜给学前儿童使用,如看似可怕恐惧的玩具、声音过大的玩具、手铐之类的玩具等。

(5)幼儿园应建立严格规范的玩具使用与管理制度。幼儿园对玩具应有严格的管理制度,玩具管理制度的主要内容应包括:指导学前儿童正确地使用各种玩具;玩具应经常消毒;对于已损坏的玩具,应及时修复,对于过分陈旧的玩具,应作报废处理;不被使用时,玩具应放在规定的玩具柜中加以保存,这样既能保证玩具的清洁卫生,又能培养学前儿童爱护玩具、保持玩具清洁的良好习惯。各班的玩具应只限本班使用,必须交换使用时,要先彻底消毒,并严格遵循玩具的隔离原则。在一般情况下,即使不在班级之间交换使用玩具,也应对玩具进行定期消毒,玩具的消毒方法有温水肥皂洗涤和用0.2%的漂白粉溶液浸泡,这两种方法都要用清水反复漂洗冲净,还可用蒸煮、日晒的方法给玩具消毒,最为有效而又不会损坏玩具的消毒方法是用紫外线照射。幼儿园新添置的玩具都应在消毒处理后使用。

学前儿童经常玩沙、玩水。给学前儿童提供的沙子和黏土要放置在专用的玩沙箱内,沙子要定期更换,清洗晒干后再给他们使用。玩沙箱要加盖,防止被污染。玩水池内的水要经常更换,玩水池也要加盖。儿童玩沙、玩水结束后要及时洗手,夏季幼儿园的戏水池、游泳池要加强卫生管理,严格按照国家关于游泳池池水管理的有关规定进行卫生监督,防止皮肤病等的交叉感染。

五、教学具卫生

幼儿园中学前儿童使用的教具和学具都应符合卫生要求。

(一)图书

幼儿园中学前儿童阅读的图书以图画书为主。图书中的图形、文字和符号,都是视觉刺激物,符合卫生要求的图书对于保护视力、提高神经系统活动功能具有促进作用。

幼儿园选用的供学前儿童阅读的图书,图画要形象生动,线条要清晰,颜色要鲜明,字体大小要适宜,色彩要协调柔和。学前儿童的年龄越小,他们看的书的字就应越大,因为图形、图画、文字过小,会使视觉紧张,眼睛会很快疲劳。选用的图书开本、厚薄和重量应适当,图书的纸张应该洁白,要有一定的强度,光滑而不反光、不耀眼,并且有一定的厚度,避免印刷的字体透过纸张。排版要便于阅读,图书装订质量也应注意,应美观、坚固,要防止因装订质量差造成订书钉等刺伤学前儿童,图书纸张应该厚度适中,不会自动卷曲。幼儿园的图书要定期消毒,可放在太阳下翻晒 4~6 个小时,也可以使用紫外线消毒,如果有破损,应及时修补。对于过脏、过旧的图书应及时废弃。

保教人员要引导学前儿童养成良好的用书习惯,教会他们爱护书籍的方法。如,保持眼书距离,不在光线太强的地方阅读,不用唾液沾湿手指去翻阅书籍,读完书要合上等。

(二)铅笔、画笔、绘画颜料、纸张

学前儿童使用的笔、绘画颜料、橡皮泥等不应含有有毒色素或其他有毒物质。笔杆的粗细、长短以及轻重应适合不同年龄幼儿手部大小、肌肉、关节及骨骼发育的特点。学前儿童使用的笔的笔杆以直径为 0.8cm 为好,过粗、过细的笔杆会使他们握笔时动作不协调,手指关节和肌肉过分紧张。学前儿童所用纸张要致密,纸质要比较结实。大班幼儿学写字用的铅笔的笔芯要软硬适中。幼教工作者要教给学前儿童正确使用文具的方法,如正确握笔,不咬铅笔、蜡笔;不在手上或身体其他部位乱涂乱画、用完彩色画笔要及时收好等。

（三）黑板

黑板最好使用磁性的。磁性黑板板面要平滑，保证书写、绘画的流利和正确，板面平面应是纯黑色，无裂缝、不反光，最好选用玻璃黑板，方便卫生。使用一般黑板时，应尽可能用湿的抹布拭去粉笔印记，也要注意粉笔颜色与黑板颜色之间的反差以及避免反光。在使用贴绒教具时，也应注意颜色的反差度。书写在黑板上的字要清楚，要尽量使用无尘粉笔。

六、体育器械的卫生

体育活动是学前儿童生活和教育的重要组成部分，而器械是儿童体育活动中必不可缺少的。

学前儿童体育器械按运动的性能分为摆动类、攀登类、旋转类、滑引类和颠簸类等五类，其中有大型体育器械，如攀登架、溜溜板、压板、滚筒、浪船等；也有小型体育用具，如木马、皮球、沙包、藤圈、哑铃等；按大小不同分为大、中、小型，大、中型的，如滑梯、秋千、转椅、荡船、攀登架、摇马、平衡板、投掷架等，小型的，如小三轮车、手推车、塑料圈、哑铃、各种球等。

儿童体育器械卫生的基本要求是坚固、耐用、光滑、使用安全，要简单、轻巧、美观，还要便于修理和保养。

大型体育器械一般应安置在草坪上，部分大型体育器械比如攀登类器械下应设有沙坑或软垫，以防学前儿童摔伤，摇马、滑梯、秋千等要能承载学前儿童的重量，且需设置安全装置，如防护栏杆等。学前儿童使用体育器械进行体育活动时，保教人员应加强指导，防止意外事故的发生。

体育器械的高矮、大小、坡度等均应符合学前儿童的年龄特点，要有利于学前儿童的身心健康与发展，要能够促进学前儿童身体素质的发展；在学前儿童每次活动以前，要仔细检查器械是否安全，防止意外伤害；当发现有破损、脱落、变锈等现象时，应立即停止使用该器械，并及时加以处理，以防学前儿童玩耍时发生意外事故；对器械应定期进行检修，加强安全与清洁管理等。

▶阅读推荐◀

[1]邓庆坦.托儿所幼儿园建筑设计图说.济南:山东科学技术出版社,2006

[2]金晓梅.美国幼儿园环境安全评估标准.幼儿教育,2003,(01)

[3]胡海兰.重庆市主城区民办幼儿园桌椅卫生学调查.中国学校卫生,2008,(01)

▶思考与探索◀

1. 如何合理规划幼儿园?
2. 幼儿园各室在建筑上有哪些卫生要求?
3. 幼儿园的通风、采暖和人工照明有哪些基本卫生要求?
4. 评价某幼儿园的场地、建筑和设备的合理程度,并根据实际情况提出改进建议。

第六章
学前儿童的安全与急救

【内容摘要】 学前儿童患病时,一般从测体温、数脉搏、观察呼吸、给药等方面加强护理,但具体操作不同于成人。本章首先对这些常用护理知识进行了全面介绍,其次较为详细地介绍了学前儿童安全与急救的常用方法。因为学前儿童年龄小,自我保护能力较差,容易发生意外,所以学前教育工作者要学会判断学前儿童意外事故的危险程度,学会对学前儿童易发生的创伤、出血、异物入体、骨折等常见意外事故采取现场急救,争分夺秒,以挽救生命,减轻痛苦。

【学习目标】 掌握幼儿园常见意外事故的预防和急救方法。了解幼儿园安全教育的内容和方法。

第一节 常用的学前儿童护理方法

一、测体温

测体温一般用体温表。

给婴幼儿测量体温,可以选用的部位有腋窝、口腔和肛门。测量腋下温度,既安全又卫生,是最常用的。如果腋窝有汗液,应该先擦干,把体温表的金属端放在婴幼儿腋窝中间。若是较大的幼儿,可嘱咐其自己夹紧胳膊,若是小婴儿,需大人扶住其胳膊,以免体温表移动而导致测量不准确。一般测量5分钟后取出体温表,准确读数并做好记录。

在体温表使用完毕后,应用酒精棉球擦拭消毒放置,以备用。

二、数脉搏

凡分布浅表靠近骨骼的大动脉均可用于测量脉搏,常测的部位是手腕部靠近拇指侧的桡动脉,其次是颈动脉。

三、观察呼吸

测量婴幼儿的呼吸情况应在其安静状态下进行。

四、给药

给药是儿童护理最常用的方法之一。

给药时要注意如下几个问题:一是操作前要看清药物标签,一定不能使用无标签或过期的药物;二是给药前必须"三查四对",即在拿药时、倒药时、放药时要核对孩子的姓名、药名、剂量及服药时间;三是若需同时给几个患儿服药,要逐个进行,给一个幼儿用药后,要洗净双手再给其他幼儿服药,以免出现错误;四是操作完毕后,要妥善保管药物,将药物放在幼儿拿不到的地方。

(一)口服药

要严格按照医生要求的药量和时间间隔给幼儿服用药物,遇到幼儿吐出药物时要酌情补喂。

(二)滴(涂)眼药

操作者用左手食指、拇指轻轻分开患儿的上下眼皮,让其头后仰,眼向上看,右手拿药瓶,将药液滴在下眼皮内,每次滴1~2滴。滴后嘱咐幼儿轻轻闭上眼睛,用拇指和食指轻提上眼皮,让患儿转动眼球,可减少药液外溢量,而且有助于药液扩散。若有药物流出,可用消毒过的干棉球揩干。

眼药膏,宜在睡前涂用。操作者用干净的玻璃棒(或棉棒)挑取少许软膏,让患儿向上看,扒开下眼皮,将所蘸药膏涂于下眼皮内。闭上眼皮后将玻璃棒(或棉棒)平行由眼角部抽出,操作者应用手轻揉眼球以使药膏涂布均匀。

(三)滴鼻药

每侧滴2~3滴,用左手轻轻按压患儿鼻翼,使药液均匀接触鼻腔黏膜,以发挥药物的疗效。滴药完毕,用棉球擦净流出的药液,最好让患儿3~5分钟后再起来。

（四）滴耳药

给患儿滴耳药时，药液温度不宜太凉，以免引起不适感。

（五）皮肤涂擦

幼儿患有痱子或遭到蚊叮虫咬时，在为其敷药前，要先用温水将患处皮肤洗净，再用棉签、纱布等蘸药水或药膏敷上。外敷药物也要按照使用说明，掌握用药的剂量和时间间隔。

五、高烧的护理方法

常用的退烧方法有药物降温和物理降温两种。常用的物理降温方法有如下几种。

（一）冷敷法

把小毛巾叠成数层，放在冷水中浸湿，拧成半干，敷在患儿前额上，或者放在患儿颈部两侧、腋窝、肘窝、大腿根等处。每5~10分钟换一次毛巾，水温多保持在18℃~25℃。也可用水袋灌进凉水或碎冰冷敷。若使用碎冰，需在打碎冰块后，放在盆中用自来水冲一下以去除棱角，避免扎破水袋。

（二）酒精擦拭

可将70%酒精或白酒加水一倍，使酒精浓度为20%~30%。把毛巾浸透在酒精中，拧成半干，擦拭颈部两侧、腋窝、肘窝等处。

操作时要注意避风，以免患儿受凉使病情加重。

（三）温水擦浴

水温在32℃~34℃，与正常人皮肤温度接近，且无刺激、不过敏，尤其对新生儿、婴儿的降温更适宜。可用此法全身擦浴。

六、热敷法

该法可以减轻疼痛。可用于疖肿初起时，有辅助消炎、消肿作用。

（一）湿热法

在需要热敷的部位先盖一层纱布，把小毛巾在热水内浸透，捞出拧至半干，放于干纱布上，再盖上毛巾以防散热。每隔2~3分钟换1次，每次热敷10~15分钟，每天2~3次。

（二）干热法

准备热水袋及毛巾或套子，先检查热水袋有无损坏，然后将热水灌入袋中1/2—2/3满，排出袋内空气以增强热敷效果，拧紧盖子擦干外面水分，倒提抖动热水袋以检查是否漏水，然后装入套子或用毛巾包裹好，置于需要热敷的部位。

运用热敷法时，要注意两个问题。其一，当幼儿户外活动时扭伤，在24小时内不宜用热敷或用手按揉，以防局部血流增多而造成充血肿胀。其二，面部及口腔周围等处感染，也不宜用热敷，以防病菌随血流循环进入颅内，而加重病情。

第二节　学前儿童常见意外事故的急救与处理

一、学前儿童意外伤害事故的预防

（一）安全教育

保育员应该借助故事、幻灯片、图片等，向学前儿童讲解预防意外事故的有关常识。

要教育学前儿童遵守纪律，在出入各室及上下楼梯时，不拥挤、不抢先、不打闹，做到互相谦让，走路时要遵守交通规则，不在马路旁玩耍。

要教育学前儿童平时的行为要规范，不要扒窗、爬楼梯、爬墙、上树或从高处往下跳，禁止拿刀、剪、玻璃片、硬币、纽扣、玻璃球、豆粒、小石子等当玩具，更不能将它们放在口、鼻、耳中。

让学前儿童懂得玩水、玩火、玩电的危害性，同时也让他们懂得正确使用水、火、电的重要性。

在野外和户外散步、游戏时，教育学前儿童不要单独活动，不要随便抓昆虫，不可随便采摘花果、野菜，更不许将它们随便放进嘴里。

（二）安全措施

活动场地、房屋、设备和其他用具也与学前儿童的安全有着密切的关系。保育员必须采用有效的安全措施，防止意外事故发生。房屋、门窗、地板、楼梯、栏杆、围墙等处，都要定期检查，及时维修。

学前儿童使用的一切设备都要安全可靠，如窗户应设栏杆，暖气片或火炉周围要设有保护罩，电灯采用拉线开关，插座应安装在安全的地方等。不用带尖、带刺、有毒、不洁的材料制作玩具，一些大型游戏器械要经常检查和维修。

劳动工具要放在固定的储藏室，避免儿童随便拿取。儿童常用药物上应贴

第六章 学前儿童的安全与急救

有标签,应由专人保管,内服药与外用药要分开存放。灭蚊、灭蝇、灭鼠药等,应放在安全可靠之处,要妥善保管。

组织学前儿童活动和游戏时,要清点人数,注意做好安全和保护工作。

(三)预防和急救的意义

学前儿童教育工作者都应有强烈的责任感,工作要认真负责,一丝不苟,并要加强安全教育,以杜绝或减少意外。

如果学前儿童发生意外,出现了危及生命的险情时,在送医院前,要先作必要的应急处理。例如,若淹溺、触电、外伤大出血、误服有毒物质,必须争分夺秒进行正确有效的急救。

二、学前儿童意外事故危险程度的判断及急救原则

急救是指在较短时间内对威胁生命安全的意外伤害和各种急症采取的一些措施。先通过急救处理,挽救病人生命或减少其痛苦,然后再将病人安全送到医院。

在对病人进行急救处理之前,必须先了解病人受伤害的情况,判断伤害是否危及生命。在现场可通过数脉搏、看呼吸、查瞳孔等迅速判断病情的轻重。病人因遭意外而心跳不规则,呼吸快要停止或刚停止时,要立即采取人工呼吸、心脏按压等急救措施。

(一)学前儿童意外事故危险程度的判断

1. 根据发生意外的原因判断

危及生命的意外事故有溺水、触电、雷击、外伤大出血、气管异物、中毒、车祸等,这些必须先在现场进行急救,然后尽快送去医院。另外,像烧烫伤、腰椎骨折、四肢骨折等一些不会立即致命的意外事故,也应尽快进行适当的处理。

2. 根据伤者的情况判断

(1)呼吸状况。生命垂危的幼儿往往呼吸不规则,时快时慢、时深时浅,有明显的呼吸困难。一般应通过观察腹壁的起伏,或聆听呼气的声音来检查呼吸,若呼吸十分微弱,可将棉线放在鼻孔处,观察吹动的次数。若呼吸停止,应立即做人工呼吸。

(2)脉搏状况。可触摸伤者的桡动脉和颈动脉来检查脉搏的波动情况。严重创伤、大出血等病人,往往会出现心跳加速、力量减弱、脉搏细而快。如果心跳停止,需立即做胸外心脏按压。

(3)瞳孔反应。在正常情况下,左右两侧瞳孔大小相同,遇到光线迅速收缩,即为缩瞳反应。当幼儿头部受到严重伤害时,可能出现左右两侧瞳孔大小不一、

学前儿童卫生学

对光的照射反应不灵敏,这些都是危险的信号。

(二)学前儿童意外事故急救的原则

1. 抢救生命

抢救生命是意外事故急救的第一原则。当幼儿呼吸、心跳发生严重障碍时,如果不及时抢救,只是机械地等待医生或送医院,往往会造成不可挽回的后果。若呼吸、心跳停止4分钟以上,生命就很危险;超过10分钟,则很难恢复。因此,必须进行现场急救。首先应及时将患儿撤离高危现场,如煤气中毒时,需将患儿迅速撤离充满一氧化碳的房间,然后进行人工呼吸和胸外心脏按压。

2. 防止残疾

在急救时,要避免因抢救不当或延误抢救时机而造成患者残疾。比如遇到化学物品烧伤,伤及眼睛、食道、皮肤时,在现场就应先用大量清水冲洗。再如,在儿童发生摔伤可能伤及骨骼时,不要盲目地搬动幼儿,特别是在可能伤到脊柱和颈部时更应注意,以免加重伤势,或者引起严重的并发症,甚至危及生命。

3. 减轻痛苦

意外伤害事故会给婴幼儿造成强烈的恐惧和剧烈的疼痛,若抢救不及时会加重病情。因此,在抢救过程中要尽量减轻幼儿的痛苦,动作要轻柔,语言要温和,注意缓解患儿的紧张心理和恐惧感,必要时可喂服镇痛、镇静药物。

三、学前儿童常见意外事故的急救与处理

(一)简单性创伤

1. 擦伤

若伤口较浅,仅仅蹭破了表皮,只需将伤口处的泥沙等杂物清洗干净即可;若伤口较深或有出血,应先用自来水或生理盐水清洁伤口,再用酒精对伤口进行消毒,处理后无需包扎。

2. 扎伤

用消过毒的针或镊子顺着刺的方向把刺全部拔出来,不应有残留,并挤出淤血,随后用酒精消毒伤口。如果有刺扎入指甲盖等难以拔除时,应送医院处理。

3. 划伤与割伤

用干净的纱布按压伤口止血,止血后在伤口周围用75%的酒精由里向外消毒,敷上消毒纱布,包扎。

4. 挤伤

若无破皮,应迅速用水冲洗冷敷,防止局部淤血,此举可减轻幼儿的痛苦;若有出血,应消毒、包扎、冷敷。若出现指甲脱落,应及时就医。

第六章 学前儿童的安全与急救

（二）鼻出血

当幼儿鼻出血时，应采取如下处理方法。

其一，安慰幼儿不要紧张，要安静地等大人来处理。因为多数幼儿见到流血就会产生恐惧感。

其二，让幼儿头略向前低，用手指捏住幼儿鼻翼，让幼儿张口呼吸，一般压迫10分钟可止血。

其三，用湿毛巾冷敷幼儿的前额、鼻根等部位。

其四，当出血较多时，可用脱脂棉卷、纱布卷堵塞鼻腔，填紧些才能止血。若经以上处理仍血流不止，或流血倒流入咽喉，应立即去医院处理。

其五，止血后短时间内不可用力揉鼻，也不可做剧烈运动，避免再次鼻出血。

（三）咬伤、蜇伤

被蚊子咬伤后，可在患处涂抹清凉油、牙膏等，以减轻痛痒感。若被蜜蜂蜇伤，因其毒液呈酸性，可在伤口处涂弱碱性液体，如淡碱水、肥皂水等，一般不会出现严重的全身症状。若被黄蜂即马蜂蜇伤，轻者伤口处会红肿疼痛，重者会出现气喘、呼吸困难。此时可在伤口处涂弱酸性液体，如食醋。有气喘时，可服用氯苯那敏等，并及时就医。

若遇到被蝎子蜇伤的情况，首先要防止毒素随着血液流动扩散到全身，可先用布带扎住伤口上方，然后用力挤压被蜇处周围的皮肤，使含有毒素的血液流出，然后局部涂抹碱水，中毒严重的要及时送医院诊治。

儿童如果被无毒蛇咬伤，只需按照一般损伤处理；如果被有毒蛇咬伤，则需要立即救治，以免产生严重后果。急救措施如下：

1. 阻止蛇毒扩散

减少幼儿肢体的活动，切勿让其奔跑，以免加速血液循环，加快毒素的扩散。在咬伤部位的近心端立即用柔软的绳带结扎，阻止静脉和淋巴回流，每隔15～20分钟放松1～2分钟，防止时间过长或者结扎过紧引起肢体缺血坏死。结扎以后，用凉开水、浓盐水、肥皂水等反复冲洗伤口，洗去伤口周围的毒液。

2. 去除蛇毒

在局部消毒后，用锋利器械切开皮肤，取出折断的毒蛇牙，用冷盐水冲洗，也可在肿胀肢体上轻而缓慢地向下按压10～20分钟，以去除残留的毒液。

3. 药物急救

如果随身携带蛇药，应立即内服和外敷解毒蛇药。常用的有南通蛇药、上海蛇药等。外敷时，通常是将药压碎以后敷在伤口周围，不要涂在伤口上。

4. 速向医院求救

在紧急处理之后,应该迅速送去医院做进一步处理。

(四)异物入体

1. 眼内异物

处理时嘱咐小儿不要用力按挤或揉搓眼睛,以免损伤角膜和巩膜,要安静地等待大人来处理。对于粘在角膜或巩膜表面的异物,可在翻开眼皮后用干净、柔软的手帕或棉签轻轻擦去。如果未能取出异物,幼儿仍感觉极度不适,应送去医院治疗。

2. 鼻腔异物

处理方法如下:

(1)轻声安慰幼儿,使其安静下来,配合操作。不要恐吓、训斥幼儿,以免引起他们大哭,增加取出的难度。

(2)对置入较浅的异物,可争取幼儿的合作,让其深吸一口气,用手紧按无异物一侧的鼻孔,令幼儿用力擤鼻,自然排除异物。

(3)取出异物后,如有鼻黏膜损伤,可根据具体情况涂点消炎药膏或口服消炎药。

(4)凡是经简单处理不能排除异物的,应立即去医院,请医生用专用的器械取出。

3. 咽部异物

发现幼儿咽部有异物时,不要采用让幼儿吞咽饭团、菜团、喝醋等方法,因为这样做可能会导致咽部出血。最好是带幼儿去医院,由医生在光线充足的诊室里或利用喉镜的辅助来取出异物。

4. 外耳道异物

处理方法如下:

(1)若异物为小昆虫,可用手电筒以强光对着外耳道口,引诱昆虫自行爬出。若不见效,应迅速去医院处理。

(2)若异物为小石块、纽扣、豆类等,可以歪头单脚跳将物品弹出。如果无效,不可自作主张用镊子夹取,因为这样做易损伤外耳道及鼓膜,应迅速去医院处理。

(3)在幼儿洗头、洗澡时,有时会将水溅入外耳道,引起耳鸣。可用双手紧捂两侧耳廓,然后迅速松开,借助气流的冲击作用将水弹出,也可用柔软的卫生纸捻成长条,轻轻伸入外耳道以吸收水分。

5. 气管异物

当较小幼儿的气管内有异物时,可抓住其两侧脚踝,将其倒提起来,轻拍后背；而对于较大的幼儿，可让其跪在地上或趴在成人腿上，臀部抬高，头尽量降低，成人轻拍其后背，使异物排出。也可由成人站在幼儿身后，用两手紧抱其腹部，迅速有力地向上、向后挤压，借助气流冲出异物。

6. 吞咽异物

吞咽异物的处理方法视异物不同而不同。如果吞入体积小、无锐角的圆形异物，幼儿一般情况良好，无气急、气促、吞咽困难等症状，此时不必惊慌，可进食含大量粗纤维的蔬菜（如韭菜、芹菜等），促使异物随大便排出。如果幼儿吞入体积较大、有尖角的异物，可能会损伤消化道。发现幼儿有哽咽、吞咽困难或发生呛咳时，千万不要让他们强行下咽食物，应立即送去医院请专科医生处理。

（五）创伤出血

1. 一般止血法

对小伤口出血，首先应洗净伤口周围，可以用生理盐水冲洗，将异物特别是泥沙冲洗干净。然后用过氧化氢或酒精从里向外消毒，盖上消毒纱布块，用绷带较紧地包扎伤处，以不出血为度。对伤口较小的静脉或毛细血管出血，可用干净的纱布紧压出血处，即可止血。

2. 加压包扎止血法

如果伤口较大，出血较多，常用消毒纱布、干净毛巾、棉布等（这些物质统称敷料），折成比伤口稍大的垫子盖住伤口，然后再用绷带或三角巾包扎，以达到止血的目的。对一些较大伤口的出血，一般采用这种方法。

3. 指压止血法

用手指或手掌将出血的血管上端（即近心端）用力压向相邻的骨骼上，以阻断血流，达到暂时止血的目的。此法常用于紧急抢救时的动脉止血，不适用于长时间止血。一般在指压止血的同时，要送幼儿去医院做进一步处理。

（六）头面部创伤

头面部受伤后，有时出血，有时不出血。若学前儿童遭受头面部创伤应采取如下急救措施。

1. 伤后出血时

当幼儿外伤出血时，要用手轻轻触摸患儿伤口周围的颅骨，如有松动，疑有骨折，便切勿按压；如无松动，应立即用干净的纱布垫在伤口上按住止血，并及时送医院检查治疗。

2. 伤后未出血时

若幼儿伤后未见出血，要对他们进行密切观察，看其在 24 小时内有无下列症状出现：平时很调皮、好动的幼儿变得很温顺，而且感觉没有精神；有恶心、呕吐的现象；出现意识丧失，或正处于意识丧失状态；头部剧烈疼痛，面色苍白；眼内、耳内、鼻内有出血；身体痉挛、手脚麻痹、言语障碍等。如有以上情况出现，可能发生颅内出血的危险，应立即送医院救治，幼儿园保教人员及幼儿家长千万不可大意。因为头面部是人体非常重要的部位，稍有疏忽容易酿成严重后果，轻者会皮破、淤血，重者会致残甚至危及生命。

（七）烧伤、烫伤

1. 立即清除造成烧伤、烫伤的根源
2. 根据受伤的程度不同及时处理创面

根据烧（烫）伤的深浅不同，烧（烫）伤可分三度：

一度烧（烫）伤只损伤皮肤表皮层，局部皮肤红肿、疼痛、无水疱。处理时可用凉水或冷开水反复冲洗损伤部位，若手足灼伤可直接将其浸于冷水中，直至疼痛缓解。可在伤面上涂清凉油或烫伤药膏等，一般4～5天后可痊愈，不留疤痕。千万不可随意乱抹肥皂水、牙膏、酱油等。

二度烧（烫）伤伤及真皮层，除局部红肿外，还会出现水疱，疼痛剧烈。

三度烧（烫）伤伤及皮下组织和肌肉，甚至累及骨骼。

对二、三度烧（烫）伤的患儿，可用干净的纱布、毛巾等覆盖创面，或用干净的床单包裹住，不要弄破水疱，及时送医院救治。若烧（烫）伤面积较大，患儿可能会烦躁口渴，可少量多次给他喝些淡盐水。

（八）惊厥

惊厥也叫抽风，常见于6岁以下的儿童，尤以2岁以下婴儿多见。

当惊厥发生时，首先应该尽快控制惊厥，同时寻找病因，并防止抽搐再次发生。一般采取以下处理方法：

1. 畅通呼吸道

将患儿转移至安静环境中，让其侧卧，松开其衣领，便于其及时排出口中分泌物，将毛巾或手绢、纱布等拧成麻花状置于患儿上下牙齿之间，防止其咬伤舌头。如果患儿牙关紧闭，不能强行撬开。

2. 专人守护

在幼儿发生惊厥后，不要大叫或用力摇晃、拍打幼儿，可轻按患儿抽动的上下肢。要有专人守护，防止幼儿坠床。

3. 设法降温

若幼儿因高烧抽风，应采用冷敷、温水擦浴、酒精擦拭等方法降温，或口服退烧药以降温。

第六章　学前儿童的安全与急救

4. 辅助处理

可针灸或重压人中穴，以减轻抽搐程度和缩短抽搐时间。

经过以上处理后，要迅速将患儿送至医院治疗。

（九）急性中毒

根据有毒物质的性质及进入体内途径的不同，应采取不同的处理方法。

1. 有毒物质由呼吸道吸入时

首先应立即打开门窗，迅速将患儿转离中毒现场，移到空气新鲜的地方，吸出呼吸道内的分泌物，保持其呼吸道通畅；要注意保暖，不要让患儿着凉；如果心跳和呼吸已经停止，应立即进行人工呼吸和胸外心脏按压，并护送至医院进行抢救。

2. 有毒物质由皮肤侵入时

发生农药、杀虫剂、有毒的化学药品中毒时，应立即脱去被污染的衣服，用生理盐水或清水冲洗患儿身体，不能用热水冲洗，以免血管扩张增加有毒物质的扩散和吸收。

酸类或有机磷中毒时，可用3%～5%的碳酸氢钠溶液或肥皂水冲洗，碱中毒时，可用3%～5%的醋酸溶液或食醋冲洗。毛发、指甲处最易残留有毒物质，应反复冲洗。

若是皮肤上溅到浓硫酸，应先用干布擦拭干净，然后再用大量清水冲洗，顺序不能颠倒，否则会严重灼伤皮肤。

3. 有毒物质溅入眼内时

当有毒物质溅入眼内时，应立即用生理盐水或清水冲洗患儿眼睛，至少15分钟。若有固体颗粒应立即取出。

4. 有毒物质经消化道侵入时

当有毒物质经消化道侵入时，应立即催吐、洗胃、导泻，以减轻有毒物质对人体的损伤。在食入有毒物质4个小时内，如果患儿神志清醒、年龄较大且能配合者可采用催吐法。

催吐法的基本操作是：口服温盐水或清水，然后压迫牙根或刺激咽后壁引起呕吐，借以排出有毒物质。催吐要反复多次进行，直至呕吐物不含有毒物质残渣为止。每次催吐要间隔一段时间，以便于患儿休息。也可选用蛋清、牛奶、面糊、豆浆等作为洗胃剂，不仅能达到洗胃的目的，还能保护食道及胃黏膜。

婴儿及神志不清者不宜采用催吐法。

（十）骨折

骨折急救的目的在于用简单的方法抢救生命、保护患肢，确保能够安全迅速地送到附近医院,以得到妥善治疗。

骨折的急救原则是固定伤肢、限制活动。如果患肢明显畸形,可用手牵引患肢,使之挺直,然后加以固定。如有出血,应先包扎、止血,然后根据骨折的不同部位分别进行临时固定。

固定的方法如下:在紧急情况下可以就地取材,选择长短、宽窄合适的竹板、木棍、硬纸板等作为夹板,垫上棉花或布类,先固定骨折的两个断端,然后固定上下两个关节,露出手指或者足趾,以便观察血液循环情况。如果手指(或脚趾)苍白发凉,说明固定得太紧,应放松绷带,重新固定。

经过妥善固定以后,应迅速将患儿送往医院,在运送的过程中应密切观察患儿有无其他症状。

(十一)触电

儿童玩弄电器、不慎触及断落电线或遭遇雷击等是造成触电事故发生的主要原因。

首先要切断电源。儿童一旦触电,应采用最迅速有效的方法使患儿脱离电源,立即关闭电源或者用干燥的木棒、竹竿等绝缘体挑开电线。在患儿未脱离电源前,切勿用湿布或用手直接拖拉,以免触电。

在患儿脱离电源以后,应立即检查患儿的精神、呼吸和心跳,必要时要立即实施人工呼吸和胸外心脏按压。

(十二)心肺复苏技术

心肺复苏的常用方法是人工呼吸和胸外心脏按压。

1. 人工呼吸

在现场无抢救用具的情况下,人工呼吸法最简便、有效。

其操作要领如下。

(1)畅通呼吸道。让患儿仰卧,使其头部尽量后仰,不要枕枕头。尽快清除其口鼻中的污泥、痰涕、血块及呕吐物等,以保持其呼吸道通畅。解开患儿的衣领,脱掉紧身内衣,以利于胸廓活动。对淹溺儿童,要争取时间尽快做人工呼吸,不能过分强调控水而耽误时间,以免错过了抢救的时机。

(2)口对口吹气。救护者从患儿一侧,用一只手捏住患儿鼻孔,另一只手托住其下颌,掰开患儿的口。先深吸一口气,紧接着对准患儿的口用力吹气,注意不要漏气。吹气完毕,放松捏鼻的手,让空气随着胸廓的自动下陷而排出,或者用手轻压其胸部以帮助其呼气,这样有节律地反复进行,每隔3~4秒吹气一次,直至患儿出现自主的呼吸时,再坚持数分钟。

如遇病人牙关紧闭而无法开口时,可改为口对鼻人工呼吸。

2. 胸外心脏按压

如果患儿发生意外,心搏骤停,要立即用人工的方法使其心脏恢复跳动,维持正常的血液循环。胸外心脏按压是使心脏恢复跳动最简便易行的方法。

其操作要领如下。

(1)让患儿仰卧于硬质的地面或木板上,背部要有硬物支撑,不得让患儿躺在软床上,以免影响按压的效果。

(2)立即进行胸外心脏按压。抢救者跪在患儿身边,用一只手的手掌根压住其胸骨下 1/3 部位,肘关节伸直,有节律地向下按压,使胸骨下陷 1~2 厘米。通过胸骨下陷有规律地间接按压心脏,达到排出血液的目的。按压时压力要适中,学前儿童的按压频率为每分钟 80~100 次。

(3)胸外心脏按压往往与口对口吹气同时进行。一般情况下,人工呼吸和心脏按压需要同时进行。若有两个人时可分工合作,一个人做一次人工呼吸,另一个人可作 4~5 次心脏按压。若只有一人抢救时,可先作一次人工呼吸,再做数次心脏按压,交替进行。

进行胸外心脏按压时,有如下要求:用力部位要准确,方向要垂直向下,面积不宜过大;每次按压时间要短,让放松时间稍长些;根据患儿年龄,按压的姿势及力度要有差别。如对新生儿,可用双手拇指按压,3 岁以下幼儿可用右手按压,而对 3 岁以上儿童可两手交叉叠起共同用力按压。

总之,当学前儿童遇到意外出现呼吸、心跳严重障碍时,不能机械地等待医生或送医院,应该在现场立即抢救,然后再将其送到医院治疗。

▶阅读推荐◀

胡维勤.儿童急救手册.哈尔滨:黑龙江科学技术出版社.2017

▶思考与探索◀

1.托幼机构的儿童发生意外事故的原因是什么?
2.为防止儿童意外事故的发生,托幼机构应采取哪些安全措施?
3.急救的原则有哪些?

第七章
学前儿童健康教育

【内容摘要】 学前儿童健康教育是学前儿童教育的重要组成部分之一,是整个健康教育的基础。重视和加强学前儿童健康教育,无论对促进学前儿童的身心发展,还是对提高全民健康水平都具有深远意义。本章详细分析了学前儿童健康教育的目的和任务,系统阐述了学前儿童健康教育的内容,以及开展学前儿童健康教育的多种途径和常用方法。

【学习目标】 明确学前儿童健康教育的目的、任务、内容、途径和方法。

健康教育是以卫生科学为主要内容、以健康为目标的教育,是为改善个人和社会的健康行为、态度、知识提供有益的学习经验的过程。学前儿童健康教育是学前儿童教育的重要组成部分,是整个健康教育的基础。对学前儿童进行有目的、有计划、有组织的健康教育,有利于促进学前儿童身体的生长发育,有利于他们预防疾病、增强体质、增进身心健康,为他们一生的健康和终身幸福奠定良好的基础,这对于促进全民基础保健教育、提升全民素质、提高全民的健康和生活水平等都具有深远意义。

第一节 学前儿童健康教育的目的和任务

健康是人类生存和生活的基本前提,对于每一个人来说,健康都是十分宝贵的财富,是人渴望得到的,是人类的基本需求。但对于什么是健康?并非人人都有正确的认识。长期以来,人们一直认为没有疾病就是健康。毫无疑问,这种健康观是不正确的。早在1948年,世界卫生组织就在《世界卫生组织宪章》中明确

第七章　学前儿童健康教育

解释:"健康是指身体、心理和社会适应的健全状态,而不只是没有疾病或虚弱现象。"由此可见,健康应包括生理、心理和社会适应等几方面的健康。一个健康的人,既要有健康的身体,还应有健康的心理和行为,只有当一个人身体、心理和社会适应都处在良好状态时,才是真正的健康。因此,在学前儿童健康教育上,应转变保育观,树立科学的健康观。传统的保育是生理保健模式,即重在对学前儿童生理疾病的防治,强调"不得病、睡得安、吃得饱、长得高",而现代的保育是生理-心理保健模式,注重全面关注学前儿童身心和谐健康发展,这是现代学前儿童健康教育工作的观念基础。

一、学前儿童健康教育的目的

学前儿童健康教育是为学前儿童的发展提供有计划的学习经验的过程,学前儿童健康教育的总目标是通过组织与学前儿童健康有关的学习活动,预防和矫正学前儿童的不良行为,巩固学前儿童的健康行为,促使学前儿童身心和谐、健康地发展。通过健康教育,学前儿童学习对于个人健康和社会健康的责任,使自身健康状况得到改善,达到较好的健康状态。

具体地说,学前儿童健康教育的目的包括以下三个方面。

(一)提高学前儿童对卫生科学的认知水平

这是学前儿童健康教育的重要目的之一。学前儿童科学的卫生态度、良好的卫生行为和习惯,一般说来是建立在正确的认知水平基础之上的。一些学前儿童的不良卫生行为习惯,是他们没有或者缺乏卫生科学知识造成的,例如,有的儿童刷牙方法不正确,是因为他们不懂得应该怎样刷牙;有的儿童在集体生活中沉默寡言、行为退缩,是因为他们不懂得怎样与别人交往。提高卫生科学的认知水平是为了将学前儿童的行为引向正确的方向。当然,在实际生活中,学前儿童的不良行为习惯并非一定是认知水平低造成的,认知水平的提高也并非必然在学前儿童的行为和习惯方面表现出来,并不一定导致学前儿童能对各种卫生问题作出理智的决策,如有的学前儿童有随地吐痰的不良行为习惯,并不是因为他们不懂得随地吐痰是不文明、不卫生的行为;有的学前儿童偏爱某种食物,也并不是因为他们懂得这些食品具有很高的营养价值。但是这并不是说理解和掌握卫生科学知识无关紧要。学前儿童认知水平的提高,无疑会对他们良好的卫生行为习惯的养成具有积极的作用。

(二)改善学前儿童对待个人健康和公共卫生的态度

态度是个人依据自身的观念体系对人、事所持有的稳定的评价和行为倾向,具有后天习得性、内隐性和持久性的特征,对人的行为起直接的干预作用。态度是人情感领域的一个重要方面,学前儿童对待个人以及公共卫生问题的正确态度,是促进其卫生科学知识转化为行为和习惯的内在动力。学前儿童对待卫生问题的态度不是先天具有的,而是通过后天学习获得的,它的形成和改变是儿童个体与外界环境相互作用的复杂过程。学前儿童对待卫生问题的态度一经形成,就不容易改变,并能对他们的行为起直接的、持久的影响。学前儿童健康教育要充分注意儿童早期态度形成的重要性,它不仅会影响学前儿童早期的卫生行为和习惯,也会影响其一生的卫生态度、卫生行为和习惯的形成。当然,正确的卫生态度也并不一定必然导致正确的卫生行为和习惯的形成,有时甚至是相互矛盾的,如有的儿童批评别的儿童乱扔纸屑行为,但自己却常常随意丢纸屑。

(三)引导学前儿童养成各种有益于个人、社会和民族健康的卫生行为和习惯

习惯是一种比较固定的、完成自动化动作的行为方式和行为倾向,它是条件反射的形成和巩固。卫生习惯就是"习以为常"的卫生行为。卫生行为反复实践,长时间坚持便形成了卫生习惯。一旦形成了卫生习惯,就形成了动力定型,就会在日常生活中自觉、经常、自然而然地按照卫生原则和规范行动。这时,卫生习惯便成为学前儿童卫生行为的一种内部驱动力。因此,卫生习惯不仅是对外界环境的机械反应,它本身还包含着一种理性地应付卫生问题和情境的倾向。

培养学前儿童良好的卫生行为和习惯,在各种场合下都对卫生问题作出理智的决策,自觉地抵制各种不卫生、不文明的行为,增强自身保护健康的意识和能力,这是学前儿童健康教育至为重要的目的。学前儿童的身心健康最终取决于他们的卫生行为习惯,学前儿童健康教育所期望获得的效果就是让学前儿童自觉地、主动地产生和形成各种有益于自身、社会和民族健康的行为和习惯。学前儿童的卫生习惯一旦受阻,就会产生消极的情绪体验。学前期的儿童行为的可塑性强,模仿能力和接受能力强,有利于养成良好的卫生习惯。许多卫生习惯都是在儿童的早期生活中形成的,而且行为一旦成为习惯,就不易改变,为此,教育者应抓住这一时机,使学前儿童自觉巩固和发展已有的良好的卫生习惯,逐步纠正不良行为习惯。

卫生知识、卫生态度和卫生行为和习惯三者在学前儿童健康教育中具有各自不同的作用,卫生知识是基础,卫生态度是动力,卫生行为和习惯是目标,三者密切联系,相互影响。为了达到教育目标,就要使受教育者掌握应有的知识和具有正确的态度,否则即使做出了良好的行为,也是盲目的、偶然的、被动的。知识、态度和行为的转变所需的时间和困难程度是不同的,知识的转变较为容易,态度的转变涉及情感问题,不仅较为困难,而且历时较长,行为和习惯的转变则最难,对学前儿童而言,一切尚未定型,可塑性强,他们在各方面的转变要比其他

第七章 学前儿童健康教育

年龄阶段的人容易得多,因此在学前阶段抓好健康教育更为有效。

为此,学前儿童健康教育要求幼儿教师、幼儿园行政管理人员和其他工作人员与家长相互配合、协调一致,为学前儿童制定和提供有计划的学习活动,指导学前儿童对那些与其自身健康以及与家庭和社会生活健康相联系的卫生问题作出理智的决策。有效的学前儿童健康教育应该能够提高学前儿童的决策技能,否则健康教育只可能流于形式。只有在认知学习和情感学习的基础上,将认知和情感因素整合为一体,学前儿童才有可能对各种卫生问题作出理智的决策,并付诸行动。

二、学前儿童健康教育的任务

学前儿童的体育、智育、德育和美育中都有健康教育的任务,它们从不同的方面和角度影响和作用于儿童,改善儿童的认知、态度、行为和习惯,提高儿童维护和增进自我健康的能力。学前儿童健康教育就是通过学前儿童教育的各种途径,在提高学前儿童卫生科学的认知水平和改善学前儿童卫生态度的基础上,将卫生原则和卫生要求转化为儿童自觉的卫生行为和习惯的教育过程。因此,学前儿童健康教育的任务具体包括以下几个方面:学前儿童会认同自身对维护健康的责任;学前儿童会认同与健康有关联的自身需要;学前儿童能分辨比较安全的行为和有危害的行为;学前儿童初步获取改进或保持自身健康的策略;学前儿童初步学会预防受伤害和处理自身健康问题的策略和方法;学前儿童初步运用处理紧急事件的技能。

第二节 学前儿童健康教育的内容

学前儿童健康教育涉及的内容十分广泛,因主客观条件限制,不可能面面俱到,学前儿童健康教育的内容的确定应依据学前儿童健康教育的目的和任务、学前儿童的身心发展特点和社会对学前儿童健康教育的基本要求等。

一、学前儿童健康教育内容的内在结构

(一)学前儿童健康教育内容的组成

健康既然是指人的"身体的、心理的和社会适应的健全状态",健康的人是健康的身体、健康的心理和良好的社会行为的统一体,那么学前儿童健康教育的内容自然应该包括身体、心理和社会适应三个方面。

学前儿童健康教育包含的身体、心理和社会适应三方面内容是学前儿童健康教育内容中缺一不可、不可分割的组成部分,只顾及三者中的某一方面而排除

其他方面的健康教育，便不可能是完整意义上的健康教育，是难以取得学前儿童健康教育预期效果的。因此，通过学前儿童健康教育，不仅要使学前儿童初步认识和了解自己的身体，按照健康的要求主动自觉地增进自己的身体健康，还要培养学前儿童形成积极乐观的心态和移情能力，掌握调节消极情绪的方法技能，增强自尊、自信、自立和自制的意识和能力，提高人际交往水平，逐步形成自觉抵制有损身心健康的行为和习惯，使自己的行为能较好地适应家庭、幼儿园和社会生活。学前儿童健康教育所包含的身体、心理和社会适应三个方面的内容，这三个方面是相辅相成、相互作用的。要使学前儿童对实际生活中涉及与自身、社会和民族健康有关的健康问题有正确的认识、判断和评价，采取正确的态度，并付诸实际行动，离开身体、心理和社会适应中的任何一个方面的内容都是不行的。

学前儿童健康教育的内容就其内在结构来说，也包含了身体、心理和社会适应三个方面，例如在营养与饮食的健康教育部分，在身体方面，要让学前儿童初步了解各种食物都具有维持人的生命活动的营养素，对人的身体健康具有不同的作用，不吃或少吃某些食物会影响人的身体健康，甚至会生病，逐步使学前儿童形成正确的饮食态度；在心理方面，结合学前儿童的心理特点，在食品制作上讲究色、香、味俱全，还可将食品制作成生动的造型，包括在餐具器皿的选用方面都注意与食品精心搭配，以此来刺激学前儿童的食欲，让他们在进餐时保持愉快的情绪；在社会适应方面，引导学前儿童在家庭、幼儿园和其他场合用餐环境中形成良好的饮食行为习惯，如不挑食、不偏食等。在预防疾病的健康教育部分，在身体方面，要让学前儿童初步懂得疾病的危害，了解一些常见疾病及其发病的粗浅原因，并初步掌握预防这些疾病的最简单的方法；在心理方面，要引导学前儿童形成对待疾病的正确态度，并加强自我保护意识；在行为方面，要引导学前儿童养成良好的生活卫生习惯，如不吃不干净食物、注意加强身体锻炼等。

(二)学前儿童健康教育的具体内容

学前儿童健康教育的内容广泛，各个年龄阶段的学前儿童健康教育内容各有侧重。具体来说，学前儿童健康教育的内容主要包括以下几个方面：

1. 生物学和人体解剖生理知识

通过让学前儿童接触常见的动物和植物，让他们初步认识生物体简单的结构、功能及其生长和发育的特点，在此基础上粗浅地认识人体各部分的解剖生理特点，并学习掌握保护身体的简单方法，树立关心、保护身体健康的意识。

2. 个人清洁卫生

对学前儿童进行个人清洁卫生的教育和训练，对培养儿童从小养成良好的个人卫生习惯、维护和增进儿童的身体健康、预防疾病具有重要作用。学前期要注意培养儿童的个人清洁卫生习惯，如勤理发、洗头、洗脚、洗澡、剪指甲，早晚刷牙，饭后漱口，用自己的茶杯和手帕，不挖鼻孔，不将异物塞入耳或鼻内等。让学前儿童逐步懂得个人清洁卫生不仅是个人的私事，还关系到是否尊重他人，是否合乎社会公德和公共卫生的要求。

3. 日常生活习惯

良好的日常生活习惯培养也是学前儿童健康教育的内容，如作息规律、早睡早起、每天参加体育锻炼和户外活动、按时进餐和排便、形成正确的坐姿和站姿、注意用眼卫生、能正确分类摆放文具或玩具等。

4. 营养卫生

对学前儿童的营养卫生教育应与饮食卫生习惯的培养同步进行。教育学前儿童初步懂得营养的重要性，让学前儿童认识和了解常见食物对身体生长发育的重要作用，培养他们对均衡营养和合理膳食的正确认识，能自觉自愿地食用各种食物，并引导他们养成良好的饮食卫生习惯，如餐前洗手、饭后漱口、定时定量进食、细嚼慢咽、不挑食或偏食、不乱吃零食、愉快而又安静地进食、不撒饭菜、不剩饭菜、不喝生水、不吃不洁食物等。

5. 公共卫生

教育和训练学前儿童形成维护公共卫生意识和习惯。让学前儿童参与力所能及的公共环境的清洁卫生活动，遵守公共卫生准则，不随地吐痰，不乱丢果皮纸屑，不随地大小便，不破坏公共卫生设施，不乱涂墙壁，懂礼貌、讲文明等。

6. 疾病和缺陷的预防

让学前儿童初步了解身心疾病和缺陷预防知识，树立以预防为主的观念，对一些常见疾病和缺陷产生的简单原因以及预防措施有粗浅的认识，能积极主动地接受医生体检和预防注射。让学前儿童认识到传染病不仅会导致自己得病，还可能传染他人，初步形成个体在疾病预防中的责任感，在日常生活中能初步执行各项防病措施，如自己患上感冒时会自觉与同伴保持距离，以防传染他人。

7. 意外事故的预防和急救

《纲要》中指出："幼儿园必须把保护幼儿的生命和促进幼儿的健康放在工作的首位。"可见，安全保护在幼儿园工作中十分重要。意外伤害包括意外事故和人为伤害。学前儿童缺少生活经验和各种社会方面、自然方面的常识，自理能力较差，但又活泼好动，对各种事物都充满着好奇心，成人若大意，就很可能发生意外事故，如触电、溺水、误食、车祸、被拐骗、摔伤等。近年来，不安全事件频频发生，意外伤害已成为影响儿童健康的第一杀手。为此，幼儿园、家庭在关心保护儿童的同时，应积极配合，共同有意识、有计划、有目的地对儿童进行必要的安全教育和训练，让学前儿童初步掌握必要的安全防范知识以及自我保护技能，增强学前儿童的安全意识和自我保护能力，学会在发生意外伤害时自救和向成人求救的方法，尽可能减少意外事故的发生。

8. 心理卫生

心理卫生是学前儿童健康教育的重要内容,健康的心理有助于促进儿童的身体健康。

从理论上讲,大部分学前儿童的心理是健康的,但是健康并不等于理想,几乎所有儿童的心理品质和情绪特征都有必要加以改善,因此对学前儿童进行心理健康教育就显得非常必要。学前儿童心理健康教育是运用心理学的原理,以学前儿童心理健康为研究对象,开展有目标、有计划、有组织的心理健康教育活动,创设健康的心理环境,采取有效的心理卫生措施,其目的是使学前儿童懂得保护心理健康的粗浅知识和技能,纠正不良情绪和态度,形成有利于心理健康发展的行为习惯,预防和矫治心理障碍和行为异常,保证学前儿童心理健康发展,提高学前儿童心理健康水平,它主要是通过培养健全的个性、养成良好的心理卫生习惯以及学习消除心理紧张的方法等得以实现的。

学前儿童心理健康教育旨在帮助每一个儿童发展积极的自我概念以及增强鉴别和表达自己情绪情感的能力。

对学前儿童实施的心理健康教育涉及的范围甚广,主要包括以下几个方面:促进学前儿童养成良好的个性品质,如坚强的意志、乐于帮助他人、热爱集体等;学会乐观地面对生活和学习中遇到的困难和挫折;掌握人际交往的技巧,学习与人友好相处,如让学前儿童在活动中认识到与其他儿童共享或轮流使用玩具和器械的重要性,懂得分享和合作;学习和掌握表达和调节情绪的方法,及时合理宣泄消极情绪,保持积极愉快的情绪,让学前儿童学会感知和理解他人的情感;帮助学前儿童发展自我控制能力,等等。

9. 性教育

研究表明,3～6岁的学前儿童是性别意识产生、发展的关键期。儿童早期形成的性概念和性准则,将影响其成年后的性观念和性行为,进而影响其心理健康,因此,从小进行性教育,使学前儿童懂得性别差异,知道一些简单的性知识,纠正不良的行为习惯是非常必要的。

对学前儿童而言,性教育内容主要包括以下几个方面:

(1)树立正确的性认同和性角色意识。性认同是个体对性角色的自我体验,而性角色则是性别的公开表现。3岁以前的学前儿童已有明显的性认同,能自我认同和区分性角色。5岁是学前儿童以自己的性别角色适应社会生活的起始年龄。正确的性认同和性角色意识有利于学前儿童更好地适应社会生活,有利于学前儿童习得健康的性心理知识。教育者要利用适当的机会,如给孩子洗澡时、带孩子看生理构造挂图时、学前儿童提出有关性的问题时、进行专门的教育活动时,让学前儿童了解性别特征,调节和强化性别特点在学前儿童的心理发展中的作用,使学前儿童形成正确的性认同和性角色意识。在学前期,给儿童取名字、买衣服、选择玩具和发型、安排活动甚至在性格、行为举止方面要求上等都要具有性教育的意义。

（2）自然、简洁、科学地回答儿童提出的性问题。几乎所有的孩子到了三四岁这个年龄都会问爸爸、妈妈："我是从哪里来的？"学前儿童常问老师："为什么男孩可以站着小便，而女孩非蹲不可？"对学前儿童提出的性问题要不回避、不说谎、不指责，应该以科学求实的态度，简洁地回答孩子。

（3）正确处理学前儿童的性游戏。学前儿童通常是以模仿和游戏对性角色进行体验。如男孩、女孩互相拥抱、亲吻，玩新娘子的游戏，也有的男孩模仿电视中的情节，玩抢女孩、骚扰女孩的游戏，这仅仅是学前儿童的性游戏和性模仿而已。所以教师和家长要正确看待学前儿童的这些"性"活动，不能粗暴制止，更不能羞辱学前儿童。应顺其自然，因势利导，晓之以理，帮助学前儿童形成健康的性心理。

（4）注意纠正学前儿童的一些不良习惯如玩弄生殖器和大腿摩擦。虽然学前儿童的这些行为最初是无意识的，但长此以往，会发展成手淫，如发现学前儿童有这些行为，既不能恐吓指责，也不能置之不理，要帮助孩子改变这些习惯。

总之，学前儿童健康教育涉及的内容甚广，健康教育的关键性概念应该贯穿始终，使健康教育的内容有较为完整的结构和体系。一般认为，健康教育有以下三个关键性概念：儿童的生长发育；儿童与自然、社会环境的交互作用；儿童对各种卫生问题的决策和采取的行动。

以这些关键性概念为线索，选择、制定、组织和安排学前儿童健康教育的内容要既能保证内容结构的逻辑性和严密性，又能保证学前期健康教育的内容与小学、初中和高中健康教育内容保持连贯，有利于儿童对卫生科学形成完整的认识，并通过情感因素的调节作用，将知识转化为行为和习惯。

二、选择和组织学前儿童健康教育内容的原则

（一）符合学前儿童的年龄特点

学前儿童的身体、心理和社会成熟程度是学前儿童学习的前提条件，过度超越这种条件的健康教育的内容是无法被学前儿童理解和接受的，自然也就无法被其掌握和运用，因此学前儿童健康教育内容的选择、制定、组织和安排都必须首先考虑学前儿童的年龄特征。

学前儿童的思维具有直观形象性，不能摆脱具体事物的支持，对事物的概括也是初级水平的概括。学前儿童虽然已经能够对生活中所熟悉的事物进行正确的推理和判断，但是他们尚未摆脱"自我中心"，经常根据自己的主观意愿和认识进行推理和判断，因此经常是不合逻辑的。幼儿对于卫生问题的认识往往与他

们自己的身体有关,也与他们的日常生活经验有关,而较少与社会和集体的行为规范相关,因此学前阶段的健康教育内容应该将重点放在学前儿童身体的卫生保健方面,随着年龄的增长,再增加心理和社会适应方面的内容。对于年龄小的儿童,健康教育内容的选择和组织尤其要注意内容的直接性和具体性,要能够让儿童看到行动和效果之间的直接对应关系。随着儿童认知、情感、意志和个性的发展,健康教育的内容可以逐渐抽象化和理性化,并逐渐趋向系统化和完整化。

学前儿童可塑性强,模仿能力强,应着重培养他们基本的健康行为习惯,如培养"四勤"(勤洗手及剪指甲、勤洗头理发、勤洗澡换衣、勤刷牙漱口)和"五不"(不随地吐痰、不乱丢果皮纸屑、不随地大小便、不喝生水、不吃不洁食物)的个人卫生习惯。

(二)科学性

学前儿童健康教育的内容必须保证具有科学性,引用的材料不仅要能使学前儿童能理解,而且要是科学的。

健康教育的许多内容对于学前儿童来说,在理解上有一定的困难,有些材料需作一些加工和改造,但是这并不是说可以放弃科学性。如果过分夸大或者缩小,就会使学前儿童从小对卫生科学知识产生错误的或者片面的理解,如把细菌说成"一种极小极小的虫子",这种说法显然违背了科学事实,在学前儿童的头脑中会留下错误的概念,造成概念上的混乱。

事实上,让学前儿童掌握和理解许多卫生科学的原理不仅是不可能的,而且也是不必要的。囿于儿童的认知水平,他们不可能真正理解大部分科学原理,虽然他们因机械记忆能力强,有可能会背诵条文,但是他们往往是知其然,不知其所以然,因此,在学前儿童健康教育中,要强调学前儿童自身的行为与健康之间的直接关系,少问几个"为什么",这样不仅可以减少因为解释科学原理的困难而可能造成的科学性方面的失误,也符合学前儿童认识活动的规律,如在个人卫生习惯的培养中,要让学前儿童懂得吃不干净的东西就会生病,不必详细去解释致病的原因和过程。

(三)符合学前儿童的兴趣和需要

不同地区、生活条件和年龄的学前儿童,对待健康教育的需要和兴趣是不相同的,学前儿童健康教育的内容要有针对性,要从学前儿童的实际需要和兴趣出发。

学前儿童对于健康概念的认识是模糊的,对健康问题的兴趣也不明确。一般情况下,只有当学前儿童认识到教育内容与其切身利益紧密联系在一起的时候,他们才会对这些内容感兴趣,如学前儿童对健康问题的兴趣是不要生病,而

第七章　学前儿童健康教育

不是维护健康状态,因为他们懂得只有不生病,才能避免身体的不舒服,才能尽情地跑、跳等。

不同地区的学前儿童对健康教育内容有不同的需要,如对农村地区儿童,要加强饮食卫生、饮用水卫生、预防寄生虫病等方面的健康教育,对城市儿童则可多进行公共卫生、生活习惯、个性品质等方面的健康教育。

(四)依据健康教育过程的特点组织和安排

学前儿童健康教育的特点决定了健康教育的过程是一个复杂的过程,是一个螺旋式的循环往复、不断实践和发展的过程。良好的卫生态度、行为和习惯的养成以及不良态度、行为和习惯的纠正与改变绝非一日之功,通过简单的说教很难奏效,需要做好打持久战的心理准备,反复提高、反复训练和反复培养。有些内容,往往需要重复安排多次,由浅入深、由易到难、由简单到复杂、由具体到抽象,这种内容上的安排是一种螺旋式的上升和提高,而不是简单的重复,后一阶段的教育是建立在前一阶段教育的基础之上的,比前一阶段提高了一个层次。

(五)将稳定性与灵活性相结合

学前儿童健康教育内容的选择和组织,既要有系统性,使教育内容保持相对的稳定性,又要留有余地,紧密结合当时当地的实际情况和急需解决的卫生问题进行教育,使教育内容具有一定的灵活性,这样既能够及时抓住教育时机,又有利于培养学前儿童认识、判断和解决实际问题的能力,如当幼儿园中出现手足口病时,管理者可在采取相应的隔离防范措施的同时,对儿童进行相关卫生知识的教育。

第三节　学前儿童健康教育的途径和方法

一、学前儿童健康教育的途径

幼儿园的健康教育任务是通过游戏、教学活动、劳动、娱乐和日常生活等完成的。

游戏是幼儿园的重要活动之一,是进行学前儿童健康教育的主要途径,也是学前儿童健康教育的一种重要活动。学龄前期的健康教育与其他年龄段的健康教育的不同之处,部分地体现在学前期可以通过游戏活动实施健康教育。

游戏没有社会功利性的目标,儿童在游戏中只是用已有的经验去同化现实,它强调的是过程和儿童自主的活动,但是由于游戏是儿童自发的、主动参与的活动,它是由儿童内部动机强烈控制的行为,对学前儿童身心发展起着促进作用。

对学前儿童来说,通过游戏的形式学习健康知识和技能比单纯的说教式的教导更好,更有益于他们在轻松愉快的氛围中不知不觉地提高卫生科学的认知水平以及形成良好的卫生态度和卫生习惯。

目前,尽管《纲要》中明确规定了健康教育是五大教育领域之一,虽然在幼儿园中并不专设健康课程,但是生活卫生习惯却被列为学前教育内容。健康教育可以结合体育、语言、科学、数学、音乐、美术各科,从不同的方面和角度影响和作用于学前儿童,例如在科学教育中让学前儿童认识人体五官的特点、功用以及保护的方法;在体育教育中除了要考虑增强儿童的体质,还可以结合活动项目对学前儿童良好的个性品质进行培养。

在日常生活、劳动和娱乐中,随机地给予学前儿童必要的健康和卫生指导也是幼儿园健康教育的重要内容之一。健康指导有集体指导和个别指导之分。集体指导要求幼儿园认真制定指导计划,仔细安排指导内容。个别指导则适用于解决学前儿童在各类活动中存在的特殊问题,包括对有各类行为问题和身心疾患的学前儿童的健康指导,这种指导通常是非计划性的、相机而行的。在日常生活中,隐含着大量的教育机会,这些教育机会常常是偶然的、短暂的、稍纵即逝的,要求教师有灵敏的反应能力。随机教育的关键就是要善于发现并及时抓住这些时机。随机教育是教师计划外的,其性质是随意、机动的,能立即获得反馈。总之,在学前儿童一日生活的各项活动中,要善于抓住、捕捉健康教育的时机,培养学前儿童的生活习惯和卫生习惯。

幼儿园健康教育还必须通过与家庭健康教育和社会健康教育相互联系、互相合作的途径来实现。这是因为学前儿童在接受幼儿园健康教育的同时,还要接受来自家庭和社会的各种教育,而家庭和社会的健康教育与幼儿园健康教育具有不同的特点,它们会对健康知识的获得、卫生态度的改善以及良好行为的塑造起到与幼儿园健康教育不同的作用。成功的健康教育应该包括家庭、幼儿园、社会健康教育三个方面,使它们密切配合、协调一致,才能产生综合的教育效果,这是使学前儿童健康教育获得预期效果的基本保证。

二、学前儿童健康教育常用的方法

学前儿童健康教育强调将儿童在教育过程中获得的知识和形成的态度转化为对儿童健康有益的行为和习惯,所以一切教育方法的运用都要密切结合学前儿童的实际情况。在学前儿童健康教育中,可以运用的方法是多种多样的,但是在具体的健康教育教学中,不可能找到一种固定的最佳方法能适合于所有儿童。教育的艺术性在于不仅善于根据具体情况选择有效的方法,而且善于将各种方法有机地结合起来,发挥它们的整体效应。因此,在选择和运用健康教育方法时,不能机械化、模式化,而应根据不同的教育对象、各种教育方法的性质和价值

第七章　学前儿童健康教育

以及它们的局限性、教育内容以及各种教育情境,为学前儿童健康教育目标和任务的达成,做出灵活选择。

(一)选择学前儿童健康教育方法的要点

1. 选择的方法要能有助于学前儿童健康教育目标的实现

理想的方法和各种方法的组合应能有助于培养学前儿童的决策技能和使他们初步具备对各类健康问题的判断和评价能力。不同的方法在达成健康教育目标方面具有不同的优势,有的方法对学前儿童获得健康知识很有效,有的方法则有益于学前儿童卫生态度和行为习惯的改善,所有这些方法的选择和相互配合,都是为了同一个目标,都是为了取得最佳整体效果。

2. 涉及的概念越复杂,就越需要更多的活动发展这些概念

如果学前儿童感到学习困难,就应该运用多种教学方法。不同类型的方法和活动有益于学前儿童对学习内容的理解和掌握。

3. 所选择的方法应从简单逐渐过渡到复杂

对一些较为简单的问题,可以通过班级集体讲授等形式进行,在此基础上,在遇到一些较为复杂的问题时,可以运用讨论、发现探索、分析综合、演绎推理等方法。

4. 采用视听辅助教学的技术

实物、模型、标本、挂图、幻灯等教学技术和手段有益于激发学前儿童的学习兴趣,可以丰富学前儿童的直观认识。

(二)学前儿童健康教育的主要方法

在学前儿童健康教育中,可选择和运用的教育方法主要有如下几种。

1. 讨论

组织讨论能使学前儿童积极地参与健康教育的过程,为儿童提出问题、发表意见以及与他人交流思想和情感提供机会,并能帮助学前儿童学会理解和尊重他人的观点和情感。在组织学前儿童对某些健康问题进行讨论时,要鼓励他联系自己的生活经验,发表不同的意见,给他们留有思考的余地。讨论可采取以下几种形式。

(1)提问和回答。提问和回答是最常用的讨论方法之一,它能促进教师在教学中和学前儿童进行平等交流和沟通。教育实践表明,只有当教师提出的问题经过认真思考、计划和组织,符合学前儿童的年龄特征、认识水平以及生活实际时,讨论才能获得较好的效果。因此,教师在讨论前,应当精心考虑和设计问题,难易要适度,要符合学前儿童的最近发展区,否则讨论就会不了了之,同时还应注意问题的科学性和准确性,避免模棱两可和含糊不清。

(2)小组讨论。可以选择与学前儿童当前生活联系紧密、与健康有关的问题,组织小组讨论,让学前儿童畅所欲言,鼓励他们对他人的想法发表看法,提出自己的观点。其做法是:教师将班级学前儿童分成若干个小组,每个小组选出一个组长。要求以小组为单位讨论教师提出的健康问题,讨论后,由组长总结每个儿童的意见,向全班作汇报。再由教师或由某个儿童总结每个组长的汇报,得出结论。最后由教师进行评价,对儿童错误的或不合理的看法,教师应进行正确引导。

(3)报告。在假期、郊游、访问、调查等结束后,组织学前儿童报告与健康问题有关的经验。这类活动要求既要及时,又要有针对性。例如,让一些学前儿童在预防接种以后向大家谈自己的体会和感受;让病愈来园的学前儿童报告自己生病在家的经验等。在某儿童做完报告之后,让其他儿童进行提问,并围绕相关问题进行讨论,然后因势利导地对儿童进行相关健康问题的教育。

2.角色游戏

游戏在学前儿童教育中占有重要地位,是进行学前儿童健康教育的主要方法。在游戏活动中,角色游戏是学前儿童健康教育的一种行之有效的方法。角色游戏是一种自发的游戏,学前儿童在游戏中扮演角色,以戏剧化的形式表达情感,交流思想。在健康教育中,教师可以选择一些儿童感兴趣的卫生问题,设置情境,准备材料,启发和诱导儿童在角色游戏中运用想象,表达自己的需要和感受,例如在"给娃娃看病"游戏中,孩子们扮演医生、爸爸、妈妈、孩子等不同角色,运用想象,培养自己解决问题的能力。角色游戏对于儿童卫生态度和行为习惯的改善有很大帮助。

3.表演和演示

表演是学前儿童非常喜爱的活动之一。教师结合健康教育的内容,让学前儿童以唱歌、舞蹈、小戏剧、朗诵等多种形式进行表演,这对于参加表演和观看表演的学前儿童来说是接受健康教育的好机会。

演示可由教师或学前儿童进行。演示是将抽象的言语描述和符号具体化的有效手段,在学前儿童健康教育中,一般有多媒体演示和情境演示两种。

多媒体演示指的是教师运用幻灯、录像等进行教学,有助于学前儿童通过视、听、触等进行具体形象的学习。它充分利用现代化的教学手段,集声、光、色于一体,大大扩展了健康教育的范围,提高了传播速度和教育效果,容易被学前儿童接受。将多媒体演示与游戏、讨论等其他方法结合使用,可以获得更好的教育效果,可以更好地促使学前儿童的健康行为和习惯的形成和巩固。

情境演示是让学前儿童以表演的方式思考和表现在不同的生活情境中做出行为的方法。在学前儿童健康教育中,运用情境演示法可取得一定的教育效果,这是因为情境演示的主题往往来自于儿童的现实生活,情境演示的方法生动有趣，能够引起儿童的注意和兴趣。儿童通过自己的表演和演示，摸索和领悟解决问题的方法，提高自己对健康问题的决策能力。

4. 参观、访问

带领学前儿童参观和访问卫生部门、自然环境保护展览等，请有关人员与学前儿童交谈，这也是对学前儿童进行健康教育的一种有效方法，既可让学前儿童开阔眼界，丰富生活经验，又能够增强他们应付与健康有关问题的能力。

5. 动作与行为练习

动作和行为练习是让学前儿童对已经学过的基本动作与基本技能、健康行为和生活技能等进行反复练习，从而加深理解并掌握，形成稳定的动作、行为和生活习惯。如盥洗的基本顺序、衣服的穿脱与整理、使用筷子的方法等，都必须在教师和家长的具体指导下反复练习，才能真正掌握。反复练习会使业已形成的动作和行为巩固、完善。对于学前儿童而言，特别是年龄较小的儿童，有些动作和行为需要进行反复练习，方能掌握和巩固。

6. 讲解示范

具体而又形象地为学前儿童讲解粗浅的与健康有关的知识，结合身体动作、实物、影视、模型进行示范，这是学前儿童健康教育常用的一种方法，如若运用适当，可望获得最为直接的教育效果，如若运用得不好，会成为无效的说教。学前儿童依据有关事物的具体形象或表象进行思维，有很强的模仿能力，对于直接感知到的行为，他们理解和掌握起来比较容易。因此，在讲解示范的过程中，应借助各种教育手段和媒介，让学前儿童通过视、听、触等多种方式进行具体形象地学习。

对学前儿童的讲解示范，应注意形式灵活多样、生动有趣。例如，可以借助儿歌、谜语、表演等方式进行，讲解说理要贴近儿童的实际生活，要符合其年龄和发展水平。

示范是教师通过自己的表演或表现为学前儿童提供榜样。教师的示范是帮助学前儿童掌握技能的主要方法。示范也可以让学前儿童来做，但步骤应当给学前儿童讲解清晰、准确。

教师和家长的示范作用对学前儿童影响很大。学前儿童的模仿能力较强，很容易受成人不良卫生行为和习惯的影响，因此教师和家长自身要有良好的卫生行为和习惯，并示范给学前儿童看。

以上学前儿童健康教育的方法，各有优点和局限性，各种方法之间又有密切联系，教师在进行学前儿童健康教育时，往往需要采用多种方法，并且需要充分发挥自己的能动作用以及自己的特长，在实践中探索和创造新的教育方法。

▶阅读推荐◀

[1]何淑艳,代军,包海英.学前儿童健康教育.北京:北京理工大学出版社,2017

[2]张乐.学前儿童卫生与健康教育.长春:吉林大学出版社,2013

[3]杨璇,席小莉.21世纪我国学前儿童健康教育研究可视化分析.山西广播电视大学学报,2018,(01)

▶思考与探索◀

1.学前儿童健康教育的目的和任务是什么?

2.学前儿童健康教育的任务具体包括哪几个方面?

3.在学前儿童健康教育中,如何处理知识、态度和行为习惯三者之间的关系?

4.为什么应该特别重视幼儿家庭健康教育?

5.学前儿童健康教育包括哪些主要内容?

第八章
学前儿童的心理卫生

【内容摘要】 心理卫生与心理健康既密切联系,又有区别,心理卫生的目的是保护和增进人的心理健康,因此维护学前儿童的心理卫生,是幼儿园卫生保健工作的一项重要内容,也是保证学前儿童心理健康的重要措施。本章系统分析了学前儿童心理健康的标准,以及影响学前儿童心理健康的因素,详细介绍了学前儿童常见的心理障碍、问题行为和心理疾病的特征、形成原因及预防和矫治措施。

【学习目标】 掌握学前儿童心理健康的标准,了解学前儿童典型心理问题的表现、成因与防治措施。

第一节 学前儿童心理卫生概述

社会的进步和科学技术的发展,对个体的素质提出了更高的要求:不仅要有良好的智能素质,还要有健康的心理素质。与此相适应的是,近几十年来,心理卫生运动已在全球悄然兴起。人们越来越认识到那种沿袭已久的所谓身体机能正常、没有缺陷和疾病就是健康的观念已经发生了变化。1948年,世界卫生组织把健康定义为:"健康乃是一种生理、心理和社会适应都达到完满的状态,而不仅仅是没有疾病和虚弱的状态。"1978年,国际初级卫生保健大会发表的《阿拉木图宣言》中提出:"健康是基本人权,达到尽可能的健康水平,是世界范围内的一项最重要的社会性目标。"这些定义从较高的层次引导人们去重新认识和研究健康,使人们越来越意识到心理健康的重要性。

学前期是个体社会化的初始阶段,是个体心理发展和人格形成的关键期,具有巨大的发展潜力和可塑性。研究表明,这一时期的发展,对儿童之后很长一段时期乃至一生的发展都至关重要,因此本阶段发展过程中产生的任何滞后与偏差,都会给儿童的发展和教育带来难以估量的消极影响。为了保护儿童的心理健康,联合国教科文组织和国际心理学会颁发了《儿童权利公约》《儿童心理权益宣言》等文件,把维护儿童的心理健康放在极其重要的位置。随着我国近几年早期教育急剧升温,人们只片面重视儿童的营养保健、智力开发等,而忽视了早期教育中一个更重要的组成部分即心理健康教育,这就可能导致儿童的心理发展不健全,从而影响其日后的发展。因此教育者应该充分重视儿童的心理健康,争取把每一个儿童都培养成健康、聪明、活泼、自信的儿童,为他们更好地适应现代社会、成为社会所需要的合格人才奠定良好的基础。

要保证人的心理健康,就要注意心理卫生。学前儿童的卫生保健不能只局限于学前儿童的身体保健、防治身体疾病,还应该包括学前儿童的心理保健,逐步提高他们的心理素质,避免心理疾病的发生。《纲要》中明确指出:"幼儿园必须树立正确的健康观念,在重视幼儿身体健康的同时,要高度重视幼儿的心理健康。"学前儿童心理比较脆弱,很容易受到外界的影响,而一些不良影响会给儿童带来心理上和行为上的适应问题。维护学前儿童的心理卫生是幼儿园卫生保健工作的一项重要内容,也是保证学前儿童心理健康的重要措施。

一、什么是心理卫生

(一)心理卫生

心理卫生又称"精神卫生",是相对于生理卫生而言的。它是指维持和增进人们的心理健康、预防心理疾病的发生以及矫治各种不健康心理的原则、方法和措施。

较早从事心理卫生研究与实践工作的应属医学界。早期的心理卫生工作主要是围绕有躯体疾病和心理疾病的患者开展的,目的在于预防和治疗心理疾病,这可以说是一种狭义的心理卫生。

随着社会的进步以及医学的发展,人们更多地从积极意义上去认识和研究心理卫生。当今社会,心理卫生工作的着眼点已经放在健康的人的心理保健方面,即从个体生命呱呱坠地之时起,就开始加强其心理保健工作。这样做的目的在于从根本上消除可能对心理造成有害影响的根源,预防心理障碍和心理疾病的产生,促使人们的心理尽可能达到较高的健康水平。可见,心理卫生的主要意义在于积极地维护和增进人们的心理健康。

(二)心理健康

对于什么是心理健康,国内外学者们已经议论了半个多世纪,由于各人所处的社会文化背景不同,研究问题的立场、观点和方法不一致,至今尚未取得一致意见,比较有代表性的观点如下:

根据联合国世界卫生组织的定义:"心理健康不仅指没有心理疾病或变态,不仅指个体社会生活适应良好,还指人格的完善和心理潜能的充分发挥,亦即在一定的客观条件下将个人心境发挥成最佳状态。"

第三届国际卫生大会(1946年)认为:"所谓心理健康,是指在身体、智能及情感上与他人的心理健康不相矛盾的范围内,将个人心境发展成最佳状态。"

《简明不列颠百科全书》认为:"心理健康是指个体心理在本身及环境条件许可范围内所能达到的最佳功能状态,但不是十全十美的绝对状态。"

目前大家比较认同的一种解释是:心理健康是指个体不仅没有心理疾病或变态,而且在身体上、心理上以及社会行为上均能保持最高、最佳的状态。

综合以上各种观点,我们将心理健康定义为:它是指没有临床症状、身心都符合正常发展标准、具有良好适应性并能为社会所接受的一种积极稳定的心理状态。它具有两种含义:一是指没有心理障碍或心理疾病;二是指心理状态稳定,具有抵御挫折、迎接挑战、适应环境的良好人格素质,使人的潜能和创造力得到充分发展,能够更好地实现人的价值。

(三)心理卫生与心理健康的关系

《简明不列颠百科全书》中在心理健康与心理卫生条目中说:"心理健康指个体心理在本身及环境条件许可范围内所能达到的最佳功能状态,不是指绝对的十全十美状态。心理卫生包括一切旨在改进及保持上述状态的措施,诸如精神疾病的康复、精神病的预防、减轻充满冲突的世界带来的精神压力,以及使人处于能按其身心潜能进行活动的健康水平等。"这一概念明确指出,心理健康与心理卫生是两个不同的概念,心理健康是指人心理的健康状态,而心理卫生则是指维护和增强人的心理健康而采取的措施。心理卫生的最终目的是维护和增进人的心理健康。它是达到心理健康的手段,它的任务是探讨维护和增进心理健康的原则、措施和各种活动。

二、学前儿童心理健康的标准

心理卫生的目的是保护和增进人的心理健康。然而,心理健康的含义及判别心理健康的标准至今仍是有争议的问题。衡量人的心理健康与否,迄今为止还远不如衡量人体的各项形态和生理指标具体和客观。在健康的心理与不健的心理之间有时难以划分出明确的界限。心理健康状态有各种不同的特征和程度,单一的特征不能认作心理健康的标准,在世界上不存在任何人在所有的时间内都具备所有健康心理的特征,所以心理健康是一个相对的概念,它不像身高、体重那样,通过测量可以得到一个数据进行比较。因为心理健康问题十分复杂,所以制定人的心理健康判断标准也较难。

心理健康是学前儿童健康的重要组成部分。衡量学前儿童心理健康状态及其水平,可以说是学前儿童心理卫生中首要、也是极为复杂的问题。什么样的学前儿童才是心理健康的呢?近年来,国内外许多学前教育工作者和心理卫生专家通过大量研究,提出了一些初步的看法,综合起来,一般认为学前儿童心理健康的标志主要有以下几个:

(一)智力发展正常

心理健康的儿童的智力是正常的,智力发展正常是学前儿童心理健康的重要标志。这是因为正常的智力水平是学前儿童正常生活、学习和活动的最基本的心理条件,是心理健康的首要条件。智力一般是观察力、注意力、记忆力、思维力和想象力等各种认知能力的综合表现,它是以思维力为核心的。它以先天的遗传素质为物质基础,在人与环境的交互作用中得到发展,智力的高低是先天遗传和后天环境共同作用的结果。

学前阶段是儿童智力发展最为迅速的阶段,心理学工作者通常采用智力测验的方法来测定学前儿童智力发展是否正常。个体之间的智力发展水平存在差异,但是差异并不显著,他们的智商为85~115分。智力发展正常的儿童的具体表现为:活动时或完成力所能及的任务时,注意力集中、记忆力正常;求知欲较强,肯动脑筋、想象力丰富,善于对周围事物和现象提出各种问题并积极寻求解答;爱说话,语言表达能力同年龄相符,无口吃情况;对生活中力所能及的事,乐于自己做,不过分依赖别人的帮助,能比较认真地完成别人委托的事。智商在130以上的儿童为超常儿童,超常儿童的记忆力极强,观察事物细致,想象力丰富,才智超群,有独立的、独创的、机敏的、充满活力的人格特征,学会说话早。先天性疾患、产伤、婴幼儿期疾病感染等原因导致的脑损伤及早期的社会文化剥夺等可能会引起儿童智能障碍。智商在70以下的为智力落后,智力落后儿童感知和记忆异常、思维水平低下和心理紊乱,社会适应能力差,常常不能适应幼儿园的集体生活与学习,很难完成学习或工作任务,需要特殊的教育和护理。只要及时地进行教育与训练,轻度智力落后(智商为60~70)的儿童可望逐步适应社会生活和学习,达到心理健康状态。

智力正常或超常只能作为心理健康的标准之一。若某个儿童的智力水平明显低于同龄儿童的平均发展水平,那么该儿童智力发展就可能是不正常的,其心

第八章　学前儿童的心理卫生

理也可能是不健康的,但不能将智力发展作为衡量学前儿童心理健康与否的唯一标准。衡量学前儿童智力发展水平要考虑其智力的年龄标准和发展效应。在为学前儿童做智力测验时,要非常慎重,严禁滥贴标签,更不能以学习成绩落后就轻易给儿童扣上"智力落后"的帽子,避免对儿童的自尊心造成严重伤害,影响他们的健康成长。

(二)情绪稳定愉快

情绪是一个人对客观事物是否符合自己的需要而产生的内心体验,表现为喜、怒、哀、乐等多种形式。它既是一种心理过程,又是心理活动赖以进行的背景。稳定愉快的情绪是学前儿童保持身心健康和行为适应的重要条件。稳定愉快的情绪反映了儿童中枢神经系统活动的相对平衡的状态,表示他们的身心处于积极的状态。

当儿童的情绪相对稳定地处于愉快、高兴、喜悦等积极状态时,他们的活动效能较高,有利于形成朝气蓬勃、活泼开朗的良好个性以及促进正常生长发育,同时还有助于他们对社会生活环境保持良好的适应状态;而当儿童的情绪处在愤怒、恐惧、悲伤、淡漠等消极情绪状态时,则可使他们的心理失去平衡,对周围的事物不感兴趣,且智力操作效果差,易于形成不良的性格特征,导致各种问题行为出现,若这些负面情绪长期积累压抑,会使儿童产生心理障碍或疾病以及造成神经活动功能失调和躯体的某些病变。

随着年龄的增长,特别是儿童脑的发育和语言的发展,儿童的情绪在不断丰富和深刻化,由生理需要是否满足产生的简单反应,发展成为带有一定社会内容的、较为复杂的表现形式;由具有很大的冲动性和易变性发展为自我调节不断加强,由外露发展到内隐,情绪稳定性逐步提高。因此,父母、教师要以自身的良好情绪为儿童树立榜样,对于儿童的教育、管理持有正确的态度,引导儿童积极情绪的形成。

(三)人际关系和谐

与人交往是人类的天性。在人际交往过程中,不仅能满足人的各种生理和心理需要,还可帮助人们逐步形成符合社会要求的行为方式。个体的心理健康状态是在与他人的交往中表现出来的,而人类的心理问题,也主要是由于人际关系的失调而造成的。和谐的人际关系既是学前儿童心理健康的重要标准,也是学前儿童维持心理健康的重要条件之一。学前儿童的人际关系主要是指他们与父母、教师以及同伴之间的关系,从这些人际交往中可以看出儿童的心理健康状态。

虽然学前儿童的人际关系比较简单、人际交往的技能比较差,但是他们都强烈希望通过交往了解别人,也希望通过交往而获取别人的了解、信任和尊重。儿童与他人的人际关系失调常会导致儿童产生各类问题。

心理健康的儿童乐于与人交往,善于理解他人、接受他人,也容易被他人理解和接受;善于与他人合作和共享,尊重他人的意见,以慷慨和宽容的态度待人。相反,心理不健康的儿童或对人斤斤计较、不能宽容,或对人漠不关心、无同情心,猜疑、嫉妒、退缩,或沉默寡言、性情孤僻,或不能与人合作,甚至侵犯别人,不能置身于集体,与他人格格不入,等等。

(四)行为统一协调

行为统一协调是指人的思想和行为统一协调,行为反应的水平与刺激程度相适应。随着年龄的增长,儿童的思维逐渐变得有条理,有意注意的时间逐渐延长,情绪情感的表达方式日趋合理,对客观事物的态度逐渐稳定。

心理健康的学前儿童的心理活动和行为方式能基本处于和谐的统一之中,其行为通常表现为既不过敏,又不迟钝,面对新的刺激情境能做出合理的反应,具有与大多数同龄儿童基本相符的行为特征。相反,心理不健康的儿童注意力分散,做事三心二意,兴趣时常转移,思维混乱,语言支离破碎,行为经常前后矛盾,行为反应变化无常,自我控制和自我调节的能力很差。因此,要注意培养儿童行动的自觉性、坚持性和自制力,使他们形成良好的行为方式和习惯,学会对生活环境中各类刺激做出正确的应对与反应。

(五)性格特征良好

性格是人对现实的态度和行为方式中比较稳定的心理特征的总和,性格是个性最核心、最本质的表现,它反映在个体对客观现实的稳定态度和习惯化了的行为方式之中,一经形成,就具有相对的稳定性。性格良好反映了人格的健全与统一。

尽管学前儿童的性格相对还不稳定,但基本性格倾向已初见端倪。心理健康的儿童一般具有活泼开朗、乐观、自信、积极主动、独立性较强、谦虚、诚实、勇敢、热情、慷慨等良好的性格特征,对自己、对他人、对现实环境的态度和行为方式比较符合社会规范。相反,心理不健康的儿童与他人和现实环境经常处于不协调的状态,表现出冷漠、自卑、孤僻、懒惰、胆怯、冷漠、执拗、依赖、吝啬和敌意等不良的性格特征。

学前儿童的性格是他们在与周围环境和教育影响的相互作用中逐渐形成和发展的,其中自我意识在儿童性格形成中起关键作用。自我意识是主体对自己及自己与客观世界关系的意识。当学前儿童在语言中出现"我"时,就说明他已经开始有了自我意识。具有良好自我意识的儿童,能了解自己、悦纳自己、体验

第八章 学前儿童的心理卫生

到自己存在的价值,在他们身上积极的肯定的自我观念占优势,对自己表现出自爱、自尊、自豪感,对他人就会表现出友善、同情、尊敬和信任,否则,反之。

学前儿童虽然有一定的独立性和自我意识,但尚未形成稳定的性格,可塑性很强,因此家长和教师应努力为儿童营造良好的家庭环境和幼儿园环境,以促进儿童良好性格的形成。

需要指出的是,上述几条心理健康的标准,只是"理想"的标志。儿童都可能有这方面或那方面的不足,之所以提出心理健康的标准,可以把它看作培养儿童时应努力达到的目标。另外,人的健康状况是动态的。学前儿童正处在身体发育和心理发展的过程中,如果要求一个三四岁的幼儿同时具备以上诸方面的特征,这样既不现实又不可能。所以,在评价和衡量儿童心理是否健康的时候,不能简单地依照这些标准来进行判断,而应从发展的、整体的观点出发,持慎重态度,切忌凭一事而下结论。

三、影响学前儿童心理健康的因素

在学前儿童身心发展过程中,影响他们心理健康并导致各种问题行为、心理障碍甚至心理疾病出现的因素是复杂多样的。总的来说,主要是生理、心理和社会三个方面因素。儿童心理健康状态的维持以及问题行为、心理障碍的出现,都是这三个方面因素共同作用的结果,它们之间的关系错综复杂,对学前儿童健康心理的形成以及异常心理的产生的作用不能一概而论,具体来说是因人而异、因问题或疾病而异。

（一）生理因素

影响学前儿童心理健康的生理因素主要包括遗传因素、先天非遗传因素、机体损伤、生化改变等。

1. 遗传因素

遗传素质是指生物体遗传给后代的生物特征,主要是指那些与生俱来的解剖生理特点,例如机体的形态和构造、感官特征、神经系统的结构和机能等,它是学前儿童身心发展的物质前提和必要条件。

大量研究表明,遗传素质是影响学前儿童心理健康的重要因素,如儿童期发育障碍和精神疾患,包括婴儿孤独症、儿童精神分裂症和儿童多动综合征等的发生和发展均与遗传素质有关,而且患有遗传性疾病的儿童常伴有行为异常。譬如近亲结婚夫妻所生子女的遗传性疾病发病率和早期死亡、智力低下的比例远比非近亲结婚夫妻所生子女高。

出生时没有大脑的无脑畸形儿无法产生心理活动,脑发育不全儿童的智力水平远比正常儿童低下。在上述特殊情况下,遗传素质不仅是儿童心理健康的必要条件，而且是决定因素，所以要提高人口素质，就必须提高人口质量，全社会都应重视优生。

遗传因素影响着儿童的身高、体型、面部特征，而这些特征也会在一定程度上影响儿童的心理和行为。身材高大、体型匀称、面容姣好的儿童容易形成自尊、自信或高傲、自大等性格特征；身材矮小、五官不协调或生来就有生理缺陷的儿童，易受到同龄伙伴的奚落、羞辱，以致形成自卑、孤独、不善交际等性格特点。

研究遗传因素对心理健康的影响主要是通过对家系的研究和对双生子的研究来进行的。大量的调查统计及临床观察数据显示，许多精神疾病的发病原因具有遗传特性，同时，遗传上的易感性在一些儿童身上也是存在的，以遗传素质为基础的神经类型及各个年龄阶段所表现出来的身体特征也影响着人的心理活动。

例如，西尔弗（Silver, L. B）发现40％的多动症儿童的父母、同胞或亲属也患有多动症。坎特维尔（Cantiwell, D.）曾用儿童多动症诊断标准衡量了50例多动症患儿的亲属，发现其不少亲属幼年时都有多动症状，其中父亲有此症状者占16％，母亲有此症状者占4％，兄弟有此症状者占22％，姐妹有此症状者占8％，叔伯舅父有此症状者占10％，堂表兄弟有此症状者占12％。

一些研究表明，同卵双生子心理障碍和疾患的一致率高于异卵双生子，例如，马瑟耐（Matheny）在20世纪70年代对双生子进行追踪研究发现，同卵双生子患多动症的一致率达100％，而异卵双生子中一个患多动症，另一个也患多动症的仅占17％。

另外，许多遗传病都伴随着智力缺陷，例如苯丙酮尿症、21—三体综合征等。

2. 先天非遗传性因素

先天非遗传性因素主要是指影响胎儿在母体内生长发育的因素，这些因素虽然是先天性的，但这是环境因素影响的结果，并非基因改变所致，也不能将它传给后代。影响胎儿正常发育的环境因素是多方面的，如母亲在孕期的营养、用药状况、身体健康状况、环境污染状况和情绪等都可对胎儿的发育产生影响，不良的胎内环境所造成的某些素质上的缺陷也可以成为学前儿童心理发育过程中的障碍，导致他们异常行为的产生。

（1）孕妇营养不良。孕妇营养不良可使婴儿出生体重低，低体重儿可能有脑细胞减少、智力发展迟缓、脑功能异常等缺陷，进而对心理的健康发展产生不可挽回的不利影响。某些营养素过少或过多则可导致先天畸形，如神经管畸形主要和叶酸缺乏有关，而维生素A过多可导致中枢神经系统畸形、心血管畸形和面部畸形，缺碘会引起甲状腺功能低下，使儿童患呆小症。正如有些研究人员所指出的那样，胎儿期"低营养最初的症状是心理障碍，这些儿童入学后，表现出失去好奇心和探索心理"，这些"营养不良儿童的智力测验成绩都差"。

(2) 孕妇患病或用药不慎。孕妇患病或使用药物不慎会给儿童的心理健康带来伤害。有研究指出,母亲孕期患高血压、肾炎、贫血、关节炎(曾服水杨酸制剂)、低热、先兆流产以及经常患感冒,都可能与儿童多动症的发生有关。又如,如果孕妇感染了流感病毒,可引起胎儿发生畸形和中枢神经系统异常,进而影响儿童心理的正常发展;妊娠早期患风疹,可引起胎儿畸形、智力低下。许多药物都可以通过胎盘进入胎儿血液,产生致畸作用。孕妇用药不慎可引起各种疾患,如服用抗妊娠反应药"反应停",可引起胎儿肢体、心脏、眼、耳等畸形,服用抗生素药"链霉素",可引起先天性耳聋等;服用大剂量的抗癫痫类药物,可使胎儿发生唇裂、腭裂、小头畸形、心脏畸形等,或是出生后发育迟缓、智力低下;服用甲丙氨酯等镇静催眠药,也可导致儿童发育迟缓。

(3) 孕妇情绪状态。孕妇精神受到刺激,特别是突然的、重大的刺激,会造成过度心理紧张,从而引起胎儿的发育异常和障碍。研究表明,孕妇过激的情绪会使内分泌腺尤其是肾上腺分泌出与情绪平衡时所分泌的激素不同,使细胞新陈代谢发生变化,血液内的合成物也发生变化,对胎儿发育产生不良影响。有研究表明,第二次世界大战以前,德国儿童神经系统畸形率为 0.07%,大战前期为 1.7%,战时是 2.6%,而战后则上升为 6.5%。这表明,战时和战后的时局急剧变化而造成的孕妇忧虑和惊恐情绪状态会导致新生儿神经系统畸形。

此外,妊娠期抽烟喝酒、接触放射线、环境污染等也会对胎儿的发育造成损害,从而影响儿童的心理发展。如果孕妇吸烟或长期吸入二手烟,烟中的一氧化碳、尼古丁等有害化合物会使胎儿缺氧,使他们的生长发育出现障碍或畸形;孕妇长期大量饮酒,可引起胎儿患"酒精中毒综合征",导致生长发育迟缓、中枢神经系统发育障碍等;X 放射线照射会使胎儿发生严重畸形,使身体、大脑发育迟缓;环境中汞、铅等有害元素的污染,也会导致胎儿大脑发育畸形、智力低下等。

3. 机体损伤

机体损伤或疾病,特别是脑损伤或疾病是影响学前儿童心理健康发展和造成心理障碍的重要原因之一。

种种原因导致的较严重的脑外伤如脑震荡、脑挫伤等,都可使儿童产生意识障碍、健忘症、言语障碍、人格改变等心理障碍,例如分娩过程中的异常可造成婴儿脑损伤,如剖宫产、产钳助产和吸引助产都可能造成新生儿脑组织损伤;产后新生儿窒息,可造成脑组织缺氧性损伤。研究表明,心理健康有问题的学生,其母亲在分娩过程中出现早产、难产、窒息等异常情况的概率,均显著高于正常学生。

另外,临床研究表明,发热、毒素、炎症以及身体的变态(过敏)反应,中枢神经系统的传染病如流脑、乙脑、结核性脑膜炎等,若治疗不及时,会导致严重的后遗症,对儿童的心理健康产生不利的影响,如影响智力发育,引起儿童适应不良,直接影响儿童情绪和行为的稳定性及其对周围环境的反应方式和对自己的控制能力，使其心理发展迟滞、学习困难、智力低下、情绪障碍等，严重者甚至会威胁儿童的生命。人体其他系统的疾病也可引起一些神经病变或心理障碍。例如内分泌系统与神经系统关系密切，当儿童的脑垂体、甲状腺、甲状旁腺、肾上腺等内分泌腺机能紊乱时，会出现许多种心理障碍，严重影响儿童心理健康发展；儿童身体运动方面的困难，如动作笨拙、活动过度等也与大脑损伤有关，会成为非直接性的心理障碍。

4. 生化改变

机体内对脑的功能有重要影响的中枢神经物质，如乙酰胆碱、去钾肾上腺素、多巴胺、5-羟色胺、r-氨基丁酸等的代谢异常，可能成为诱发生理和心理活动障碍的重要原因。例如在神经系统中，乙酰胆碱与乙酰胆碱酯酶形成的乙酰胆碱能系统控制神经活动能量的转变过程，当大脑处于抑制状态时，乙酰胆碱含量会升高，反之，它的含量会降低。运用实验的方法将乙酰胆碱注入机体，可引起紧张综合征，再注入乙酰胆碱酯酶，紧张症状即可消除。又如，学者们提出，儿童多动症可能与多巴胺等单胺类中枢神经介质的代谢异常有关，而苯丙胺一类兴奋剂之所以对儿童多动症有疗效，是因为这类兴奋剂可以使多巴胺水平正常化。又如，肾上腺素、去甲肾上腺系和多巴胺等儿茶酚胺类生化物质与情绪活动关系密切。有人认为，内生性的情绪障碍如抑郁症是因为脑内儿茶酚胺机能不足导致，而躁狂症则是因为儿茶酚胺的机能过盛导致。

(二) 心理因素

心理因素是指学前儿童个体的主观心理状态，是在发展过程中个体与环境相互作用的经验积累，包括早期的和后来的生活经验以及人格发展的情况等。影响学前儿童心理健康的心理因素，主要有认知因素、情绪因素和个性因素。

1. 认知因素

认知是指人认识客观事物、反映客观事物的特性与联系并揭示客观事物对人的意义的心理活动，主要有感知、记忆、思维、想象等因素。这些认知因素自身的发展和各认知因素之间的关系可能是协调的，也可能是不协调的。一旦儿童某一认知因素发展不正常或某几种认知因素之间的关系失调，就会产生认知矛盾和冲突，这种矛盾和冲突，会使儿童感到紧张、烦躁和焦虑，于是想极力减轻或消除它。儿童认知因素失调程度越严重，儿童期望减轻或消除失调、维持平衡的动机就越强烈，如果这种需要长时间得不到满足和动机长时间不能实现，则可能产生心理偏差或心理障碍。认知的严重失调，还会损害儿童人格的完整性和协调性。

2. 情绪因素

情绪是指个体对客观事物是否符合其需要的态度体验,具体体现为喜、怒、哀、惧等形式。

研究表明,情绪是影响个体心理健康,导致心理异常和障碍的一个主要因素,它是由生理、心理变化以及环境刺激等因素而造成的各种反应,可以导致包括神经系统和内分泌系统在内的生化系统的变化,使机体、心理活动和行为方式也发生相应的变化。一般而言,积极情绪使人心情愉快、安定、精力充沛、身体舒适,而消极情绪则使人心情压抑、焦虑、精力涣散、身体衰弱。

良好的情绪反映了中枢神经系统功能活动的协调性,它表示人的身心都处于健康状态。积极愉快的情绪是学前儿童保持身心健康和行为适应的重要条件,它有助于提高学前儿童的行为适应能力,提高他们的学习能力和活动效率,增进他们的身体健康。相反,消极的情绪则会使学前儿童的心理失衡,还会导致生理机能的失调。如果消极情绪强度过大或持续时间过长,还可能使学前儿童出现神经活动的功能失调以及机体的某些病变。近代医学实验研究已经证实消极情感与身心疾病的出现有很大关系。例如在不完整家庭中,失去父爱或母爱的儿童,无所依靠和失望的情绪会降低他的身体免疫力,容易生病,也容易形成固执、偏激、不友好或无所适从、过分依赖等特点。在有些儿童身上,情绪异常往往是心理疾病和精神障碍的先兆。

学前儿童心理的紧张状态和平衡失调往往与他们的消极情绪密切相关。焦虑和恐惧两种消极情绪对儿童心理健康的影响比较明显,常使儿童出现一些问题行为。马斯洛认为,焦虑与人类身心需要能否得到满足有关,几乎所有的儿童都期望需要得到满足,如果儿童的安全、爱与归属、自尊等需要得不到满足,或者儿童怀疑自己的需要未得到满足,他们便可能会产生焦虑情绪。艾利克森认为焦虑是由怀疑、羞耻、内疚引起的,是儿童在社会生活中心理发展受到挫折和失败的结果。如果一个儿童没有得到父母的细心关怀,相反却遭到父母的忽视甚至敌意,必然会产生心理冲突、焦虑反应。恐惧常与焦虑联系在一起,恐惧是儿童常有的情绪。许多正常的儿童不仅对某些特殊事物感到恐惧,对一些平常的事情也感到害怕,如怕某种动物、怕陌生人、怕被丢失、怕死等。儿童在恐惧状态下,常出现一系列生理变化,进而影响机体的健康状况和认识水平,使儿童产生各种心理问题。

3. 个性因素

个性因素主要包括气质与性格、需要和动机、自我意识,等等,是心理因素的核心,它对学前儿童的心理健康影响最大。

(1)需要和动机。人的行为受动机驱使,而需要是产生动机的基础。需要反映人对生存、发展条件的一定要求和欲望,人在活动中不断地产生需要和满足需要。人本主义心理学家马斯洛按照需要的不同发展水平,将人的需要概括为生理需要、安全需要、爱与归属需要、尊重需要和自我实现需要五个层次。他认为,低层次需要的满足可以避免疾病出现,高层次需要的满足有利于形成健康的心理。例如儿童对食物、衣着和安全需要的满足至多只会使他们产生一种如释重负的感觉,却不会产生像爱的满足那样增进其心理健康的深远影响。因此,高层次需要的满足比低层次需要的满足具有更大的价值,有时人甚至会为满足高层次需要而放弃低层次需要的满足。例如,有的学前儿童为了获得同伴的友谊,宁可将自己想吃的食物或想玩的玩具让给同伴,这样的儿童较少以自我为中心,心理健康的水平也较高。一般而言,需要满足了,儿童的情绪和行为就会表现出积极的特征,反之,当儿童的需要不能满足时,常会产生挫折感。挫折感持续的时间越长,强度就越大,对他的情绪和行为影响也就越大,进而出现情绪低落、意志消沉和行为偏差等。

  动机与需要有不可分割的联系,动机推动人为满足某种需要而积极活动,是人的活动的内在原因。如果把需要看作人生存发展所依赖的条件,那么动机就是这些需要的具体表现。学前儿童在生活和活动中经常会同时产生两个或两个以上的对立需要,因而出现相互矛盾、对立或排斥的动机,如若这些并存的动机不能同时获得满足,或者只能使某个动机获得满足而其他的动机受阻,就会产生动机冲突。动机冲突是心理冲突的核心内容。为了便于研究,心理学家将它分成双趋式冲突、双避式冲突、趋避式冲突和双重趋避式冲突四种类型。各种类型的动机冲突在学前儿童中时常发生,成为干扰儿童心理正常发展的重要因素。尽管儿童的动机冲突不那么复杂,冲突的解决和处理也相对容易,但是如果有些动机冲突得不到及时和妥善地解决,就会造成儿童强烈的情绪波动,从而影响他们的心理健康,例如有些儿童在动机冲突的情境中会采取逃避现实的方式处理,表现出自卑、孤独的退缩性行为;又如有些儿童为了满足个人的需求,会不顾社会行为规范和他人的规劝,而采取说谎、欺骗、违反纪律的行为方式。

  (2)气质与性格。气质指一个人典型和稳定的心理活动的动力特征,具有天赋性。美国学者托马斯等从养育的角度将儿童的气质分成易养型、难养型、兴奋缓慢型三种类型,据其统计,被研究的儿童中有40%属于第一种气质类型,有15%属于第二种气质类型,有10%属于第三种气质类型,余下的35%的儿童的气质属于三者的混合。儿童的气质类型不同,其行为反应差异就很大。对攻击性行为的研究发现,难养型婴儿更容易发展攻击性行为模式。海德(1984年)研究认为攻击性行为差异在2~2.5岁就可以表现出来,而起因就是气质的差异。另一项研究也表明,分别在6个月、13个月、24个月时被评定为难带的婴儿,到了3岁时就会被评定为具有更高的焦虑、活动过度和敌意。

  性格是个性的核心,是人对客观现实表现出的比较稳定的态度以及与之相

第八章 学前儿童的心理卫生

适应的习惯化的行为方式。性格在很大程度上决定着儿童对内、外压力的反应方式,决定着儿童对挫折的耐受力,如惧怕行为、沉默不语、缺乏主动性等行为问题常常发生在性格内向、胆小、拘谨的儿童身上;而攻击性行为、爱发脾气等容易发生在性格外向、暴躁的儿童身上。同样是面对生活挫折,性格健全、意志坚强的儿童常常是乐观对待,而性格懦弱的儿童则表现出焦虑不安、灰心丧气。

(3)自我意识。自我意识是人对于自身以及自己与周围事物关系的一种认识,是个性形成的标志,也是推动个性发展的重要因素,对人的心理活动和行为起重要的调节作用。正确地认识自我是儿童使自己的行为适应环境的基本条件之一,对儿童个性的发展和行为的适应性具有重要的影响。儿童往往是根据别人的评价和态度、自己的生活和体验以及与别人的比较来认识自己,而不恰当的自我认识会影响儿童的自我评价。研究表明,在学前儿童中,较多的儿童表现出过高地评价自己,但随着年龄增长,儿童的自我评价会逐渐接近客观事实。如果儿童到了一定的年龄,仍自我评价过高,就会阻碍个性的健全发展;如果自我评价过低则常常表现为沉默寡言、行为退缩、不合群,其个性和行为也会出现问题,难以适应多变的社会生活。因此,要注意培养儿童的自我认识和自我评价能力,使其逐渐形成良好的个性特征,维持心理的健康。

(三)社会因素

影响学前儿童心理健康的社会因素主要有家庭、幼儿园、社会环境等。随着年龄增长,学前儿童经历的环境由简单变得复杂。社会环境的日益复杂以及飞速变化,使他们的物质生活环境和精神生活环境都发生了巨大的变化,这些变化或有益于他们的心理健康,或给其正常的心理发展带来不良影响。

1. 家庭因素

家庭是社会的基本单位,是学前儿童最早接触的社会环境,也是学前儿童个性社会化的主要场所,对学前儿童来说,家庭对其心理健康影响很大。家庭结构状况、家长对孩子的期望和教育方式、家长之间以及家长与幼儿园之间要求是否统一,等等,都与学前儿童的心理健康密切相关,最终影响他们的行为和人格。

(1)家庭结构。家庭结构主要指家庭的人口结构。家庭结构健全对儿童的心理健康发展有重大帮助,而家庭结构不健全会对儿童的心理消极影响。近年来,有关父母离异与儿童心理健康的研究证实,父母离异会使子女的内心产生严重的焦虑与矛盾,导致儿童出现孤僻、自卑、胆怯、冷漠等心理,甚至出现心理变态及问题行为,如撒谎、自虐等及反社会行为,这主要是因为家庭结构破裂给儿童带来了过分紧张的生活气氛和感情冲突,儿童缺乏家庭温暖和关怀,致使他们失去了生活目标,于是在思想观念、情感、行为和性格等方面出现动荡。同时,家庭的破裂会使儿童感到震惊和迷惘,缺乏安全感和幸福感,使儿童变得孤独、不合群，不易形成健全的人格，因此，稳定的家庭结构对儿童的心理健康成长有着极为重要的意义。

(2) 家庭氛围。家庭氛围指家庭成员在相互影响、相互制约的过程中形成的某种心理情境和环境气氛，受家庭人际关系和家庭教育关系支配，对学前儿童的心理健康有重要影响。家庭不仅能满足学前儿童最基本的生理需要，而且健康的家庭氛围还能满足儿童较为高级的心理需要。

和谐愉快的良好的家庭氛围会使儿童感到安全、舒适、心情愉快，可使儿童形成活泼开朗、诚实、合群、求知欲强等健康心理。反之，不良的家庭氛围诸如家庭气氛冷漠、成员之间关系紧张甚至经常发生冲突等，往往会使孩子产生较大的心理压力，缺乏安全感，并且伴随着较强的负面情绪，易形成孤僻、冷漠、焦虑等不良的人格特征。另外，生活在吵闹家庭中的孩子还容易产生行为紊乱、夜惊、梦魇和遗尿症等心理疾病。

(3) 家长的教育态度与方式。家长的教育态度和方式对孩子健康的心理形成也起着重要作用。如果家长都能采取合理的态度和正确的教育方法，儿童就会很容易表现出独立、积极、友好及稳定的情绪，相反，则易使儿童形成不良的性格，导致心理疾病的发生。家长教养态度和方式一般分为专制型、溺爱型、放任型和民主型四种类型，这四种类型会对儿童的心理健康产生不同的影响。

在采取专制型的教育方式的家庭中，往往由于家长对子女过分严厉，方法简单粗暴，不能晓之以理，动之以情，会使儿童脾气暴躁，对人粗野无礼或胆小、羞怯、说谎等，又可能由于经常的精神紧张而形成孤独、退缩、胆怯和自卑的性格，也容易出现激动、易怒、情绪不稳和睡眠不安等心理症状及攻击性行为。在采取溺爱型的教育方式的家庭中，因家长对儿童过分溺爱、百依百顺、任其所为或放纵不羁，也会损害孩子的心理健康，使其形成自我中心、主观任性、蛮横不逊、骄傲乖戾、喜怒不定等个性特点，出现不同程度的情绪障碍。在采取放任型的教育方式的家庭中，由于家长对儿童缺乏基本的关注，亲子间交往很少，对儿童缺乏行为的要求和控制，会使儿童形成情感冷漠、任性、缺乏责任感等不良的人格特征和行为。采取民主型的教育态度和方式，有益于解决家庭关系中的矛盾和问题，使学前儿童形成较强的社会适应能力和独立性，能友善待人、与他人友好合作，能自我接纳和较好地控制自己。

值得指出的是家庭教养方式上的种种缺陷不仅会对儿童的身体发育和精神成长产生不利影响，而且不可避免地会在下一代建立家庭时反映出来，这是值得每位家长认真思索的。

(4) 家长的文化水平和心理素质。父母是子女最亲近、最直接的模仿和认知对象，父母的言谈举止、性格特征对儿童的个性塑造、认知和社会性发展等有潜移默化的影响，尤其是父母的文化素质和心理素质，会潜移默化地影响儿童的人

第八章 学前儿童的心理卫生

格发展。

就文化素质而言，一般来说，若父母的文化素质高，常对子女有较高的要求和期望，注意言传身教，用自己的知识和强烈的求知欲去影响子女，培养孩子良好的品行。当然，对子女的期望需适度，否则期望过度，孩子难以达到要求，就会适得其反。相反，一些家长由于文化素质较低，不了解儿童的身心发展特点，没有掌握科学的育儿方法，时常采取打、关、恫吓、哄骗等不当的教育方法，致使儿童人格和行为出现偏差，或脾气暴躁、对人粗暴无礼，或胆小怯弱、说谎等。很多研究成果表明父母的文化素质与子女的心理健康有较高的相关度。

就心理素质而言，可以这样说，父母对孩子影响最大的是行为和与之密切相关的心理状态，而不是言辞说教，因为儿童是生活在一种与父母的心理神奇地融合、感应和参与的状态之中的。他们对父母内心的重大变化经常有迅速的反应，父母的心理障碍也会投射到孩子的心灵上。孩子在心理上甚至生理上的某些病态往往可以在其父母的精神状态中找到原因。因此父母在对子女进行教育的同时，应认识到孩子身上存在的问题自己有没有，要想改变孩子身上的问题，就应先从自身做起，努力使自己具备心胸豁达、待人真诚热情、勇于面对挫折等优良素质，为孩子良好人格的形成提供良好的环境。

2.幼儿园教育的影响

幼儿园是儿童最早加入的集体教育机构，是对学前儿童进行保育的场所。幼儿园的环境以及各种教育活动，都是在教师有目的、有计划、有组织的安排下进行的。可以说，幼儿园是促进幼儿身心健康发展最理想的场所，但在教育实践中，相当多的幼儿园教育观念陈旧、教师教育态度和教育方法缺乏科学性，这是导致幼儿心理健康问题产生的重要原因。

（1）教师因素。在儿童心理发展过程中，依从性、归属性、模仿性都很强，他们模仿的对象往往是教师。教师的教育思想、人格特征、教育态度、教育方式等对学前儿童的心理健康的影响最大。

部分幼儿教师教育理念落后，只关心儿童的生理卫生，很少注意甚至完全忽视学前儿童的心理卫生，不了解焦虑、自卑、情绪紧张等不良因素对儿童健康成长的危害，很少有意识地培养学前儿童的成功感、自信心、社会交往能力和对挫折的心理承受能力等，甚至不顾学前儿童心理发育的特点，将学前教育成人化，强行为学前儿童灌输知识，导致他们精神疲劳和学习兴趣的减弱甚至消失，这些都不利于学前儿童的健康成长。

学前儿童对教师普遍存在着依恋情感，而且他们正处于"他律"阶段，事事以教师的评价为准，十分在意自己在教师心目中的地位和教师对自己的态度。心理学家通过实验研究证明，教师教育时态度亲切和蔼可以诱发学前儿童良好的情绪和情感，对培养他们浓厚的学习兴趣、灵活敏捷的思维、丰富的想象力和创造力具有积极的推动作用；而教师粗暴的态度则会导致他们紧张和胆怯。许多学前儿童的心理问题就是教师不适当的教育态度和行为导致的。

学前儿童的某些心理问题与教师不健康的心理状态密切相关。在幼儿园，教师整天与幼儿在一起，教师的言行和情绪状态无时无刻不在影响着幼儿，教师的人格特征在很大程度上影响着幼儿的行为。教师情绪不稳定、对儿童缺乏同情心和爱心、脾气暴躁等会导致儿童心理紧张，使他们感到无所适从。教师对儿童的不公正、偏爱、蛮横粗暴、挖苦和讥讽等更会给学前儿童的心理健康造成损害。对幼儿教师心理健康状况的调查分析表明，强迫症状、敏感、焦虑、恐惧、偏执等是当前幼儿教师存在的主要心理问题。作为教师，要努力完善自己的人格，以给儿童健康的影响。

(2) 幼儿园环境因素。个体心理的发展与环境因素密切相关。对于幼儿园来说，为学前儿童营造利于发展的良好环境至关重要。没有良好的幼儿园环境，幼儿的心理健康就无从谈起。

幼儿园的物质环境要具有安全、舒适、卫生、实用等特点，环境布置应做到绿化、美化、净化、儿童化和教育化。优美、整洁的环境能唤起儿童对生活的热爱，陶冶他们的性情，促进他们心理健康地发展，相反，若环境脏、乱、差，不符合卫生要求，必然会给儿童的心理健康带来消极影响。例如，研究表明，活动空间大小是影响学前儿童心理健康的重要环境因素。人员密度过高的儿童活动室，有可能使儿童的攻击性行为增多，社会交往行为减少，焦虑程度增加。如果幼儿园为了经济效益而一味地扩大招生，使25个人左右的一个班扩编到30~40个人一个班，将会对儿童的心理健康造成不良影响。又如，噪音不仅会损害儿童的听觉，还会使他们的中枢神经的调节功能紊乱，导致全身性机能失调，如肠胃功能紊乱、心跳加快、血压波动，产生慢性疲劳和情绪烦躁，等等。此外，如果幼儿园室内的光线太弱，光照不足，儿童整日生活在其中，就会感到十分压抑。

另外，幼儿园还应注重心理环境的创设，幼儿园心理环境包括儿童的学习、活动及生活的空间，还包括儿童学习、生活和活动的氛围、幼儿园的人际关系及园风等。创设一种和谐、安全、自由、轻松的心理环境对学前儿童的健康成长起重要作用。若幼儿园被紧张、压抑的气氛笼罩，生活于其中的学前儿童的心理很可能会扭曲，变得情绪不稳甚至暴怒、焦虑、抑郁等，而且社会认知、社会情感（如爱的体验与认知）的发展也会遇到障碍。

3. 社会生活环境

社会生活环境主要指家庭、幼儿园以外的社会物质、文化和心理环境。学前儿童和其他社会人群一样，都生活在复杂的社会关系中。社会生活环境中的各种因素如社会经济、福利状况、风俗民情、伦理道德、宗教信仰等都在不同程度上影响学前儿童内在的心理品质和行为方式的形成。如果生活在关爱、友善的环

第八章 学前儿童的心理卫生

境中,儿童也会乐于助人、自助。在现代社会中,一些负面因素作为不良诱因正侵蚀着学前儿童幼小的心灵,如急功近利的社会风气、盲目攀比的心态、成人的心理压力和冲突、社会价值观的多元化对学前儿童的成长产生了不可低估的影响,并潜移默化地影响着他们的心理健康。从影响的重要性而言,主要是社会风气、大众传媒和环境污染等,这些因素以直接的方式对学前儿童的心理健康产生巨大的影响。对此,全社会要普遍重视,积极采取措施,综合治理,努力营造利于学前儿童健康发展的社会环境。

首先,社会应为学前儿童的心理发展提供保障。自然环境,尤其是母体的生活环境,对个体的身体发育和智力发展有重要影响。一般来说,大约有3%的个体在出生时存在各种缺陷。除了遗传因素,环境污染也是缺陷产生的重要原因,影响儿童心理发展。近些年来,儿童铅中毒已引起广泛的关注,我国铅防专家根据全国28个省、市的流行病学调查推算出我国城市儿童的铅中毒率高达51.6%。生活环境受到铅污染后,儿童血铅每升高100ug/L,智商便平均下降1~3分。急性铅中毒者可出现急性脑病综合征,患儿往往精神迟钝、情感淡漠、智力下降,并出现人格改变。社会生活中发生的一些重大事件,如战争、动乱、刑事案件、严重的自然灾害等,都可以直接地或间接地对儿童的心理发展产生影响。人口密集化是都市化的一个重要特征。单元房或高层住宅使城市儿童的生活环境优化,有利于他们学习和休息,但儿童的活动空间明显缩小了。调查表明,高层住宅中的儿童至少有40%以上的人减少了户外活动,长期生活在高层楼房内的儿童,易形成孤僻、脆弱、暴躁等不良性格。

其次,社会应加强监管,严格审查学前儿童读物和音像产品。学前儿童读物和音像产品对于学前儿童的心理成长具有重要影响,所以应对各种面向学前儿童的读物、音像产品进行严格审查,防止有害儿童心理健康的内容掺杂在内。

电视节目使学前儿童接触的知识量、信息量剧增,视野开阔。学前儿童可从中学到亲社会行为,但看电视也有明显的负面影响,即缺少与他人的主动交流,容易产生孤独、沉默、退缩、自私等不良行为。看电视过多,与小伙伴交往的机会就会减少,人际交往能力也会减弱,形成自我中心。观看电视节目时若不加选择,也会使儿童学会侵犯性行为。国外的大量研究表明,观看含有暴力场面的节目会使儿童的攻击行为明显增多。不仅有攻击行为,儿童其他不良行为的习得也与媒体的不良示范密切相关,如多数电视广告对儿童的饮食习惯没有进行正确的引导,而是鼓励儿童形成不健康的饮食习惯,甚至是直接误导。

最后,重视幼儿园周边社区环境建设。社区文明程度的高低、治安状况的优劣都会对学前儿童行为习惯的形成、安全感的形成有很大的影响。若幼儿园门口有商贩乱摆摊点,出售不良读物、不洁食品和具有伤害性的玩具,社区治安环境差,既难以保证学前儿童不受侵害,又必然会阻碍幼儿园健康环境的创建。社会应重视幼儿园周边社区环境建设,在治理社区环境的同时要重点搞好幼儿园周边环境整治,确保幼儿园周边环境整洁,同时要密切幼儿园同社区的联系与合作,争取社区支持和参与幼儿园的建设和发展。

在学前儿童心理发展过程中,生物因素、心理因素和社会因素相互影响、相互制约。生物因素是基本因素,社会因素通过心理因素来产生作用,它们错综复杂地交织在一起,对学前儿童的心理健康产生影响。因此,在对学前儿童进行心理健康教育时,必须充分考虑各种因素的作用,采取合理有效的措施促使学前儿童心理健康地发展。

第二节 学前儿童常见的心理障碍及预防

心理障碍是在特定情境下和特定时间内由不良刺激引起的心理异常现象,属于正常心理活动中暂时性的异常状态。如果学前儿童长期持续的心理障碍得不到调适,易产生精神疾病,因此只有及早发现学前儿童的心理问题,适时而恰当地进行矫治,对症下药,防微杜渐,才能培养儿童健康的心理、健全的人格和良好的适应能力。

在发展过程中,由于受到来自生理、心理以及社会环境、教养方式等多方面的影响,有为数不少的学前儿童会在其发展的某些阶段,出现或多或少的在情绪或行为上的偏差,例如情绪不稳、爱发脾气、任性、多动、冲动、以自我为中心、破坏性行为、敏感、多疑、胆怯、退缩、依赖性强等。这些在情绪或行为上的偏差,除了具有程度上的差异,还有一定的性别差异,可能会使一些儿童出现相对较严重的心理障碍。但是,由于学前儿童正处于身心迅速发育的时期,心理过程不像学龄儿童和成人那样复杂,所受的外界环境的影响也相对简单,因而与成人相比,学前儿童心理障碍会有症状单一或内容简单等表现,而且年龄越小,症状的内容就越简单,例如行为障碍较多地只限于活动过多或畏缩、迟钝,缺乏成人患者动机复杂的怪诞行为。此外,学前期可出现一些特有的精神症状,如睡眠障碍中的梦魇和夜惊,行为障碍中的口吃和遗尿,情绪障碍中的屏气发作等,而成人患者中常见的精神症状在学前儿童中则十分罕见。

学前儿童常见的心理障碍多表现为情绪障碍、语言障碍、睡眠障碍等。

一、情绪障碍

学前儿童情绪障碍是指发生在儿童时期暂时的情绪异常,常见的有恐惧、暴怒发作、屏气发作,等等。

（一）儿童期恐惧

儿童期恐惧是学前儿童中较为常见的一种情绪障碍。儿童期恐惧作为一种情绪障碍，不同于学前儿童对某些事物表现出的一般意义上的惧怕，而是指恐惧情绪，或者是指到了一定的年龄仍不消退的比较严重的惧怕情绪，以至明显地干扰了其正常行为，造成社会适应困难。

1. 症状

恐惧情绪在学前儿童中很常见，且表现在多个方面，从对某些具体事物的恐惧，如怕动物、怕火、怕水、怕陌生人，到对某些抽象概念的恐惧，如怕死、怕被拐骗，等等。在恐惧时，可表现出惊叫、回避等情绪反应以及发抖、面色苍白、心跳加速、呼吸增快等生理反应。

恐惧情绪不仅在学前期比较多见，而且常发生在某些特殊的发展阶段。一般而言，在儿童发展过程中，儿童对某些惧怕对象所产生恐惧的程度轻、持续时间较短，常常可以不采取任何措施，一般在一年内会消失，大部分在3个月内就会自行消失，这是正常的情绪反应。米勒等人提出了不同年龄的儿童有不同的恐惧对象。（如表1所示）因此，对于儿童某些年龄阶段中出现的暂时性的程度较轻的恐惧，应视作正常的现象。

表1　不同年龄儿童的恐惧对象

年龄	恐惧对象
0~6个月	巨声、失去支持
6~9个月	陌生人
1岁	分离、外伤、如厕
2岁	幻想中的生灵、死亡、强盗
3岁	狗、寂寞
4岁	黑暗
6~12岁	上学、外伤、自然灾害、社交

严重的恐惧情绪会成为学前儿童情绪上的一种障碍，影响他们的心理健康发展，有的还会引起学前儿童严重的焦虑，甚至形成恐惧症，它常是儿童情绪障碍的极端表现。

2. 原因

少数儿童的恐惧有遗传倾向，多数恐惧是后天形成的，常以经验为基础，不良的社会环境、家庭及学校不良的教育等都可成为儿童恐惧的原因，而突然的意外惊吓则会促使症状出现，如幼儿时与小猫玩耍，被猫咬了一口，以后便见了猫就怕，甚至看到有猫的画片、毛茸茸的玩具都怕。

(1)特殊刺激引起的直接经验。行为主义学派认为,儿童恐惧是由于儿童从特殊的刺激中获得的直接经验所致,因而是习得的。他们曾观察一个婴儿,小白鼠没有引起该婴儿的任何恐惧反应,但将小白鼠与该婴儿恐惧的巨声同时呈现以后,婴儿表现出恐惧反应,而且这种恐惧反应可以泛化,使这个婴儿害怕所有白色的东西。

(2)恐惧是一种共鸣。班杜拉提出,儿童的恐惧反应也可以由共鸣性的方式学习而得到。当儿童看到父母或者家庭其他成员对某种外界刺激或情境表现出过度的恐惧和做出回避反应时,即可通过共鸣性的学习对同样的刺激也表现出恐惧情绪。是大人的言行吓着了孩子,使他们学会了"怕"。不少人发现,有过度恐惧反应的儿童,他们的父母往往也有过度的恐惧倾向,而且他们的恐惧对象或场合也与儿童类似。还有研究表明,儿童产生的恐惧也可以通过操作性条件反射而得到强化。例如,一个儿童因为害怕去幼儿园而不愿意去,这种行为如果得到了家长的允许,并且如果他在家中做了自己感兴趣的事情,那么他对幼儿园的恐惧便会因得到了强化而加深。

(3)恐惧是受恐吓的结果。有些大人为了镇住孩子,让不听话的孩子就范,常使用恐吓的办法。孩子年幼无知,还分不清真假、虚实,他们相信大人信口胡编的话,恐惧就像个幽灵,会躲在孩子的潜意识里,使他们常常无惊自扰。

3. 防治

除非儿童的恐惧情绪已使其产生了严重的社会适应性困难,否则一般无需给予正式的治疗。对于儿童期恐惧的预防,关键在于教育。要鼓励学前儿童去观察和认识各种自然现象,学习一些粗浅的科学知识和道理。在任何情况下都不要用黑暗、鬼怪故事对儿童进行恐吓,不要让他们看恐怖的电影、电视剧、书刊,胆小、敏感的孩子尤其如此。要注意培养儿童养成良好的睡眠习惯,晚上不要让儿童过度兴奋。要鼓励儿童多参加各类活动,锻炼不惧困难、勇敢坚毅的意志,以此克服种种恐惧心理,还应指导儿童有效地适应各种紧张情境和事件,有意识地增强儿童的应变能力。如果恐惧行为持续存在就会干扰儿童的正常生活,影响其认知发展和社会适应性发展,采用模拟示范和实践脱敏等一类行为治疗的方法可以消除或减轻儿童的某些恐惧反应。此外,音乐及游戏对幼小儿童恐惧的治疗效果也较好,对症状较为严重的患儿给予小剂量的药物,但是药物治疗必须在医生指导下进行,要根据病情适量增或减药物。

(二)暴怒发作

暴怒发作指的是儿童在个人要求或欲望没有得到满足或者在某些方面受到挫折时,出现的发泄不愉快情绪的过火行为,如哭闹、尖叫、在地上打滚、用头撞墙、撕扯自己的头发或衣服等,还可出现呕吐、遗尿或屏气发作。在儿童暴怒发

第八章 学前儿童的心理卫生

作时,他人常无法劝止他,除非其要求得到满足,或无人理睬才会停止。暴怒发作在学前儿童中比较常见,有部分儿童比较严重,发作过于频繁,成为一种情绪障碍。

行为主义学派认为,儿童的暴怒发作是通过学习而产生的,即暴怒发作最初可能是因为遭受挫折而出现,其后,受到环境中其他人的影响而得以维持。例如,在儿童暴怒发作时,母亲作了让步以中止儿童的发作,但是母亲的行为却起到了助长儿童暴怒发作的作用,而其他儿童则又可通过学习模仿获得这种行为。

当儿童暴怒发作时,可采取以下矫治措施:

(1)从小培养他们讲道理、懂道理的品质,不要过于溺爱和迁就儿童。在第一次发作时,家长不要妥协,坚持讲道理,绝不迁就儿童不合理的要求。

(2)从小培养儿童合理宣泄消极情绪的能力。让他们从小就懂得一些缓解和消除心理紧张的方法,并在生活中加以运用,要尽量避免各种可能诱发儿童暴怒发作的事情发生。

(3)对于少数暴怒发作行为较为严重的儿童,应该给予行为治疗。例如,当儿童发作时,将其暂时安置在一个单独的房间里,给予短暂的隔离,使他的暴怒发作不引起他人的注意,从而使发作的频率降低,还可采用阳性强化方法,培养儿童更好的适应行为,并使其认识到哪些是好的行为,哪些是不好的行为,从而对自己的暴怒发作有所克制。

(三)屏气发作

屏气发作又称"呼吸暂停症",是学前儿童在情绪急剧变化时出现的呼吸暂停的现象,一般发生在学前儿童因发脾气或需求未得到满足而剧烈哭闹时,在3岁以下的小儿中比较多见,在6岁以上的小儿中十分罕见。

儿童在发怒、惊恐或不如意时,可能会突然出现急剧的情绪爆发,旋即出现呼吸暂停。轻者呼吸暂停半分钟到1分钟左右,面色发白,口唇青紫;重者呼吸暂停2~3分钟,全身强直,明显发绀,意识短暂丧失,出现抽搐现象,其后肌肉放松,恢复正常呼吸,神志恢复,随后哭出声来。

屏气发作主要是某种心理诱因的触发所致,如恐惧、发怒、疼痛或受到挫折等;机体缺铁与屏气发作也有关系,补充铁剂可减少屏气发作次数。此外,约30%的屏气发作儿童有家族史。

当儿童屏气发作时,可采取以下措施:

(1)尽量消除可引起儿童心理紧张的因素。家长要注意亲子关系和关注儿童早期生活的环境,尽可能解除或减轻儿童的心理紧张和矛盾冲突,避免触发儿童屏气发作。

(2)不要溺爱儿童。家长千万不要因为儿童有这样的症状就过度保护,认为他不能接受任何刺激,对他百依百顺,而是要进行正确的教养,既要让孩子感受到家庭的温暖,又要对他有严格的要求,使儿童学会耐受挫折、克服困难,逐渐减少发作次数。

(3)对于因缺铁性贫血所致的发作,则应在医生的指导下补充铁剂,纠正贫血,同时注意合理膳食,多吃一些富含铁质的食物。

(4)对正在发作的儿童,家长要镇静,立即松开儿童的衣领、裤带,使其侧卧,轻轻扶着儿童。在儿童恢复正常后,可以用讲故事、做游戏等方法缓解他的紧张情绪。必要时还可给孩子服用镇静剂,防止因脑部缺氧而造成损害。

二、语言障碍

语言障碍是指学前儿童在发展过程中对语言的符号和规则在理解和表达方面表现出的异常现象。言语能力的正常发展是儿童智能发展的主要因素,也是他们进行学习的必要条件,但有少数儿童因为种种原因,言语能力的发展出现了障碍。儿童语言障碍的判断标准不是绝对的,而是相对的。一个幼儿是否有语言障碍,需要根据其已有的知识经验、所处的语言文化环境以及年龄水平等因素进行综合考察。学前儿童的语言障碍主要有发展性语言障碍、口吃。

(一)发展性语言障碍

若学前儿童到了一定年龄,仍不能进行相应的语言表达,则可被认为有发展性语言障碍。

发展性语言障碍是最常见的一种语言障碍形式。它是大脑发育迟缓造成的,并不是听力障碍、中枢神经系统的器质性损害及严重的精神发育迟缓造成的。发展性语言障碍可分为接受性语言障碍和表达性语言障碍两类,前者能理解语言但不能表达,后者对语言的理解和表达能力均有限。

1. 表现

口头语言明显落后于同龄儿童,到相应年龄仍不能讲完整的句子,甚至仅能讲少数单词,有的表现是讲话词不达意或构音不清。患有接受性言语障碍的儿童,1岁半还不能理解简单的言语指令,他们能够对环境中的声音做出相应的反应,但对有意义的言语却毫无反应。有表达性言语障碍的儿童,在1岁半时能够理解简单的言语指令,并能根据言语指令做出相应的反应。他们在学习说话时能发出一些语音,但是常常不能很好地组词,学了新词就会忘了旧词,所以词汇十分贫乏,理解语句有难度,学习语言的速度比一般儿童慢得多。

发展性语言障碍儿童智力发展一般都良好,内在语言的发展也正常,喜欢用手和眼神表达自己的情感和需要,乐意与别人做各种不需要语言交流的游戏,也可以绘画并有良好的音乐感受能力,能很好地了解音乐的节律及音调,有完善的视觉感受及视空间知觉,智力测验操作能力正常,在学前阶段无明显的情绪障碍,活泼、愉快。但由于语言交往方面的困难,可能会出现焦虑、注意短暂、多动、退缩或违拗等问题。

2. 原因

发展性语言障碍产生的原因尚不明确,可能与脑组织有关部位的功能发育不完善或损伤有关。仅患表达性语言障碍的儿童,一般随着年龄的增长,不经治疗,便可以恢复正常,获得正常的语言能力。而患有接受性语言障碍的儿童则需经过特殊的训练,才有可能获得语言能力,而且在成年以后一般在语言功能和社会适应方面均会出现一定的缺陷。

3. 矫治

对患有发展性语言障碍的儿童进行治疗时,首先要弄清他们问题的性质,有针对性地对他们进行语言功能的特殊训练,如行为训练、模仿等。对患有接受性语言障碍的儿童,要着重训练他们对语言的理解、听觉记忆、听觉知觉,而对患有表达性语言障碍的儿童则要着重训练他们模仿别人说话。这种语言功能的训练如果能做到由易到难,长期坚持,可望有较大的改善。

表达性语言障碍者愈后表现良好,接受性语言障碍者愈后较差,严重并同时伴部分听力损害者,几乎不可能被治愈。

(二)口吃

口吃是学前儿童中常见的一种语言节律的障碍,大都发生在 2~5 岁,患有口吃的儿童占一般儿童的 1%~2%,男女儿童的比例大约为 3∶1。由于口吃,儿童心理会感到紧张,在情绪兴奋、惧怕、激动时,口吃会表现得更为严重。

1. 表现

(1)发音障碍。表现为语言的流畅性遭到破坏,言语节律与韵律被阻断,不由自主地重复音节或单词,讲话过程中频繁出现踌躇或停顿现象,以致破坏讲话的节律与韵律,说话不流畅。儿童口吃以连发性口吃较多,发音之际,在某个字音上要重复多遍才能继续说下去。也有难发性口吃,即说第一个字时要使劲才能发出声音。

(2)肌肉紧张。呼吸和发音器官肌肉的紧张性痉挛会妨碍这些器官的正常运动,说话时唇舌不能随意活动。

(3)伴随动作。为克服发音困难,在说话时常伴有跺脚、摇头、挤眼、歪嘴等动作。

(4)常伴有其他心理异常。口吃儿童大多自卑、羞怯、退缩、孤独、不合群。有的甚至睡眠不佳,食欲缺乏,严重影响儿童的学习和身体发育。

2. 原因

口吃形成的原因是多方面的,主要与生理因素、心理因素和生活环境有关。

(1)生理原因。有人认为口吃是由于大脑左右两半球对语言的控制出现了矛盾导致;也有人认为是因为个体听觉障碍的原因,即说话者接受了来自自己语言的错误反馈,一种延误的反馈——"听觉干扰",导致儿童口吃。一些研究表明,口吃可能也与儿时大脑受损或额叶发育异常有关,与由左利手改为右利手有关。

(2)心理原因。不良的心理因素对儿童口吃形成的负面作用不可低估,有人认为口吃是一种强迫症状,是因心理过度紧张所致,如父母对孩子的不现实期望给孩子造成压力,很容易引起孩子的急躁和焦虑,出现口吃;也有人认为口吃是一种操作性条件学习,因阳性或阴性强化所致,或者是语言与伴随的情绪反应经过条件反射的方式造成语流不畅和割裂所致,如当孩子学说话时,父母给予过多的矫正,甚至采取恐吓、威逼的手段,结果孩子出现紧张心态,害怕说错话,越害怕就越不能说好话,越说不好就越害怕,这样恶性循环,最终形成口吃。

(3)生活环境的原因。突然的精神刺激也会引发口吃,受惊吓是常见的诱因,如见到某种动物、听了可怕的故事、看了可怕的影片等,致使情绪不安,容易导致口吃,遭到严厉斥责或惩罚、环境突然改变、家庭突然变故等,也会引起儿童口吃。

(4)儿童个体因素。部分口吃是幼儿学别人口吃导致。处在语言学习阶段的儿童,出于强烈的好奇心和模仿兴趣,模仿他人,结果自己也可能会口吃。正常儿童在言语发展过程中常会出现发音的重复问题,若不及时纠正,任其发展,也会形成口吃。另外,口吃也与幼儿性格有关,有些孩子性格内向、害羞,不愿与他人交往,由于性格上的原因,再加上神经的过度紧张,在与人交流时便会口吃。

(5)成人教育上的失误。2~5岁的儿童正处于学习口头语言的阶段,词汇量逐渐丰富,但言语功能尚未成熟,不善于选择词汇,说话时常有语言不连贯、不流畅的现象,这种现象被称为"发育性口吃"。在儿童语言发展的过程中,发育性口吃属于正常现象,不是真正的口吃。这种口吃在儿童口吃中最为多见,占9/10,一般情况下5岁以后可自行消失。如果家长或周围的人不能正确对待这一现象,在儿童学说话时,操之过急,进行过多的矫正,或采取恐吓、威逼的手段逼迫儿童学话、矫正发音,会使儿童紧张、慌乱、无所适从,很容易导致幼儿真正口吃。

一些严重的躯体疾病,如百日咳、流感、麻疹或脑部受到创伤等也可造成大脑皮层功能减退而引起口吃。

3. 预防和矫治

无论是精神受刺激、模仿,还是初学口头语言时的说话不流畅现象,最初都不是真正的口吃。真正的口吃往往掺杂心理因素,即对自己口吃的高度注意和嫌恶,对说话的恐惧。若没有以上心理因素,那么口吃只是暂时性的,随着年龄增长会自行消失。

因为口吃的形成与心理因素有密切的关系,所以对口吃的预防和矫治可以从消除儿童的心理紧张入手。对于患有口吃的儿童,要帮助他们消除环境中的各种不良因素,如周围人的嘲笑、模仿,家长或教师的责骂或过分矫正,等等;要正确对待儿童说话时的不流畅现象,当儿童说话时出现"口吃",应采取无所谓的态度,不要批评,不必提醒"你结巴了",让儿童不因说话不流畅而感到紧张和不安;对于口吃较为严重的儿童,不要强迫他们说话,不要催促儿童重复地把话说清楚,可以指导儿童通过说顺口溜、做游戏等形式进行语言节律性训练,如发音训练、朗读练习,可借助音乐以游戏方式训练,用简单的对答方式一问一答,放慢说话速度。如果对4岁以上儿童施加心理压力,不但难以矫正其语言缺陷,还会对其人格的发展产生不良的影响。

口吃治疗有其时间性,最佳治疗时间应在6岁之前。

三、睡眠障碍

睡眠与生长激素的分泌有关。人类的生长发育依赖于垂体分泌的生长激素,在睡眠时分泌的量最多,人体各种营养素的合成也只有在睡眠和休息时才能更好地完成,因此足够的睡眠对处于生长发育高峰期的儿童有重要影响,而睡眠障碍则会直接影响儿童的生长发育、情绪、认知学习能力等。

儿童睡眠障碍的相关症状包括睡眠不安、梦魇、夜惊、梦游症等。当然,儿童睡眠障碍不像成人睡眠障碍以入睡困难、早醒为主,而是以有效睡眠时间短、睡眠质量降低为主要表现。

(一)夜惊

夜惊是指睡眠时突然出现一种短暂性的惊恐反应,是儿童期常见的一种睡眠障碍,与情绪紧张有密切关系。夜惊可发生在儿童成长的任何阶段,以4~7岁的儿童较为多见,男童的发生率比较高。通常在青春期开始后消失。

1. 表现

夜惊多发生在儿童入睡后的15~30分钟,儿童往往会在没有外界环境刺激的情况下突然坐起、尖叫、哭喊、双眼圆睁或紧闭,显得十分惊恐、惧怕,并伴有心跳加快、呼吸急促、全身出汗等症状。夜惊时,儿童会一时难以被唤醒,即使被唤醒,依然会表现为惊恐、哭叫,或者紧紧抓住人或物以求保护,而对他人的安抚、拥抱等不予理睬。有的儿童会起床走动,偶尔做出伤害自身或别人的行为。每次夜惊发作一般可持续1~10分钟,随后又自行入睡。发作次数不定,可隔数天、数十天发作一次,也可一夜发作多次。儿童夜惊时意识蒙眬,醒后完全遗忘,或者仅有片断记忆。

2. 诱因

(1)儿童期大脑发育尚未健全。儿童时期中枢神经系统的抑制功能,尤其是控制睡眠觉醒的大脑皮层细胞发育得不成熟,功能不完善,对儿童的睡眠有一定的影响。这是儿童生理正常发育过程中的自然现象。如果儿童发作夜惊的情形不很明显或偶尔发生,父母则不必过分在意。这种症状只是暂时性的,随着儿童的成长、身体各部分发育的逐渐成熟,会自行消失。

(2)心理因素。儿童夜惊多由心理因素导致。过大的心理压力和心理刺激,如受到严厉的责备和惩罚、亲人离去、父母离异等会使儿童焦虑、压抑、紧张不安,出现夜惊;有些暂时的情绪刺激,比如白天玩得太疯狂,睡前看了恐怖惊险的影片或听了恐怖故事,也可能导致儿童当晚或连续数夜出现夜惊。

(3)病理因素。持续的夜惊则可能是由一些病理因素引起的,如大脑神经营养供应不足、大脑发育异常、大脑皮层中枢、丘脑、垂体等器官之间的相互调节不好、内分泌等原因造成的肥胖以及严重的钙缺乏症,都可能是导致夜惊发作的病理性原因。鼻咽部疾病致使呼吸不畅、患肠道寄生虫病使儿童的睡眠受骚扰,也可导致夜惊。

(4)睡眠环境不良。卧室温度过高或空气污浊、睡眠时将手压在胸口、盖被过厚、晚餐过饱等均可能导致夜惊。

3. 预防

(1)养成良好的作息习惯,注意睡眠卫生。如睡觉时不开灯,室内空气流通,睡姿正确,睡前不要吃过多的东西等,以使大脑正常发育并得到充分的休息,并保持作息规律。

(2)消除引起紧张不安的心理诱因,缓解儿童的情绪紧张。尽量避免儿童睡前过度兴奋或恐惧,解除儿童的心理压力。可以通过讲故事、做游戏的方式对他们进行有针对性的心理疏导,帮助他们解除焦虑,放松身心,或在儿童上床后亲切地陪他说说话,或共同听一段轻松的音乐,也能让儿童心情愉快地入睡。

(3)白天适度控制儿童的活动量。适当的活动量不仅可以增强儿童的体质,使儿童身体得到锻炼,还能促进脑神经递质的平衡,完善脑的功能,而且儿童白天的活动多了、累了,晚上也容易睡得深,但也不可太疲劳。

(4)预防和治疗躯体疾病。大部分夜惊的儿童无需接受药物治疗,应从解除产生夜惊的心理诱因入手,缓解儿童的心理紧张。家长对儿童夜惊发作不要过于紧张,同时要注意防止儿童夜惊伴发作时,可能出现的意外事故,发作后,要帮助孩子重新入睡、盖好被子等。

但值得注意的是,少数儿童发生夜惊,不属于睡眠障碍,而是癫痫的早期症状之一,因此若儿童经常夜惊,白天精神和行为也有些异常,如吃饭时,突然失神导致筷子掉了等,应去医院诊治,可结合脑电图检查,加以鉴别。

(二)梦魇

梦魇是以做噩梦为主要表现的一种睡眠障碍,多见于学龄前儿童。这些梦境,总是非常可怕,使做梦的儿童处于极度焦虑之中。

1. 表现

儿童在做噩梦时,常伴有呼吸困难、心跳加剧、全身不能动弹,常被噩梦惊醒;或者是在被唤醒以后,仍有很明显的情绪失常,表现出紧张、心悸、害怕、出冷汗、面色苍白等。梦魇的儿童对梦境能保持片断的记忆,能生动、清晰地回忆起梦的内容,惊醒以后不多时,可完全摆脱对梦境的恐惧情绪,又安然入睡。

梦魇发生在有梦的快速眼动睡眠阶段,因为快速眼动睡眠阶段多在后半夜,所以梦魇在后半夜出现居多。

2. 诱因

梦魇的诱发因素很多,例如内心矛盾冲突尚未解决而引起的不愉快情绪;白天听恐怖故事或看恐怖影片;躯体罹患器质性疾病,如上呼吸道感染导致睡眠时呼吸不畅或肠道寄生虫病;睡眠姿势不当,如睡觉时胸口受压;饮食习惯不良,如入睡前过饥或过饱等,均可导致梦魇发作。

3. 防治

只要不是经常发作,可不做特殊治疗,一般轻症无需治疗即可自愈。家长在儿童梦魇发作时可唤醒儿童,给予解释、安慰,待情绪好转后,再让他睡。平时应当避免儿童看恐怖的影视片或听恐怖的故事。对于心理压力导致的梦魇,家长应设法化解儿童的内心矛盾冲突,缓解情绪紧张。对于身体原因导致的梦魇,家长应作对症处理,注意儿童生活的规律性,及时治疗躯体疾病。

在消除各种诱因之后,梦魇一般就不会再频频发作,另外,随着年龄的增长,梦魇的发作次数也会自然减少直到不再发作。

第三节 学前儿童常见的问题行为及矫治

儿童在发育过程中,会出现各种问题行为。学前期各种生理的、病理的因素以及社会环境、教养方式和精神创伤等方面的不良影响都可能会干扰幼儿的正常心理发育,导致各种问题行为的发生。

学前儿童的问题行为是儿童发展过程中特有的,在儿童期,特别是在学龄前阶段,通常表现为行为方面的某一种或少数几种孤立的偏离常态,而不是一系列连续的症状。这类问题行为有些会随着儿童年龄的增长而自然消失,有些经过矫治便可纠正,有些即使终身存在也不会引起其他方面的问题。但是对学前儿童的问题行为不能等闲视之,因为这些问题行为会使儿童在社会化过程中遭受挫折,特别是有些儿童的行为偏异程度较为严重,持续的时间也较长,若不及早加以矫治,便会严重影响其正常生活,阻碍其身心健康发育,并由此导致他们在成年期的心理缺陷和社会适应不良,还会对家庭、集体和社会产生不良影响。

一、什么是问题行为

儿童的问题行为是指那些与普通儿童的一般行为相比,表现得过度、不足或不恰当的行为,通常包括以下几种情况:社会行为,如攻击、破坏、说谎、嫉妒、过度反抗或任性等;不良行为习惯,如习惯性吮吸手指、咬指甲、活动过度等;生理、心理发展问题引发的行为问题,如遗尿、偏食、厌食、多动症、自闭等。这些问题行为不仅会阻碍儿童正常的心理发育和发展,影响其生活和学习,而且也有可能是成年期心理障碍和社会适应不良的先兆,因此必须及早进行矫治。

在学前期,儿童的问题行为是普遍存在的。从理论上讲,某种意义上的问题行为可称为"不正常行为",只是程度不同而已。上海市精神卫生中心儿童行为研究室对上海市5680例4～4.5岁幼儿的调查发现,在被调查的儿童中有问题行为者比例高达29.7%。

人的心理和行为发展是一个渐进的过程,早期的心理和行为发展决定着心理演进的整个过程。通过学前儿童行为异常状况可预测其成年后发生精神障碍的危险性。

二、学前儿童常见的问题行为及矫治

(一)攻击性行为

攻击性行为又称"侵犯行为",是指个体有意伤害他人身体与精神的不为社会规范所许可的行为。这类行为在学前期和学龄初期儿童中较为常见,到学龄后期则日渐减少,且男童多于女童,性别差异明显。

1. 表现

在学前儿童中,攻击性行为表现为当儿童遭受挫折时显得焦躁不安,采取侵犯他人身体如踢、打、抓、咬、冲撞他人,夺取或毁坏他人物品,言语攻击如嘲笑、谩骂等其他类似的方式,引起同伴的对立和争斗,或者使他人受到伤害,产生痛苦。他们的攻击性行为可以针对同伴,更多的则是针对自己的父母。

2. 原因

精神分析学派认为,攻击性行为是本能驱动的结果,但是支持这种观点的证据不多。行为学派认为攻击性行为是一种社会学习性行为,是通过观察别人的

第八章 学前儿童的心理卫生

攻击行为模式而学习到的,并因为这类行为所造成的后果得以维持。该学派强调"模仿"和"强化"在攻击行为的产生和发展方面的作用。大多数儿童的攻击性行为都是学习和模仿的结果。因为儿童模仿能力强,是非辨别能力差,所以他们很容易模仿周围的人或是影视剧里人物的攻击行为,如家长经常体罚儿童,为儿童做了不良的示范作用,结果孩子也会以同样的方式来对待其他儿童,表现出攻击性行为;经常看含暴力内容的影视片、玩含暴力内容的游戏的儿童,也容易出现攻击性行为。另外,如果儿童在偶然几次的攻击性行为后,得了"便宜"、尝到了"好处",其做出攻击性行为的欲望便会增强,若再受到其他孩子的赞许,其攻击性行为就会日益增多。还有一些儿童由于缺乏自我调节的能力或社会交往的经验,在受到挫折时,为化解心理冲突或维护自己的自尊,便采取攻击他人的行为来缓和自己的情绪或保护自己。

也有研究显示,部分儿童之所以有攻击性行为,与其大脑两半球均衡性发展与协同功能较差有关,这些儿童大脑左半球抗干扰能力较差,大脑右半球定型认知能力较弱。也就是说,有些攻击性强的儿童存在某些基因缺陷。

针对儿童在攻击性行为方面的性别差异,研究认为,除了先天的原因,如男性儿童身体活动的能量较大、与别人交往的能力发展较慢等,还有后天原因,如父母对于不同性别的孩子有不同的期望,认为男孩应该强悍、女孩应该顺从,这种期望时常反映在他们教育子女的过程之中。另外,消极的惩罚非但不会减少他们的攻击性行为,反而会强化这种行为。

3. 矫治

偶尔的攻击性行为是正常的,但因为攻击是儿童宣泄紧张、不满情绪的消极方式,对儿童的发展极其有害,所以必须加以矫治。攻击性行为形成的关键期是学前阶段,在学前期,矫治幼儿的攻击性行为十分重要,否则,学前期的攻击性行为可能导致成人期严重的人际交往和社会适应困难,极少数还会发展为斗殴、凶杀等违法犯罪行为。

(1)示范法。心理学研究表明,将有攻击性行为的儿童放在无攻击性行为的环境之中,可减少其攻击性行为,让他们观察其他儿童的攻击性行为如何受到惩罚,也可起到同样的作用。因此教育者必须以身作则,加强自身修养,做好榜样,不要因自己的不顺心而在孩子面前毫无顾忌地攻击别人,要避免在孩子面前争吵、打骂,更不能打骂孩子。尽量让儿童远离暴力和不良诱因,减少环境中易产生攻击性行为的刺激也是很有必要的,如不让儿童看有暴力镜头的电影、电视剧,不为儿童提供带有攻击性倾向的玩具,为儿童提供较为宽敞的游戏空间。

(2)转移注意法。在儿童遇到挫折、产生不满或愤怒情绪时,可利用儿童感兴趣的活动来转移其注意力,如在儿童情绪紧张或怒气冲冲时,带他去跑步、打球,或者是绘画等。引导儿童经常从事这类活动,有助于他们宣泄消极情绪,恢复心理平衡,逐渐消除攻击性行为。

(3)强化法。强化法是指对儿童的攻击性行为采取不予理睬的方式,而对其合作性行为则给予奖励。这种方法的优点在于不会向儿童提供呵斥、打骂的攻击原型,同时又鼓励了儿童的友善行为,将二者结合使用,效果会更好。

(4)移情法。有些孩子以虐待小动物的方式来发泄内心的愤怒或不满,他们的这种行为也会迁移到物体或人身上。可以通过让孩子饲养小动物来培养孩子的爱怜之心;还可以引导儿童换位思考,告诉孩子攻击行为会给别人带来痛苦,导致严重后果,然后让儿童站在对方的角度想一想:如果你是受害者,你将会有怎样的感觉和心情呢?这种鼓励友善行为、培养儿童移情能力的方法,是从本质上消除儿童的攻击性行为的有效途径。

(5)干预法。在儿童攻击性行为发生后,教师和家长应该进行干预,使他们意识到侵犯行为是不能被接受的,懂得什么行为是错误的,应该遵守哪些行为规则。如果儿童有非常严重的攻击行为,如打骂他人、无理顶嘴等,应给予惩罚,绝不能姑息迁就,可取消他的某些权利,不允许他参加自己喜欢的活动,直到行为正常为止。

此外,要注意的是,过去曾有人主张采取宣泄法矫治儿童的攻击性行为,如为其提供摔打的物品,让其发泄愤怒情绪。大量研究表明,宣泄法不一定能减少儿童攻击性行为,尤其是儿童,他们有可能在宣泄后习得更多的攻击技能,产生更加强烈的攻击倾向,因此是不宜提倡的。

综合起来看,对有攻击性行为的儿童,应更多地进行正面教育,特别要注意在平时培养他们善良的品格,这样才能铲除儿童攻击性行为产生的土壤。

(二)说谎

儿童到了三四岁以后,一般都有说谎的行为。说谎可分为无意说谎和有意说谎两类。无意说谎是指儿童无意识、不自觉地将想象与现实混淆,以想象来代替现实,从而出现类似"说谎"的行为。这种行为与儿童的品行无关。3~4岁儿童的说谎大都是无意说谎。有意说谎是指儿童为了达到某种目的而有意编造与事实不符的言语来欺骗别人的说谎行为。4~5岁儿童说谎已经带有有意性,但对学龄前儿童来说,真正以欺骗他人为目的的说谎很少。

1. 原因

儿童的无意说谎通常与其认知发展水平低有关,因为认知发展水平较低,在思维、记忆、想象、判断等方面出现与事实不相符的情况时,他们不能分辨事物的真伪虚实,即使说了谎,也分不清真假;还有些儿童分不清自己的想象与现实之间的界限,将主观幻想中的东西与客观事实混淆,把想象中的事物当作现实存在的事实,以满足自己幻想中的某些欲望,形成无特殊目的的谎言。

第八章 学前儿童的心理卫生

少数儿童经常故意编造谎言,进行有意说谎,主要原因有:

(1)逃避责备或惩罚。美国著名儿童心理学家基诺特在分析儿童说谎的原因时说:"说谎是儿童因为害怕说实话挨骂而寻求的避难所。"儿童年龄小,难免会做错事,做错了事也会担惊受怕,尤其是在有做错事被责罚的经验后,再犯错误就会编造谎言,以掩盖自己的过失,于是说谎就成为儿童免遭惩罚的手段。若成人平时对儿童过分严厉,不问清事由就加以恐吓、责骂甚至施以体罚,会出现这种情况。

(2)成人的言行影响。儿童的模仿能力强、辨别是非能力差,如果成人日常生活中有撒谎的行为,儿童也会效仿。少数成人甚至要求儿童替他说谎,如此既教会儿童说谎,又使自己的信用和说话的效力降低。此外,成人的话因各种原因未能兑现对孩子也会有不良影响,比如有些家长许诺带孩子到公园玩,但由于情况有变未能实现,儿童就会觉得大人是在说谎,自己以后也可以说谎。

(3)实现个人目的。随着年龄的增长,孩子有了直接提出要求而被拒绝的经历,于是,为了达到某种目的不做某些事或得到某些利益而编造谎话,如有的孩子不愿去幼儿园,就撒谎说"幼儿园有小朋友打我"或"今天肚子疼",或者当儿童意识到不隐瞒事实将得不到社会承认或成人表扬时,也会说谎。成人如果不了解情况,让儿童通过说谎达到了目的,并尝到了甜头,就会强化儿童的说谎行为,久而久之,说谎就会成为一种顽习,即使在没必要说谎的时候也会编造谎言。

2.防治

对于儿童的说谎行为,家长和教师不能不加分析地妄加责罚,而应冷静客观地分析儿童说谎的原因和性质,从而加以区别对待,以收到事半功倍的教育效果。

对于儿童的无意说谎,不必过于追究,而应在促进儿童想象力发展的前提下,在日常生活中引导和帮助儿童分清幻想和现实的区别,尽量使用鼓励性的语言满足儿童的欲望,并教会儿童正确表达想象和愿望。随着儿童认知水平的提高,这类说谎现象会自行消失。而对于有意说谎,则需要严肃对待。面对儿童的有意说谎行为,真正应该反思的是成人,因为成人不当的教养方式和不良的言行是引发儿童有意说谎行为的主因。

(1)教育儿童诚实做人。预防和纠正说谎行为的关键在于教育。教师和家长要让儿童懂得诚实是一种美德,教育他们用诚实的行为规范要求自己,让他们懂得不说谎的人才能内心平静、精神愉快,还要使用儿童能理解的语言,向他们耐心解释说谎的危害性,向他们明白说谎的后果,如"如果你说谎,小朋友就不再和你玩了""如果你说谎,叔叔、阿姨就不再相信你了",等等。

(2)营造和谐、宽容的成长环境。要让儿童从小就生活在和谐、融洽的环境之中,对儿童的要求要切合实际,即期望适度。儿童做错事后主动承认的,首先要表扬儿童的诚实,千万不能惩罚他,因为这会导致儿童为了逃避惩罚而不再说出实情;其次要及时帮助,给予改正错误的机会。在和睦、融洽、充满信任的环境里,儿童就会主动吐露真情,不会掩饰、隐瞒和欺骗。

(3)重视言传身教。成人一定要以身作则,坦诚待人,不说谎话,不找借口,信守诺言,这会对儿童诚实行为的形成起到潜移默化的作用,如果不能兑现要向儿童说明理由,取得儿童的理解。

(4)惩罚要及时、合理。若发现儿童有意说谎,就要让其明白说谎是要接受惩罚的,但是实施惩罚必须要遵循一定的要求,否则会适得其反。首先,惩罚要有理有据。对儿童的有意说谎要进行认真的调查和分析,用事实及时点穿儿童的谎言,不让其达到目的。其次,惩罚要及时,否则让儿童达到目的,势必会强化其撒谎行为。再次,惩罚要合情合理,如每天让儿童停看5分钟的电视,近期不给儿童购买新玩具等。必须注意的是,不能将惩罚等同于体罚。研究表明,对撒谎的儿童动手只会增强他们的恐惧心理,使他们撒更多谎。最后,惩罚不是目的。惩罚后要与儿童一起商量,下一次遇到类似情况应该怎样处理。

(三)儿童多动症

儿童多动症是儿童多动综合征的简称,又名"注意力缺陷多动症""轻微脑功能失调""注意缺陷障碍"。该症以注意力涣散、活动过度(部分病例无活动过多的表现)、情绪冲动和学习困难为特征,在儿童行为问题中颇为常见。多动症一般在儿童3岁左右就会出现,学龄期症状明显,随年龄增长逐渐好转,部分病例可延续到成年。据我国有关报告,在学前儿童中多动症的发生率为1.5%~2%,其中男童的发生率明显高于女童。早产儿及剖宫产儿患多动症的几率较高,在60%以上。

1. 临床表现

判断儿童是否有多动症要特别慎重,可参照《康纳多动症评分量表》(国际上普遍使用的一种量表,它是专门为教师和家长判别多动症儿童而设计的)。多动症儿童的主要特征如下:

(1)注意力集中困难。多动症的核心症状是注意缺陷,其结果是不能有效地学习,表现为在课堂上注意力不集中、选择性注意短暂,易被无关刺激吸引或好做"白日梦",答非所问、丢三落四、遗漏作业、成绩不良,有"听而不闻、视而不见"表现,在游戏中显得不专心,与他人交谈时眼神游离等。不能集中注意力做一件事,做事常有始无终、虎头蛇尾。

(2)活动过度。表现为与年龄不相称的过度活动。在婴幼儿时期表现为易兴奋、多哭闹、睡眠差、喂食困难,难以养成定时大小便规律等。自幼手脚不停乱动,显得格外活泼,睡眠偏少。行走以跑代步,好喧闹、好翻物等。入学后,课堂上小动作多(敲桌子、摇椅子、咬铅笔、切橡皮、撕纸头),坐不稳、好喧闹打扰周围同学;室外活动时好奔跑攀爬、冒险、大喊大叫、不知疲倦;做作业时,无法静心、东张西望、好走动;平时做事唐突冒失、过分做恶作剧和富有破坏性,在情绪激动时尤其明显;可出现不良行为,如说谎、偷窃、斗殴、逃学、玩火等。

(3)行为冲动。适应新情境困难,多动症儿童自控力差,易过度兴奋、情绪易波动,而且他们做事欠考虑,不顾及后果,甚至会伤害他人,会突然大叫大喊、不守纪律、来回走动、冒险行为多、容易产生过激反应,破坏性强。

(4)学习困难。多动症儿童的智力水平大都正常,有些处于临界状态,可能与测验时注意力不集中有关。注意缺陷和多动的直接后果是不能有效输入信息,从而导致学习失败。具体表现是视听辨别能力低下、手眼协调困难、适时记忆困难;写字凌乱歪扭,时间方位判断不良,辨别立体图困难,不能把握整体,精细动作差。

过去由于对此病缺乏认识,常把这类有严重行为障碍的儿童视为调皮捣蛋、桀骜不驯,一味批评惩罚,不但没有效果,反而造成亲子之间、师幼之间的心理对抗。同时,不能将儿童的顽皮好动误认为是患有"多动症",好动、顽皮是儿童的天性。研究发现,"多动症"与儿童顽皮有着四点本质区别:注意力方面,调皮孩子对感兴趣的事物能聚精会神,讨厌别人干扰,而多动症孩子玩什么都心不在焉和无法有始有终;自控力方面,调皮孩子在陌生的环境里和特别要求下能约束自己,可以静坐,而多动症孩子根本坐不住,静不下来;行为活动方面,调皮孩子的好动行为一般有原因、有目的,而多动症孩子的行为多具有冲动性,缺乏目的性;生理方面,调皮孩子思路敏捷、动作协调、没有记忆辨认的缺陷,而多动症孩子则有明显不足。

2. 原因

多动症产生的原因和机理很复杂,至今仍不完全清楚。研究表明,多动症是由多种原因引起的。先天原因、某种神经递质的缺陷、后天某些原因造成的脑损伤以及不良的教育都可能诱发症状。一般认为,它是多种因素共同作用的结果。

(1)遗传因素。多动症患儿的父母、同胞和亲属中同患率较高,他们中的约40%在童年时期也患有此病。同卵双生儿中多动症的发病率较异卵孪生儿更高,多动症同胞比半同胞(同母异父、同父异母)的患病率更高,上述几点均表明遗传因素与多动症关系密切。

(2)脑组织器质性损害。大约85%患儿的多动症是由于额叶或尾状核功能障碍导致,包括母亲孕期疾病如高血压、肾炎、贫血、低热、先兆流产、感冒等,分娩过程异常如早产、钳产、剖宫产、窒息、颅内出血等,生后1~2年内,中枢神经系统有感染及外伤的患儿,发生多动症的概率也较高。

（3）神经生化因素。多动症儿童单胺类中枢神经递质，如多巴胺与去甲肾上腺素两者之间存在不平衡。单胺类神经递质代谢紊乱可能导致活动过度。神经递质功能的改变可对心境、警觉、活动度、认知和很多外向行为起作用。有学者认为多动症儿童的儿茶酚胺水平不足，导致脑抑制功能不足，不能对无关刺激进行过滤，于是，患儿便对各种刺激不加选择地作出反应。

（4）铅中毒或食品添加剂的影响。研究发现，几乎一半以上的多动症患儿血液中的含铅量较高。儿童经常接触塑料玩具、油漆、汽油等也会导致低铅量摄入，从而导致本病。另外，多种食品添加剂，如食用色素、防腐剂、某些调味品及一些饮料、糖果、香肠中的成分等，也被怀疑可导致多动症。

（5）心理社会因素。家庭和社会诸因素对该症也有影响。有资料表明，儿童发生多动症与其父母责任角色不当和养育方式失误有关。早期母爱剥夺和育婴院养育的小儿后来出现坐立不安、注意力易分散的较多见。早期情感剥夺的儿童容易出现活动过度和注意力不集中，但如果被领养，症状会有所改善。儿童的控制行为主要在父母的交互过程中习得，若父母自身有精神或行为问题将影响儿童的行为控制。研究还发现，有关家庭的社会经济地位对多动症的影响不一，但父母或教师对儿童缺乏理解，甚至经常采取粗暴处置，将会严重影响儿童行为和情绪的发展，导致注意力集中困难和多动症的出现，甚至做出反社会行为。

3. 矫治

对于学前儿童，治疗多动症一般不宜使用药物，应以教育和心理治疗为主。

（1）统合训练。患有多动症的学前儿童，在动作技能、语言、社会性等方面常比一般儿童发展迟缓，因而需进行较多的训练。例如，在初学走路时，让他们沿着直线或曲线向前走、向后退，以此训练平衡动作；从小让他们自己解或系纽扣，系或解鞋带，穿或脱衣服，给图片涂颜色，用剪刀剪纸，以此训练手眼协调动作和培养注意力的集中；多让他们与同伴一起做游戏，以增强语言交往和社会适应能力。形成有规律的生活和行为对多动症儿童来说特别重要。要让他们每天严格遵守作息制度，按时起床、按时用餐、按时就寝，每天的活动有次序、有规律，帮助他们进行行为控制。对多动症儿童的教育和训练要有极大的耐心，要长期坚持不懈，每一次提出的具体要求不要太高，使得他们通过努力便能够做到，对出现的不适宜行为既要同情，又不能迁就，要坚决予以制止。

（2）心理治疗。可选用行为疗法、支持性心理疗法、认知疗法等。

行为疗法对多动症的治疗很有效果，治疗时，根据儿童的主要症状加以排列，运用强化的方法，先矫正容易矫正的行为，再逐步深入矫正较难矫正的行为，并引导他们用良好的行为取代不良行为。

运用支持性心理疗法时，首先应向家长和老师解释病情以取得双方的理解，要关心和爱护儿童，不能打骂、歧视和体罚患儿，否则会损害他们的自尊心和进取心,不利于配合治疗;其次要改善家庭和幼儿园环境,改变不正确的教育方式。恰当的教育可减轻患儿的精神压力,对患儿苛刻要求则会加重其行为问题。要多鼓励、多表扬,循循善诱,增强其自尊心和自信心,切忌粗暴批评、讽刺打骂,但也不要溺爱放任孩子,要把握好尺度。

阳性强化法、消退法及惩罚法等行为矫正疗法可以改变儿童的不良行为。例如当儿童完成某一项要求时即给予口头赞许或物质奖励(阳性强化法),未完成某一项要求时或出现不良行为时即取消奖励(惩罚法)或不予理睬(消退法)。

(3) 药物治疗。药物治疗主要用于6岁以上的学龄儿童,最常用的药物有哌甲酯、苯丙胺、匹莫林等。用药物治疗时要进行详细的生理和神经系统检查,查明原因,再在医生的指导下酌情用药。

研究表明,多动症是一种与儿童发展过程密切相关的综合征,虽然随着儿童年龄的增长,大部分儿童的症状会自然消失,但是治疗与不治疗的结果是大不一样的。瑞典学者柯勒(Kohler,1979年)等人曾对2447名4岁儿童作过调查,确诊52名(2.1%)患多动症。对这些儿童,他们不采用药物治疗,而是为儿童家长提供有关知识,指导家长理解和接受儿童的行为并做出适当回应,而且将部分幼儿提早送入幼儿园,增加他们与其他儿童交往的机会。7~9年后,对以上儿童中的49名儿童再作检查,结果发现,6名儿童已能很好地适应环境,35名儿童只有一两个症状。这就是说,83.9%的儿童达到了基本或者完全治愈的程度,只有少数儿童仍表现出各种多动症的典型症状。

(四) 其他问题行为

1. 厌食

厌食是指较长时期食欲减退或消失的症状,多见于学前儿童。长期厌食会导致营养不良、生长发育障碍和精神行为异常。厌食是一种由多种原因引起的病理、生理异常的症候群,如消化系统疾病或全身性疾病导致厌食,但研究发现较多的为生理性的,即功能性厌食。

(1) 原因。不良的饮食结构和饮食习惯是儿童厌食的主要原因。平素给孩子吃较多的零食,夏天摄入冷饮、饮料过多,平常的饮食结构中,蛋白质或糖类所占比例过大,以及边吃边玩或边吃边看电视或画册、吃饭不定时等不良饮食习惯,均可影响孩子食欲。

从营养学的角度看,厌食在某种程度上是体内缺锌导致的。有的家长过分溺爱孩子,对儿童采取勉强和强迫进食或在进餐前、进餐时训斥孩子,都会影响儿童情绪和食欲,导致孩子厌食。

厌食无明显的季节性,长期厌食会严重影响儿童的生长发育,易导致营养不良、贫血等。

(2)矫治。

其一,制定合理的膳食制度。要使孩子形成良好的饮食习惯,一日三餐定时定量,要注意食品的营养搭配,注意花色品种,色、香、味、形,以激发儿童的兴趣与食欲。同时合理地安排他们的生活和学习,在饭前半小时,不做剧烈运动。要尽量控制孩子的零食量,尤其饭前一小时左右不要让他们吃零食。尽量少给儿童吃不易消化、油腻的食物,应让他们少量多餐。

其二,解决儿童缺锌问题。首先从膳食中摄取足够的锌,保证儿童每天摄入一定量的肉类,如牛肉、羊肉、瘦猪肉及贝类等。缺锌的孩子常常严重缺钙,要多给孩子吃含钙多的食物,如牛奶及奶制品、豆制品等。其次,补充钙、锌复合制剂是快速解决儿童偏食、厌食最有效的途径之一。

其三,增加儿童的活动量。适当增加活动量,特别是户外活动,让孩子们多与其他小朋友做游戏,这样可以促进新陈代谢,加快对食物的消化吸收,使孩子有饥饿感。

其四,营造一种轻松愉快的进餐环境和气氛。让儿童集中精力吃饭,不要边吃边玩。最重要的是不能在饭桌上训斥甚至体罚孩子,而是要了解他不吃饭的原因,给他讲道理、讲故事,帮助孩子了解食物对他身体的重要性,鼓励孩子进食。

其五,药物治疗。可在医生的指导下使用胃蛋白合剂,或用鸡内金煮粥等中药疗法治疗。

2. 遗尿症

遗尿症属于儿童行为障碍中的排泄障碍。正常儿童3岁以后就能自觉地控制排尿,在入睡后也会因膀胱充盈而醒来,仅会因为偶尔失去控制而遗尿。若5岁以后经常在白天不能控制排尿或不能于睡觉时醒来自觉地排尿,即为遗尿症。遗尿症以夜间熟睡时遗尿最常见,故也称"夜尿症"。儿童中遗尿的发生率,一般为4%~17%,5~6岁发生率最高,11岁以后很少见。多数儿童随着年龄增长,大脑皮层控制排尿的机制形成,遗尿症状逐渐减轻,但也有的会延续至成年。男童出现遗尿现象比女童多1倍。遗尿儿常有较多的行为和情绪问题,如情绪抑郁、多动症、抽动症、好发脾气、咬指甲等。

遗尿症可分为器质性遗尿症和功能性遗尿症两类。器质性遗尿症是因躯体疾病引起的遗尿症,约占10%。功能性遗尿症是指已排除了各种躯体疾病的遗尿症,主要由于大脑皮层功能失调导致。在遗尿症中,功能性遗尿症占大多数,因此人们说的遗尿症便是指功能性遗尿症。

(1)原因。

①遗传因素。部分患儿有家庭史。据国外报道,30%~50%患儿的父母单方或双方有遗尿史。

第八章 学前儿童的心理卫生

②疾病或神经系统发育不全。膀胱炎(因尿频、尿急而遗尿)、蛲虫病(雌虫夜间产卵,刺激外阴,可使儿童遗尿)、糖尿病(多饮、多尿可致遗尿)或大脑发育不全都可使儿童不能控制排尿。

③心理因素。强烈的精神刺激、居住环境的变化导致情绪紧张不安,均可引起学前儿童遗尿,如突然受惊吓、骤然改换环境、遭遇意外事故、父母离异或死亡、失去父母照顾等,都可使处在学习控制排尿关键时期(3～4岁)的儿童患上遗尿症。若儿童因偶尔遗尿,受到打骂而产生对排尿的恐惧心理,也会形成恶性循环,经常遗尿。

④白天疲劳过度。因白天过累,夜间睡眠过深,不易唤醒,或醒后有较长一段时间意识蒙眬而遗尿。

⑤排尿习惯不良。由于家庭教养不当,没有养成良好的排尿习惯,如用尿布时间过长,或长时间坐在便盆上,边玩边尿,对排尿毫无约束能力,日久易形成遗尿症。在婴儿10～18个月时,就应该训练他们自觉地控制排尿。

(2)矫治。

①消除引起儿童精神紧张不安的各种因素。一旦发生遗尿,不要耻笑、嫌弃、责骂或体罚孩子,以免加重其心理负担,要以温和、亲切、耐心的态度对待他们,帮助他们建立克服遗尿的信心。需要注意的是当儿童遗尿次数减少时要及时给予鼓励。

②建立合理的作息制度,引导幼儿养成良好的生活习惯。首先要合理安排儿童生活起居,白天应有1～2个小时的午睡时间,避免过度劳累使夜里睡眠太深,不易觉醒;其次应合理调整饮食结构,早、中两餐多吃含水分多的食物,晚餐则宜清淡,吃含水分少的食物,适当控制晚餐后的饮水量,以减少夜间的尿量。

③加强自觉排尿的训练。晚餐后不宜进行易使人兴奋的活动,睡前排尿,可在患儿遗尿之前(多在儿童熟睡后2～4个小时内)叫醒排尿,使其形成条件反射。

④药物治疗。在上述治疗无效的情况下,对6岁以上患儿在医生指导下配合药物治疗。

必须指出的是因精神紧张偶尔出现遗尿的现象不是遗尿症,而是属于"精神性尿频",如某些新入园的儿童,在家里并不遗尿,检查尿液也未发现异常,但到幼儿园就出现了遗尿现象。这种情况常与一些儿童不适应陌生环境相关。由于刚进入陌生环境,儿童情绪紧张不安,总觉得有尿意而往厕所跑,甚至因紧张而尿裤子。若受到批评,紧张情绪就会加剧,更不能控制排尿。因此,教师对刚入园的儿童,要帮助他们熟悉新环境,多给予关心、照顾,鼓励他们参加各种有趣的活动。当儿童熟悉了环境、消除了紧张不安的心理,尿频、尿急的现象就会消失。

3. 神经性习惯

由于不适当的环境和不良的教育，部分学前儿童会产生多种不良习惯。这些不良习惯是一些比较固定的、自动化的动作倾向。如果不及时纠正，就会成为儿童心理健康发展的障碍。学前儿童的不良习惯主要有吸吮手指、咬指甲癖、习惯性阴部摩擦等。这些行为问题的出现、发展和消失与儿童的年龄有一定的关系。

(1) 吸吮手指。吸吮是一种无条件反射，当婴儿口唇接触到物体时，会产生吸吮反射。在婴儿期，吸吮手指极为常见，也是婴儿"口腔探索期"的一种正常行为。2～3岁以后，儿童已能用语言、动作等表达对食物的要求，吮吸手指的行为会逐渐消失，但仍有部分儿童坚持这种行为，成为阻碍他们身心发展的障碍。

① 表现。一些儿童到了幼儿期甚至童年期仍保留吸吮手指的动作。他们只要手里、口里没东西，几乎整天吮手指，上课时吮、睡觉时吮，而且常固定吸吮某一根手指，以致手指肿胀、脱皮、发炎和局部化脓感染。由于吸吮手指的行为会受到同伴和成人的非议，儿童也会感到害羞、焦虑，内心时时处在冲突之中，既怕受责备，又忍不住把手指放在嘴里。这种行为习惯还容易引起消化道感染或肠道寄生虫病，造成营养不良，影响儿童生长发育。如果这种行为习惯延续到换牙时期，还会导致下颌发育不良，牙列不齐，妨碍咀嚼功能的发展，同时也会使面容不美观。

② 原因。吸吮手指是儿童期发病率较高的一种心理运动功能障碍。儿童吸吮手指多是缺少爱抚或生活环境单调造成的，以此聊以自慰。爱的需求长期得不到满足、缺少同龄伙伴，或缺少玩具、音乐、图画等视觉、听觉刺激，会导致儿童精神紧张、恐惧、焦虑、孤独时以吮吸手指作为自我娱乐的方式，以减轻焦虑，久而久之，就会养成习惯。饥饿、疾病等不良情境也容易导致儿童吸吮手指。

③ 防治。儿童吸吮手指的不良习惯一般会随年龄的增长自行消失，若能及早发现和纠正，即可治愈。

预防儿童吸吮手指的关键在于要为儿童创造良好的心理社会环境，给予儿童关心和照顾，经常与儿童进行感情交流，多组织儿童参加集体活动，为他们提供与同伴和成人交往的机会，满足儿童被爱、被关注的心理需求。

对于有吸吮手指行为的儿童，不能采用粗暴的教育方式，恐吓、打骂等不仅不能纠正儿童吸吮手指的行为，反而会引起儿童心理紧张，产生自卑感。采用在儿童手指上涂抹苦味剂的方法可以纠正部分儿童吸吮手指的行为，但是更好的方法是丰富儿童的物质和精神生活，通过提供丰富的玩具、开展儿童感兴趣的活动去吸引他们的注意力，分散他们对这一固有习惯的注意。

一般来说，儿童在入睡前常吸吮手指，家长可给孩子讲些轻松的故事，轻轻地拉着孩子的手，渐渐地，孩子入睡前就会改掉这个习惯。

第八章 学前儿童的心理卫生

(2)咬指甲癖。儿童经常控制不住地将长出的手指甲咬掉的行为被称为"咬指甲癖"。咬指甲也是儿童期发病率较高的一种心理运动功能障碍。

①表现。儿童经常不能自制地咬掉长出的指甲,还咬指甲周围的表皮。严重者会将十个手指指甲咬得很短,甚至会把甲床咬出血来。有些儿童不仅咬指甲,还咬手上各小关节侧的皮肤、衣袖、领子以及其他物品。一些儿童还伴有多动、睡眠不安、挖鼻孔等行为。在情绪不安时,咬指甲的行为表现得更为突出。这种行为在3~6岁儿童中发生率较高。随着儿童年龄增长,症状可消失,但少数会持续终身。

②原因。据研究分析,学前儿童咬指甲是化解内在精神压力的一种表现方式。儿童咬指甲的行为常发生在心理紧张、感情需求得不到满足之际,如家庭不和、父母或教师管教太严、不愿去幼儿园等,在强烈的心理压力或高度焦虑的情况下,儿童就会通过咬指甲来缓解心理紧张。一旦形成习惯以后,即使上述诸因素不复存在,也会经常咬指甲。

另外,若家长或同伴中有人有此癖,儿童会通过模仿习得,进而逐渐形成顽固性习惯。

③防治。预防和矫治儿童咬指甲的不良习惯,应从消除引起儿童精神压力的因素入手,劝诫和责罚一般不会获得良好的效果。采用厌恶疗法如在指甲上涂抹苦味剂只有助于部分儿童克服咬指甲的习惯。对于难以矫正的儿童,可采用行为治疗方法。

首先,尽量消除引起心理紧张的各种因素。家长和教师要关爱儿童,对儿童的要求要适度,努力为儿童创设愉快、轻松的成长环境。其次,如发现孩子咬指甲时,切勿打骂、讽刺,这样反而会加重孩子的紧张情绪,使他们产生自卑心理,可引导儿童参与各种活动,如帮忙取本书、递张报纸或干他喜欢干的事等,以此转移注意力,摆脱紧张情绪,轻松愉快地生活和活动,冲淡其咬指甲的欲望。最后,引导儿童形成良好的卫生习惯,定期修剪指甲。

(3)习惯性阴部摩擦。儿童用手抚弄自己的生殖器或用其他方式刺激阴部的行为习惯被称为"习惯性阴部摩擦"。对儿童的这种行为,不应视为"手淫"。它是儿童期的不良行为习惯,不是性早熟现象。儿童的这种行为很少伴有幻想,仅仅只是一种单纯的抚弄或摩擦性器官的行为。这种问题行为习惯在学前儿童中比较多见,最早发生于1岁左右,男孩多于女孩,到学龄阶段则会减少。

①表现。年幼儿童表现为在家长怀抱中将两腿内收或交叉摩擦,或将被子、枕头或衣物塞到两腿之间来挤压外生殖器;年长幼儿则表现为直接用手抚弄外生殖器,或两腿骑跨于床沿、凳角等摩擦外生殖器;有的女童将一些小物件塞进阴道来刺激生殖器。

儿童在作习惯性阴部摩擦时,常常伴有面部潮红、眼神凝视、表情紧张、轻微出汗甚至气喘等,过后,儿童会困倦、思睡。

年幼儿童做此动作常常不分时间、地点。年长儿童则多在入睡前、睡醒后或独自玩耍时做此动作,可持续数分钟。有的儿童为了避免成人干预而暗自进行,有的儿童会在成人干预下停止这种行为,但成人一离开后又会继续。

②原因。儿童习惯性阴部摩擦的不良行为主要由生殖器局部不洁或疾病引起瘙痒引起,如湿疹、包茎、外阴部炎症、蛲虫感染等,儿童摩擦止痒,逐渐形成习惯性动作。有的儿童因寂寞而玩弄外生殖器,或因为大人逗玩小儿生殖器,使儿童逐渐养成习惯。这种情况多见于男孩。不当的教育方法也会使儿童偶然的行为得到强化。学前儿童偶尔玩弄生殖器原属无知,但如果成人给予极大的关注,大惊小怪,甚至采取恐吓、打骂的方法对儿童施加压力,就会使儿童产生好奇心理和罪恶感,精神更紧张,促成了行为习惯的形成。另外,不良的生活环境、儿童情绪紧张和焦虑会引发或加剧这种行为,因为他们将此作为缓解焦虑和自慰的一种手段。

③防治。学前儿童的习惯性阴部摩擦行为是其发育过程中的正常现象,而非病态,与青少年的手淫行为有所不同,不存在性的意识,也不是性早熟的表现。如果孩子偶尔出现这种情况,家长不用过分在意,可用分散注意力的方法纠正。

预防学前儿童习惯性阴部摩擦的方法主要在于良好生活习惯的培养,积极治疗或消除阴部刺激原因。要讲究卫生,经常给儿童清洗生殖器,保持外阴的清洁和干燥,对阴部炎症、寄生虫病要及时治疗;晚上上床后要引导他们尽快入睡,或大人在旁边给予安抚、讲故事等,引导入睡;早上醒来后让儿童尽快起床穿衣服,减少儿童醒后独自待在床上的时间;给儿童盖的被褥不要太厚;儿童穿的内裤宜宽松,不宜太小、太紧,衣服不要穿得太多。当儿童发作时,切勿训斥、责怪、打骂或恐吓,以免加重他们的心理压力。家长应设法适时转移其注意力,并加以诱导,如轻唤他的名字,或改变其体位,或给他玩具,鼓励儿童参加各种集体活动,以吸引他的注意力。

第四节　学前儿童心理疾病及心身疾病

心理疾病在儿童期并不多见,而且关于儿童心理疾病尚无一个令人满意的分类系统,许多诊断名称都沿袭了成人的诊断标准,实际上在同样的诊断名称下,儿童的症状与成人有较大的差异,病程和预后也不尽相同,这是由儿童的生理、心理特点和生活经验决定的,是与他们的身心发育密切相关的。根据成人心理疾病的分类,儿童心理疾病也分为神经症、精神发育不全等。

一、儿童神经症表现及预防

儿童神经症又称"儿童神经官能症",主要表现为中度适应不良,它与脑的器质性损伤没有联系,也不像儿童重度心理疾患那样严重。儿童神经症性障碍包括儿童恐惧症、儿童强迫症、儿童焦虑症、儿童抑郁症、儿童癔症等。有儿童神经症性障碍的儿童一般都伴有高度的焦虑,本人感到痛苦,而不是首先使周围环境受到干扰,主要影响本人,较少累及他人。尽管对儿童神经症的病因和发病机制的研究不够、认识不一,但一般认为家庭、幼儿园和其他社会环境对于这类疾病的产生和发展具有重要的影响。

特发于儿童期的神经症是否会延续到成年?成年人的神经症之间是否有关系?研究表明,一般而言,儿童期神经症的症状较为单一,大多界限不清,许多儿童神经症似乎是情绪发育阶段的突出化,症状不太固定,愈后期相对较好,很少与成人的神经症相连续。随着年龄的增长,大多数儿童的症状会自然消失。有神经症症状的大多数儿童成年期表现正常,只有少数到成年期会出现神经性障碍,影响成年后的生活。而许多成年神经性障碍患者起病在成年,并没有明显的儿童精神疾病史,因此发生在这两个年龄时期的神经症症状大多无相关性。

(一)儿童恐惧症

儿童恐惧症是以对特定的事物或境遇怀有强烈恐惧为特征的一组儿童神经官能症,多见于女童。

根据儿童心理发展规律,在一定时期内对某些动物或者雷电等会有一些恐惧的反应,但不会因此而产生持续的情感障碍。如果在没有明显的恐怖性刺激出现的情况下却出现了严重而持久的恐惧,或在正常儿童不再对某事物产生恐惧的年龄却仍然表现出对该事物的严重恐惧,而且这种恐惧十分突出,反应剧烈,伴有心跳增快、心慌、出汗、脸色发白、腹痛、恶心、呕吐、大小便次数增加甚至出现瞳孔散大症状,并且因强烈的恐惧出现回避、退缩行为,就属于一种病态的情绪,即患上了儿童恐惧症,久而久之,会造成儿童社会适应不良,并且有相应的生理改变。

患有儿童恐惧症的儿童,恐惧的表现与客观情境不相称,明知某些物体或某些特殊环境对自己不存在真实的危险却产生异常强烈的恐惧心理,不能随意控制,常伴有焦虑情绪、自主神经系统功能紊乱以及回避行为,造成社会适应性困难。

若儿童恐惧表现达到了下列程度之一,可怀疑患有儿童恐惧症:

(1)所害怕的实际上并无危险,或者虽有危险,但他的恐惧程度超过了应有限度;

(2)对一种事物的特别恐惧感一直存在,不随年龄增长而消退,并由此引发退缩和逃避行为,影响正常生活和学习;

(3)出现恐惧症状后虽经百般劝导和解释,仍无法消除,并反复出现急于逃避的情绪;

(4)患儿通常有自知力和自制力,只有当对特定的对象产生恐惧时,才表现出强烈的焦虑和逃避反应。

在学前儿童中,分离恐怖在儿童恐惧症中占较大比例,儿童在与父母等人分离时会表现出极度的焦虑或惊恐,不敢独自待在家中,害怕上幼儿园,在将要分离时,产生恶心、头痛、呕吐、腹痛等躯体症状。恐惧症对儿童的心理健康的危害是相当大的。它常使儿童感到不安全、生活在幻想的紧张与恐怖的气氛中,不能正常生活。

对于儿童恐惧症患儿,需经心理医生采用精神分析疗法或行为疗法治疗,采用实践脱敏法、阳性强化法、操作性条件反射法等行为治疗法,效果会更好。

(二)儿童强迫症

强迫症,又叫"强迫性神经症",是一类以自我强迫为突出症状的神经症。儿童强迫症是以出现强迫观念和强迫行为为特征的一组儿童神经官能症。儿童重复某些活动或动作,明知不必要,但是无法控制自己的行为,表现为强迫观念或强迫行为,或两者兼而有之。强迫观念是反复出现的毫无意义的观念、思想或冲动,如儿童强迫自己反复地计数;强迫行为则表现为重复的、刻板的、仪式性的行为,如儿童反复洗手,反复检查门窗是否关好。如果强行制止儿童的强迫观念或强迫行为,会引起儿童的深度焦虑,甚至导致他们发脾气。在儿童期,强迫行为多于强迫观念,年龄越小,这种倾向就越明显。本症多见于10～12岁的儿童,婴幼儿中亦常见,且男童多于女童。患儿智力一般是正常或高于平均水平,富于幻想。

在儿童正常发育的不同年龄阶段,也可能出现类似的强迫行为,如走路时数格子,睡觉前一定要把鞋子摆成什么样,等等,这类行为不伴有任何情绪障碍,而且会随年龄的增长而消失。但强迫症儿童,还常有其他强迫性症状,如强迫意向、强迫观念、强迫情绪等。

儿童强迫症具有以下特征:

(1)症状是患儿自发的,并非外力所致;

(2)不断重复,不能自我控制;

(3)患儿力图摆脱和抗拒强迫的内容;

(4)症状强迫性地出现与对抗的内心冲动(反强迫)过程导致患儿的焦虑和苦恼;

(5)对症状具有批判力;患儿自己能感觉到它的不合理或毫无意义。

导致儿童强迫症产生的原因尚未完全确定,目前一般认为,儿童的神经活动特点、性格特征等与儿童强迫症的产生有关联,如患儿大多性格内向、呆板、多虑、不活泼;父母的不良性格、教养方式不当也是诱发儿童强迫症的原因,如患儿父母也常有胆小怕事、过分拘谨谨慎、缺乏自信、遇事迟疑不决、事后反复检查、呆板、缺乏兴趣爱好等不良性格特征;父母对儿童要求过高,甚至苛求儿童,如对清洁卫生过分要求、生活刻板、规矩过多等。此外,儿童头部外伤、严重的躯体疾病、心理紧张、精神创伤或长期处于过度的精神紧张状态等生理和心理因素,均可成为此症发生和发展的诱因。

从小注重对儿童良好性格的培养,不向儿童提出各种苛刻的要求,为儿童创设较为密切配合和融洽的生活环境,这些会对预防儿童强迫症起到积极的作用。对于儿童强迫症患儿,应请心理医生诊断,并可采用脱敏法、暴露疗法、防止法等行为治疗法治疗。如果强迫症患儿的父母有性格偏差,要予以纠正,否则会影响患儿强迫症的康复,并且不利于儿童的心理发展。对于严重的强迫症患儿,必须进行药物治疗。临床实践表明,使用氯丙咪嗪结合其他药物,对于强迫观念为主的强迫症疗效比较好,但必须在医师的指导下,由小剂量使用开始,且需要进行较长时间的药物治疗,才可消除强迫症状。

(三)儿童焦虑症

儿童焦虑症是在儿童期发生的一种以恐惧与不安为主的情绪体验,表现为弥散、游离和不依附特定处境的焦虑状态,常伴有自主神经功能的异常。这种恐惧与不安无具体的指向性,但总觉得将有不祥的事情发生。过度的焦虑不仅影响儿童对社会环境的适应,而且影响儿童人格的健康发展。

患有焦虑症的儿童对环境变化反应过分敏感、多虑、烦躁不安、害怕甚至哭闹不休,当焦虑症发作时,还伴有做噩梦、讲梦话、食欲缺乏、心悸、气促、多汗、乏力、尿频等症状。儿童夜间往往不敢单独睡,怕黑暗,常需要成人陪伴,常伴有夜间遗尿现象。

儿童焦虑症与先天素质和后天环境都密切相关。造成儿童焦虑症的主要原因有如下几个。

(1)遗传因素。大约有15%的焦虑症患儿的父母也患有焦虑症。研究发现,在具有焦虑症状的同卵双生儿中,同病率为50%。这类孩子本来就有敏感、自信心不足、自尊心很强的性格特点,容易紧张、多虑。他们的家长也常有敏感、多虑的表现,而且对孩子的教育方法不当。

(2)环境因素。与父母突然分离、有亲人死亡以及父母离异等都会导致儿童缺乏安全感,发生焦虑。家长和教师不恰当的教育方法,如父母对某些危险估计过高,常给子女一些多余的劝告、威胁等,使儿童整天焦虑不安。有的家长对孩子苛求,而不考虑这些要求是否超过了孩子的智力发展水平,孩子慑于家长的权威,整天处于紧张状态,久而久之,便导致了过度焦虑反应。另外,有的家长对孩子过于溺爱,对其百依百顺,使孩子不能正确地估计自己,当孩子走出家庭,在社会上或幼儿园中碰到一些不顺心的事情时,就容易产生过度焦虑。

(3)环境适应不良。儿童不能适应环境的变化容易产生焦虑,如儿童离别焦虑,即儿童与亲人离别而产生的严重焦虑反应,在学龄前期表现为不愿离开亲人,不肯独睡,不愿上学,怕亲人一去不复返,在亲人离开时感到焦虑,在亲人离开后出现抑郁、悲伤、退缩等症状,有时伴有头痛、恶心、呕吐等躯体症状。

对焦虑症状较轻的儿童应主要采取心理上给予支持以及教育的方法。在弄清使儿童产生过度焦虑反应的原因的基础上,引导他们从主观上努力克服焦虑,凡属客观原因,能够解决的问题应尽量给予解决,属于主观原因的,要帮助儿童正确认识这些原因与病症出现的关系,引导儿童从主观上努力克服焦虑。在症状逐渐消失后,引导他们多参与集体活动,消除紧张情绪,锻炼克服困难的毅力,培养活泼开朗的性格。此外,家长和教师应改变教育方式,根据儿童的年龄、智力水平、个性特点等进行教育,既不溺爱,也不苛求,并注意不压给儿童过重的学习负担,要保证儿童有足够的睡眠时间和娱乐时间。有焦虑倾向的父母要认识到自己本身的个性缺陷,不断克服,防止对幼儿产生太多不良影响。

对焦虑症状严重的儿童要进行心理治疗,采用支持性心理疗法、行为疗法等,有的还需要配合药物治疗如服用抗焦虑药物、安定等,但这类药物要在医生的指导下使用,不可随便服用。

二、精神发育迟缓及预防

精神发育迟缓又称"精神发育不全",俗称"智力落后"。精神发育迟缓是由先天的或早期的后天原因引起的精神发育障碍,是以智能低下为主要特征的一组疾病的总称。它发生在儿童生长发育的过程中,患儿的智能明显低于正常儿童的水平,适应外界环境的能力明显低下,同时又伴有其他行为异常,因而它不是一种单一的疾病或者是某种器官的缺陷,而是一种在身心各方面都有反映的状态。

精神发育迟缓有轻度、中度和重度之分。一般而言,患儿在婴幼儿期的许多项发育指标都低于同龄儿童,如开始独立行走、学习说话和简单计数的开始时间都较正常儿童迟,除了机械活动,一般的活动能力也较差,速度、效率和质量都较低。因为诊断标准、调查对象和调查方法不同,各地报告的患病率差异较大,多数的报告为1‰~10‰,男性高于女性,农村高于城市,不发达地区高于发达地区。

精神发育迟缓一般发生在婴幼儿期,特别是在2岁前,受先天或后天有害因素影响，脑的正常发育受阻，导致精神发育尤其是智力发育受阻，在脑发育基本成熟后（通常是指五六岁后），各种因素引起的精神发育障碍、智力低下则不包含在本病的范畴之内。

造成儿童精神发育迟缓的原因在不同阶段体现出多样性，其影响程度也各异。

（一）出生前阶段（胎儿阶段）

出生前阶段，两种变异易于导致儿童精神发育迟缓。

1. 遗传变异

遗传变异主要指基因异常、染色体异常导致的神经系统发育不良、畸形、遗传性代谢缺陷等。特别是代谢缺陷，种类繁多，随着遗传学检查方法的进步，还在不断增多。

2. 胎儿期获得性异常

胎儿期获得性异常包括这一时期母亲受到感染特别是病毒感染、腹部受到放射线照射、服用某些药物、受到有毒物质损害以及母亲营养不良或患其他严重疾病等。怀孕的前3个月是胎儿神经系统结构初步形成阶段，这一阶段的致病因素对脑的损害尤其严重，常可引起明显的畸形。

（二）围产期（分娩期）

这一时期主要包括早产、难产、分娩过程中的脑损伤、新生儿窒息引起的脑缺氧等。

（三）出生后阶段

这一阶段虽可伸延到18岁左右，但最关键的是学前期，其次是小学年龄期。出生后的前两年脑部发育最快，同样的致病因素在此时期对脑产生的影响，要比以后严重，而且，此阶段可能碰到的致病因素更多，除了前面两个阶段造成的脑损害仍可继续作用，其他还有一些可能的感染，如颅脑外伤、各种原因引起的脑缺氧、中毒、内分泌或代谢疾病、疫苗接种后脑炎、癫痫、婴幼儿期营养不良或其他疾病、因为盲或聋而影响智力发育以及严重缺乏受教育的机会等。

精神发育迟缓导致的病种繁多，发病原因各异，对各病种的预防和治疗也是多方面的。在预防方面，应注意的环节甚多，包括开展遗传咨询、注意妊娠期和婴幼儿期保健等各个方面的问题；在治疗方面，关键在学前阶段，要及早发现患儿的各种异常特征，诊断病因的程度，做到早治疗、早干预和早教育，这对于大部分患儿，尤其是中度、轻度患儿，有望改善他们的发育状况。对于临界智力和轻度精神发育迟缓的患儿，要及早进行训练，让他们有机会学习一些日常必备的文化知识以及劳动和生活技能,养成良好的生活习惯,争取之后能在良好的监护下参加一定的社会劳动;对于中度精神发育迟缓的患儿,要将训练的重点放在知觉功能和运动功能方面,以生活自理和适应日常生活环境为训练目标;对于重度精神发育迟缓的患儿,则要加强对他们的监护,避免发生意外事故。

必须强调的是没有一种治疗措施能将一个精神发育迟缓的儿童改变成正常的儿童,因此精神发育迟缓的儿童治疗措施应被看作一种调整、改进和教育措施。此外,儿童精神发育迟缓的诊断以及迟缓程度的等级评定是极为严肃的事情,必须慎重对待,因为正确、全面地鉴定精神发育迟缓儿童能为教育他们、训练他们和改善他们的状况提供科学的依据。

三、学前儿童心身疾病

(一)什么是心身疾病

心身疾病又称"心理生理疾病",是指以躯体症状为主、心理因素在疾病的发生和病程的演变过程中起主导作用的躯体疾病。对于这类疾病,心理行为治疗或心身矫正治疗效果较好。

现代医学认为,任何躯体病变都有一定的心理根源,过去那种把心理与躯体截然分开的观点是不正确的。人是一个有机体,精神和躯体在同一生命系统中共同起作用,也就是说任何一种疾病的发生都有生理和心理两种因素,只不过两者所占比重不同而已。从这个角度讲,所有疾病都可以认为是心身疾病,但是为了使临床治疗与防治更明确,一般把由心理社会因素起主导作用而导致的躯体疾病都划归为心身疾病。

学前儿童中较为常见的心身疾病主要有支气管哮喘、便秘、腹泻、消化性溃疡、肥胖症,等等,这些疾病或多或少是由儿童的情绪因素引起的,它们不同于行为障碍或情绪障碍,也不同于某些儿童神经症的躯体症状(有躯体功能损害而无器质性的原因)。心理因素特别是情绪因素,在这类疾病的发生中起重要作用,如长期高度的情绪应激状态、无意识冲突、受威胁而引起的不安全感等,都会对这类疾病的形成产生影响。

(二)心理社会刺激致病机理

早在公元前,中西方的医学家们就已经提出心身的概念与疾病的关系的学说。19世纪以来,学者们对此作了大量的研究,提出了各种假说。研究表明,各种心理社会刺激以及由此导致的心理活动作用于人体,通过中枢神经、内分泌和免疫三个系统的相互影响和作用,对躯体各器官产生影响,如这些因素长期持续过强地作用于人体,则可引起持续、严重的生理活动紊乱,最终会导致躯体病变,

第八章 学前儿童的心理卫生

出现心身疾病。

人在心理刺激下,首先会产生各种情绪反应,如愤怒、悲伤、喜悦等,这些情绪反应常伴随相应的植物性神经功能改变,同时伴随肾上腺素、肾上腺皮质激素和抗利尿激素等分泌量的增加,从而引起心率加快、血管收缩或舒张、血压升高、呼吸增速、胃肠蠕动减慢、新陈代谢的速率增高,机体处于应激状态,动员全身力量应付外界环境剧烈的变化。这种机制对于人体适应复杂多变的环境是必不可少的,但是,如果情绪反应受到压抑,或者强度过大,或者持续时间过长,就可能产生植物性神经功能改变,从而导致相应的内脏器官的器质性病变。心理社会紧张刺激引起的情绪反应还可通过下丘脑及由它所控制分泌的激素影响免疫功能,降低机体对病毒、细菌或过敏物的抵抗力而致病。

儿童早期生活的环境和经验,与学前期的心身疾病乃至成人期的心身疾病都有密切的关系。早年亲子关系和其他人际关系的不协调,社会环境不能为儿童提供安全感,儿童受到过多的挫折甚至虐待,等等,这些都需要儿童动员本身的应激资源去做出适应,进而会导致他们产生情绪紧张,并可造成他们早年的植物性神经功能的障碍,给躯体带来损害。

(三)学前儿童常见的心身疾病

1. 支气管哮喘

支气管哮喘简称为"哮喘",是发生在支气管的一种疾病,也是儿童中较常见的一种心身疾病。该病是由多种刺激因素引起的呼吸道变态反应性疾病,其临床表现为胸闷、气急和咳嗽,是一种免疫功能失调的表现。有研究认为,5%~10%的儿童在儿童期的某一阶段曾发生过支气管哮喘。在儿童中,男女发病率之比约为2:1。

(1)病因。

①情绪因素。支气管哮喘的病因较复杂,其发病因素与免疫、感染、内分泌、自主神经、生物化学和心理因素有关。目前的研究认为,单独的心理因素虽不能引起发病,但情绪是重要的促发因素。5%~20%的哮喘发作是由情绪因素引起的。在引起儿童哮喘发作的不良心理因素中,常见的有母子关系冲突、亲人死亡、弟或妹出生、家庭不和、意外事件、心爱的玩具被破坏、进入托儿所导致突然的环境改变引起不愉快的情绪等。而长期反复发作的哮喘会引起病人的焦虑、抑郁、沮丧,加之过分注意自己疾病的行为模式,与家长过分关心、烦恼和焦虑的心情互为因果,互相影响,形成恶性循环,会使哮喘的发作更加频繁。

②过敏体质。引起哮喘患儿哮喘的常见过敏源为螨、室内尘土、棉絮、真菌、烟、花粉、食物等,其中螨是引起哮喘发作的最常见的过敏源。

③遗传因素。哮喘具有遗传性。

(2)治疗。

①避免接触致敏源。

②药物治疗。可在医生的指导下使用药物进行治疗。

③心理治疗。对有情绪因素的患儿,应实施心理治疗。首先,消除小儿不良的心理因素十分重要,例如有母子关系冲突的患儿,当他离开家庭参加夏令营等活动时,哮喘反而会减轻。此外,催眠疗法、松弛训练等,也可减少发病次数。

④体育锻炼。通过锻炼可以增强体质,彻底改变过敏体质。

2. 肥胖症

儿童肥胖症是指单纯性肥胖症,它是一种热能代谢障碍,摄入热能超过消耗的热能,引起体内脂肪积聚过多。一般认为超过标准体重的20%,即可认为是肥胖。近年来的研究表明儿童肥胖症与高血压、冠心病、糖尿病等的发病有一定关系。

单纯性肥胖症的发生与遗传因素、多食少动的生活习惯有关,心理因素也有重要作用。焦虑、抑郁等不良情绪也可使儿童贪食,因此肥胖症也被视为心身疾病。

儿童时期发胖,长大之后更容易发胖,而且非常不容易减肥,因为儿童时期主要是增加脂肪细胞数量,长大以后,脂肪细胞数量不再增加,但是脂肪细胞会长得很大,而且摄取能力很强。因此,最重要的是在儿童时期不要让脂肪细胞数量增多。

应将控制饮食、运动和心理治疗结合起来矫正肥胖症。对于肥胖儿童,要严格进行饮食干预,遵循即不妨碍其生长发育又达到减肥目的的原则。饮食必须满足儿童生长发育的基本营养所需。在保证蛋白质供应的基础上,主要控制脂肪摄入量,并限制甜食。宜选择体积大、热能少的食品,如蔬菜、水果等。饮食调整必须取得孩子的支持,经常鼓励孩子,让他们树立信心。鼓励肥胖儿童积极参加他们感兴趣的体育活动,如游泳、打球、跑步等,并逐渐增加体育活动的时间和活动量,但应避免激烈运动,以免食欲大增,每日累计运动1个小时,平时鼓励孩子走路上学和做家务劳动。

3. 复发性非器质性腹痛

据研究,在所有小儿发生腹痛的病例中,真正由器质性病变引起的不足5%,绝大多数都是由复发性非器质性病变导致,即由精神的或心理的原因导致并影响儿童日常生活的反复性腹痛。复发性非器质性腹痛在儿童中颇为常见,患病率为5%~10%。

器质性腹痛疼痛部位较局限,常于夜间发作,很少伴有其他部位疼痛,如头痛、关节痛等。器质性腹痛与情绪障碍无关,详细的体格检查和实验室检查可找出器质性腹痛的病因。

非器质性腹痛的特点是腹痛范围较广,疼痛为发作性的,持续几小时后缓解,疼痛往往不剧烈,按摩腹部可减轻。非器质性腹痛与情绪障碍有关,如儿童一到幼儿园就发作,回家就缓解,家长的过分焦虑可使儿童的症状反复发作。这类患反复发作性腹痛的儿童一般都有较多的心理问题,主要表现为性格内向,有孤僻、紧张和焦虑倾向等。而当他们所处的家庭环境不和谐、父母对孩子管制严格、不同意见不能充分表达时,本来就有的心理问题就以"腹痛"的形式表现出来,因为在潜意识中,他们发现躯体的不适较精神的焦虑更容易引起家长的注意和关怀。另外,这类儿童在学习中的紧张、焦虑、害怕失败等也可能会以腹痛的形式表现出来。

对于非器质性腹痛,应针对其情绪障碍进行心理治疗。

四、学前儿童心理疾病产生的内外原因

在学前儿童身心发育的过程中,导致儿童产生心理疾病的原因是多种多样的,它们来自生理、心理和社会诸方面,它们之间的关系是错综复杂的,它们对儿童心理疾病的产生所起的作用是因病而异、因人而异的。遗传和先天因素对儿童心理疾病的产生具有重要作用,有时甚至起决定性作用。同样,后天的环境因素也极为重要。一般来说,学前儿童心理健康程度与外界环境的压力、他们自身内部的压力以及他们心理的自我强度等方面有密切关系。认识影响儿童心理正常发育的各种因素,有益于为儿童创造有利于他们健康发展的环境,预防心理疾病的出现。

(一)外部环境的压力

外部环境的压力种类繁多,可分为心理方面的压力和生理方面的压力两大类。

1. 心理方面的压力

学前儿童受到的心理方面的压力主要有人际关系的压力、社会关系的压力、成人对儿童的期待所造成的压力等。

紧张的、不协调的人际关系会给儿童造成心理压力。在家庭或幼儿园中,学前儿童与家长、老师或其他儿童之间的关系紧张和不协调以及儿童生活环境的气氛不融洽往往会导致儿童心理上的不平衡。儿童对家长和教师存在着很大的依赖性,如果他们经常感到对家长和教师的要求无所适从,在家庭或集体生活中得不到他人的尊重、关心和承认,甚至经常受到冷落或惩罚,就会感到安全感受到威胁,形成心理压力。家长和教师的人格在儿童的各种人际关系中起到了至关重要的作用。如果家长或教师性格古怪,脾气蛮横粗暴,情绪多变,偏执和偏爱,对幼儿不友善,不亲热,无同情心,对儿童的要求不合理,态度傲慢等,都有可

能造成儿童在家庭或幼儿园中人际关系的紧张。

学前儿童不只是生活在家庭和幼儿园中,他们也生活在具有复杂关系的社会之中,包括经济关系、伦理道德关系等,他们在各种因素的综合影响下,形成内在的心理品质和行为方式。社会背景不良或者变化迅速,也会给他们带来强大的心理压力,导致他们社会适应不良,产生内心矛盾冲突和不良的情绪体验,成为儿童社会适应不良的诱因。

家长或教师对儿童的期待过高、要求过严,教养方式简单、粗暴或古板,会造成儿童生理和心理负担过重,使儿童产生心理压力,导致儿童心理活动异常。游戏是儿童的主要活动形式,儿童的各项活动常以游戏的形式出现,它对儿童心理各个方面的健康发育会起到促进作用。如果家长或教师不顾儿童心理发育特点,将学前教育小学化,强行给儿童灌输小学知识,会抑制儿童的兴趣,使他们产生精神上的疲劳。

2. 生理方面的压力

外来的生理压力包括不适当的温度、湿度、照明、噪音等不良因素,它们往往是儿童的生理条件所不能忍受的,会影响儿童的情绪和行为。

长期的高强度的噪音刺激会使儿童大脑皮层的兴奋和抑制过程失调,条件反射异常,脑血管张力功能受损,出现头痛、头晕、耳鸣、心悸、失眠或嗜睡、全身乏力等症状。有调查发现,住在噪音严重的城市(1000 次车/小时)中的儿童的血压,比住在安静区域(50 次车/小时)中的儿童的血压高。也有人发现,长期生活在飞机噪音环境中的部分儿童的智力水平会偏低。

研究表明,在人口密度大的环境中生活的儿童较多地表现出攻击性行为,不愿意与人交往,焦虑程度深。室内活动场地的气温过高,通气不良,不仅可能使儿童头痛、头晕、恶心、多汗、出现视觉障碍,而且会使他们注意力不集中,心情烦躁,容易激动,反应迟钝。相反,温度过低,则容易使儿童畏缩,缺乏生气。

(二)学前儿童自身内部的压力

能否被满足生理和心理需要成为学前儿童内部压力源。人的行为受动机驱使,而动机是建立在需要的基础之上的。需要是指人对某种目标的渴求和欲望,当需要和动机不能顺利实现时,常会产生挫折感,挫折感持续的时间越长,强度越大,个体所受的内在压力就越大,以致影响情绪和行为。儿童行为动机以需要为基础,同时又受其生活经验和人格因素等的制约,一般而言,如果需要满足了,儿童的情绪就会是积极的,反之,则会产生消极的情绪反应。

儿童对饮食、睡眠、休息、运动和衣着等方面的基本生理需要相当敏感,在心理方面也有各种基本需要,如情感需要、安全需要、尊重需要、独立性需要、成就需要、被人接纳的需要等。当外部环境不能及时提供和满足他们的这些基本的生理和心理需要时，就会使他们产生内在压力，基本的生理和心理需要受挫的时间越长，儿童的内在压力就越大，若超过一定的限度，就会产生不良的心理反应。

年龄小的儿童的基本生理需要相对更多，随着年龄的增长，心理方面的需要所占比重越来越大，但是在整个学前期，当生理或心理方面的基本需要得不到满足时，儿童就可能会产生心理紧张、意志消沉和情绪低落等现象。

（三）学前儿童的自我强度

个体的自我强度指的是个体应付内外压力的能力。个体能否适应周围环境的刺激，能否承受和应付内在的压力，在很大程度上取决于个体的自我强度。个体对环境刺激和内在压力的认识、评价、容忍力以及解决问题的能力都与自我强度有关。相同的内外压力对自我强度不一样的个体产生的影响是不相同的。

儿童自我强度的差异与神经类型的强弱、个性特征差异和身体健康状况密切相关。

儿童受遗传因素的影响，可表现为强弱不同的神经类型，也会由于母亲在妊娠期的营养不良、疾病、药物作用或产伤等而导致神经系统的脆弱，后天的环境和教育对儿童神经系统的强度的影响也很大。神经系统脆弱的儿童容易产生心理紧张，较微小的刺激和压力也会引起他们较为强烈的心理反应。

儿童的个性特征在很大程度上决定着儿童对环境刺激和内在压力的反应方式，决定着儿童对挫折的耐受力，如性格孤僻、不善于与他人交往的儿童，平时往往沉默寡言，闷闷不乐，当他们面对生活环境的变化时就容易产生适应性问题。相反，性格健全、意志坚定的幼儿，即使面对挫折也较少焦虑不安，灰心丧气。

儿童的身体健康状况也是其自我强度的组成部分，会影响儿童对周围环境刺激的评价和态度，影响他们适应外界环境和承受内在压力的能力。身体健康的儿童能正确感知和判断外界刺激，并作出适当的反应，相反，身体虚弱或患有疾病的幼儿则往往精神萎靡，情绪不振，容易歪曲客观事实，导致自身对环境的不适应。

五、学前儿童行为心理问题的三级预防

在学前期，虽然心理疾病不很常见，但是发育过程中的各种行为问题的发生率很高，会严重影响学前儿童身体和心理发展。对儿童行为问题和心理异常的预防、保证儿童的心理健康，已经成为学前儿童卫生保健工作的一个重要方面，尤其是在学前期就早预防、早发现、早诊断、早干预和早治疗，效果最为明显，对今后正常发育的影响也较大。

学前儿童的心理问题常常是多种原因造成的，有的甚至原因不明，这就给预防工作带来了困难。预防一般可分为三种类型，即第一级预防、第二级预防和第

三级预防。

(一)第一级预防

第一级预防的目的在于从根本上消除产生问题的原因,防患于未然。

对于一些原因已经明确而且可以针对病因采取措施的问题,第一级预防具有明显的效果,如预防接种的普及能有效地控制由流行性脑膜炎、流行性乙型脑炎等疾病所导致的心理障碍;遗传咨询、孕期卫生和保健的加强、产伤和新生儿期疾病的防治可以明显地减少精神发育迟缓现象。

但是儿童许多行为问题的发生原因是不完全明确的,这些问题的产生与儿童的生活环境和教育有密切关系,因此,第一级预防也往往从学前期的家庭教育、幼儿园的心理社会环境和课程设置、对家长和教师的训练和教育等方面着手。

家庭对儿童的发展起着不同于社会其他群体的特殊而又至关重要的作用。家庭能满足儿童多方面生理和心理的需要,在血缘关系维系的家庭中,儿童的情感能自然地表达,家庭是儿童社会化的主要场所之一。良好的家庭环境、家庭关系和家庭教育是儿童健全的人格发育的必要条件。家长对儿童的溺爱和偏护会使他们具有过分的依赖性,失去对环境的适应能力,造成任性、自私、神经质等不良品性;家长对儿童缺乏谅解和同情,甚至虐待儿童,易使儿童产生冷淡、空虚的感受,使他们对人生的态度趋于消极。过分单调或过分兴奋和刺激的家庭环境都是儿童的神经系统所不能忍受的,家庭关系不融洽和睦、父母离异等往往会导致儿童的异常心理。

为儿童提供良好的集体生活环境是第一级预防的另一个重要方面。幼儿园的教育,教学计划、课程设置、作息制度的制定、教学方法、人员安排、教育行政管理等各个方面都要有益于发展儿童的智能、情感、意志和行为,并使它们相互协调,促进健全人格的形成。集体生活环境的各个方面都要有益于对儿童的心理进行疏导,都要有益于对儿童各种行为问题和心理障碍进行预防。

通过心理卫生教育,逐步增强儿童自身的心理强度,增强适应和改造社会生活的能力,这是第一级预防工作不可缺少的一个方面。心理卫生教育包括对儿童健康的情绪和情感的培养以及健全性格的陶冶等基本内容,它的内容同儿童的体育、智育、德育和美育相互融合和渗透。

(二)第二级预防

第二级预防指的是早期发现问题并及时进行干预,防止问题性质恶化。

据研究,人的异常心理常在儿童成长早期就已经有所表现。家长和教师长时间接触儿童,有更多的机会了解他们心理障碍产生的原因,认识和鉴别各种障碍和缺陷的表现及性质。所以,家长和教师能为较早发现儿童的行为问题和异常心理提供极有价值的信息。

有各类行为问题的儿童在家庭和幼儿园中经常做出一些比较特殊的行为,这些对于认识和鉴别幼儿的心理障碍和缺陷具有一定的参考价值,例如,儿童在集体生活中表现得过分胆怯(退缩、经常哭泣等)、攻击性行为过多(威吓其他幼儿、经常争吵斗殴、行为残暴等)、对批评过分敏感、在各种竞赛中屡遭挫折、对任何事都缺乏兴趣、注意力难以集中、情绪抑郁、病态说谎、人际关系差、清洁成癖等;儿童在家庭生活中过分依赖成人、过分霸道等;儿童在家庭与幼儿园中的各种行为截然不同等,这些行为表现提示家长和教师应对这些儿童做进一步的观察。

对有各种行为问题和心理障碍的儿童进行鉴别和评价是很复杂且很困难的,必须要有来自多方面的客观而又准确的背景材料、观察材料和心理诊断材料,在此基础上,通过分析、比较和讨论,在专业人员的帮助下,得出结论,对儿童存在的问题进行有针对性的早期干预,给予适当的处理,防止进一步恶化。

第二级预防必须注意两个方面的问题:一是儿童的问题发现得越早,干预开始得越早,问题就越容易被解决;二是干预和治疗可能带来的危害或不良影响应小于行为问题或心理障碍本身造成的后果,例如给儿童冠以某种疾病的名称所产生的副作用有时可能会大于干预和治疗的效果。

(三)第三级预防

第三级预防的目的在于使已有各种心理障碍、缺陷和患有心理疾病的儿童得到康复,改善患儿症状并阻止其扩大,减少精神病理的副作用。在学前期,这项工作的开展需要医务卫生人员、保健工作者、幼托机构的教职员工、家长以及社会各方面人员的密切配合、共同努力。

学前儿童心理健康教育的主要任务是第一级预防和第二级预防。

▶阅读推荐◀

[1] 傅宏. 学前儿童心理健康. 南京:南京师范大学出版社,2002

[2] 许思安. 幼儿心理健康教育实务. 北京:清华大学出版社,2013

[3] 姚梅玲. 儿童心理行为疾病诊疗常规. 郑州:郑州大学出版社,2013

[4] 王玲凤. 隔代教养幼儿的心理健康状况调查. 中国心理卫生杂志,2007,(10)

[5] 王星,王辉. 早期家庭教育与幼儿心理健康的调查研究. 内蒙古师范大学学报(教育科学版),2001,(05)

[6]方丰娟,陈国鹏,咸炜颖.幼儿心理健康评估现状和思考.心理科学杂志,2006,(02)

[7]刘瑛.学龄前儿童行为问题与幼儿教师心理健康水平的相关研究.西华师范大学学报(哲学社会科学版),2006,(04)

▶思考与探索◀

1. 学前儿童心理健康的标准是什么?
2. 常见的学前儿童心理问题有哪些?一般发生在哪个年龄阶段?
3. 学前儿童常见的问题行为有哪些?应采取怎样的矫治方法?
4. 诱使学前儿童产生心理疾病的内外原因有哪些?
5. 什么是心身疾病?常见的有哪几种?
6. 如何预防学前儿童行为心理问题的产生?

第九章
集体儿童卫生保健

【内容摘要】 卫生保健是集体儿童保教机构工作的重要内容之一,对实现托幼园所教养目标和管理目标有重要意义,儿童保教机构应切实搞好教学、饮食、房舍和一切设备的卫生管理工作,严格按照卫生学要求做好检查和维护;定期对托幼机构的所有人员进行健康检查,建立一日生活常规,预防和管理传染病,采取一切安全措施,维护和促进保教机构中儿童的身心健康。

【学习目标】 掌握集体儿童保教机构中卫生保健工作的重要内容。

第一节 托幼园(所)卫生保健工作的意义和任务

一、托幼园(所)卫生保健工作的意义

一切为保证婴幼儿身心正常发展而采取的措施都称为卫生保健工作,托幼园(所)十分强调卫生保健工作,这是它区别于其他教育阶段工作的重要特色。卫生保健不仅是托幼园(所)一项重要的日常工作,也是实现托幼园(所)教养目标和管理目标的重要内容。卫生保健工作在托幼园(所)工作中之所以具有特别重要的意义,是由幼儿的年龄特点决定的。

健康的身体是人的素质结构的要素,是婴幼儿身心和谐发展的基础。婴幼儿正处在生长发育的关键时期,各器官发育尚不完善,可塑性强,免疫力弱,易感染疾病。这就需要通过有计划、有组织、有目的的管理工作,科学地安排婴幼儿的一日生活,提供合理的营养膳食,定期体检,进行疾病的防治和生活卫生习惯

的培养,加强体格锻炼,做好安全工作,实施良好的保育,促进婴幼儿健康成长。

二、托幼园(所)卫生保健工作的任务

托幼园(所)卫生保健工作的根本任务是在集居的条件下保障和促进婴幼儿的身心健康,卫生保健必须与教育相结合。

保健工作的具体任务是:

其一,建立合理的生活制度,加强生活护理及教养,促进入托(园)儿童的身心健康。

其二,重视营养管理,为儿童提供合理的膳食,满足入托(园)儿童生长发育的需要,防止发生各种营养缺乏性疾病。

其三,建立健康检查制度,并对儿童进行生长发育监测,对发现的问题及时进行医学矫治。

其四,贯彻"预防为主"的方针,做好预防接种、消毒隔离等工作,控制及降低传染病的发病率。

其五,开展体格锻炼,增强儿童体质及抗病能力。

其六,采取相应的安全措施,防止意外事故发生。

其七,创设良好的生活环境,园舍、场地、设施等应符合安全、卫生和教育的要求。

其八,坚持引导儿童形成良好的卫生生活习惯、健康的适应性行为及良好的心理品质和道德品质。

三、保健室的职责

其一,根据卫生部门的要求和托幼园(所)工作安排,制定园所卫生保健工作计划,健全卫生保健制度,并督促检查执行,发动和依靠全园人员做好卫生保健工作。

其二,按时完成或提醒家长按计划完成儿童各项预防接种工作,定期做好儿童体格检查,测量儿童身高、体重及发育状况,并对儿童进行生长发育监测。

其三,督促保教人员搞好班级卫生保健工作,发动全体保教人员做好经常性地清洁消毒,搞好环境卫生,定期组织检查,做好记录和分析。

其四,组织、协调晨间检查,督促保教人员组织儿童户外锻炼,并注重对儿童的全天观察,若发现问题,便及时处理,并做好记录。

其五,定期与炊事人员研究儿童伙食管理,根据儿童身体生长发育的需要,协助制定每周食谱,保证为儿童提供合理的饮食。

其六,做好传染病的预防、监控和管理工作,如发现传染病要及时上报,并及时采取有效措施,严格控制传染病的蔓延流行。

第九章 集体儿童卫生保健

其七,建立完整的保健工作档案。

其八,采取多种形式对园所内所有工作人员及儿童家长进行卫生保健科普宣传,提高大家对卫生保健工作重要性的认识,形成园所、家庭、社会的合力,共同作好儿童卫生保健工作。

第二节 托幼园(所)卫生保健工作的主要内容

一、健康检查

托幼园(所)应建立和健全健康检查制度。健康检查的对象应包括新入园所的婴幼儿、在园(所)的婴幼儿以及园(所)中的全体工作人员。

对婴幼儿进行定期和不定期的健康检查,可以了解每个婴幼儿的生长发育情况和健康状况,以便采取相应的措施,更好地促进婴幼儿健康成长,同时,对疾病也可以做到早发现、早隔离和早治疗。

(一)入园(所)前体格检查

对于即将进入托幼园(所)生活的婴幼儿,在入园(所)前必须进行全面的健康检查,以鉴定他们是否能过集体生活,防止他们将某些传染病带入托幼园(所)中。而且,入园(所)前的健康检查还能为托幼园(所)更好地了解和掌握每名婴幼儿生长发育的特点以及健康状况提供重要的资料。婴幼儿入园(所)前的健康检查,通常是在当地的妇幼卫生保健院所进行。

婴幼儿入园(所)前健康检查的主要内容如下:

其一,了解婴幼儿的疾病史、传染病史、过敏史、家族疾病史等。

其二,检查婴幼儿当前的生长发育与健康状况,如身高、体重、胸围、头围、心肺功能、视力、听力、皮肤、牙齿情况、脊柱的发育、肝功能等。

其三,了解婴幼儿预防接种情况等。

(二)入园(所)后的定期体格检查

在婴幼儿入园(所)后,应定期对他们进行健康检查。一般来说,1岁以内的婴儿,每季度应体检一次;1~3岁的婴儿,每半年体检一次,每季度量体重一次;3岁以上的幼儿,每年体检一次,每半年测量身高、视力一次,每季度量体重一次。

托幼园(所)应为每名婴幼儿建立健康档案,以便全面了解和判断每名婴幼儿的生长发育情况。

在每次健康检查以后,医务保健人员应对婴幼儿个人以及集体进行健康分析、评价以及疾病统计,并据此提出促进婴幼儿健康成长的措施。

(三)每日的健康观察

在婴幼儿每日入园(所)以后,医务保健人员和保教人员应该对其进行每日的健康检查和观察,若发现疾病要及早进行隔离和治疗,防止疾病加重或在园内传播。婴幼儿每日的健康观察主要包括入园(所)时的晨检和全日的观察。

1. 入园(所)晨检

晨检是托幼园(所)卫生保健工作的一个重要环节。通过这一环节,不仅可以及早发现疾病,而且对于一些不安全因素,也可以及时处理。同时,也能了解婴幼儿在家庭中的生活情况,有利于保教人员更好地做好当日的工作以及密切家园(所)的联系。

晨检工作应在婴幼儿每天清晨入园(所)时进行,寄宿制幼儿园应在幼儿早晨起床以后进行。负责晨检工作的人员可以是医务保健人员,也可以是具有初步医学知识的保教人员。

婴幼儿晨检的主要内容概括起来是一摸、二看、三问、四查。"一摸"是指摸摸婴幼儿的前额部位,感受婴幼儿的体温是否正常,摸摸婴幼儿颈部淋巴结是否肿大;"二看"是指认真查看婴幼儿的咽喉部位是否发红,观察婴幼儿的皮肤、脸色以及精神状况等有无异常;"三问"是指询问一下家长,婴幼儿在家里饮食、睡眠、排便等情况;"四查"是指检查婴幼儿有没有携带不安全的物品到园内来,若发现问题要及时处理。

晨检中如果发现婴幼儿有身体不适或疾病迹象,应劝说家长带他们去医院检查,或暂时将该婴幼儿隔离,请保健医生进一步检查,然后再确定是否让其入班。

2. 全日健康观察

婴幼儿入园(所)以后,保育人员在对婴幼儿进行日常保育过程中,应随时观察婴幼儿有无异常表现,重视疾病的早发现。全日观察的重点是婴幼儿的精神状况、食欲状况、大小便状况、睡眠状况、体温等。如果发现不爱说话和活动、没精打采、食欲减退、小便颜色加重、大便次数增多或拉稀等异常情况,应及时进行身体检查,以确定婴幼儿是否生病。

保育员每日午间和晚间(整托)应巡视班级一次,及时处理可疑情况,并掌握婴幼儿缺勤情况,及时了解缺勤原因,如果是因为传染病,则要采取必要的预防措施。

(四)工作人员检查

为了保证婴幼儿的健康,托幼园(所)的工作人员在参加工作之前,必须经过全身健康检查,合格者才能参加工作。工作期间,每年进行全面体检一次。除了一般性健康检查,还包括胸部 X 光透视、肝功能、阴道真菌和滴虫以及淋病、梅毒等项目的检查。健康检查不合格者,应立即调离或暂时离开工作岗位。

二、制定合理的生活日程

合理的生活日程是根据婴幼儿的年龄特点,将婴幼儿一日生活的主要内容,如睡眠、进餐、活动、游戏等生活环节的时间、顺序、次数、间隔等予以合理的安排。

(一)制定合理生活日程的意义

托幼园(所)制定并实施合理的生活制度,可以使婴幼儿在园(所)内的生活既丰富多彩又有规律性,劳逸结合,动静交替。这不仅有利于婴幼儿的生长发育和健康,而且还有助于培养婴幼儿形成有规律的生活习惯,同时也为保教人员顺利地做好保育和教育工作提供了重要的条件。

1. 保护儿童神经系统的发育

(1)形成动力定型。合理安排婴幼儿一日生活的主要环节,如起床、早操、盥洗、进餐、游戏、户外活动、睡眠等,使婴幼儿养成习惯,到什么时间就知道干什么,干时轻松愉快,容易形成动力定型。形成动力定型后,各种活动有规律,吃饭时食欲好,就寝时入睡快,游戏时精力充沛,做作业时精神集中,可以节省神经细胞的功能消耗,收到事半功倍的效果。

(2)保证劳逸结合。婴幼儿时期大脑皮层功能发育不够成熟,对长期的刺激耐受力小,在从事某种活动后,大脑皮层的相应区域会由兴奋转为抑制,出现疲劳。合理安排生活制度,要不断变换活动的内容和方式,使大脑皮层的"工作区"与"休息区"轮换,保证劳逸结合,可以预防过度疲劳。

(3)保证睡眠时间。婴幼儿需要较长的睡眠时间,要合理安排生活制度使他们的睡眠时间有保证。

2. 保护消化系统的正常功能

婴幼儿时期消化系统的功能发育尚未成熟,消化能力弱,但因为生长发育迅速,对能量和各种营养素的需要量较多,所以要规定合理的进餐次数和间隔,使婴幼儿获得足够的营养。

3. 更好地安排教育活动

在组织好婴幼儿一日生活的基础上,才能有效地进行各种教育活动,使婴幼儿获得各种知识、技能,并养成良好的生活和行为习惯。因此,组织好婴幼儿的一日生活是完成早期教育任务的一个重要方面。

（二）制定一日生活日程的依据

1. 依据婴幼儿的年龄特点

婴幼儿时期是生长发育非常迅速的时期，托幼园（所）的生活制度首先必须满足婴幼儿生长发育的需要。因此，在制定生活制度时，应合理地安排婴幼儿的进餐时间，保证婴幼儿有充足的睡眠时间及户外活动时间。

另一方面，还应考虑不同年龄阶段婴幼儿的具体特点，使不同年龄阶段的婴幼儿在生活制度的安排上有所区别。如婴幼儿年龄越小，其进餐的次数就越多，睡眠的时间就越长，而每次游戏活动和教育活动的时间则越短。随着婴幼儿年龄的增长，其进餐的次数和睡眠的时间可以逐渐减少，而每次游戏活动和教育活动的时间可以延长、次数可以增多。

2. 依据婴幼儿生理活动的特点

根据神经生理学的理论，人在从事某种活动时，大脑皮层只有相应部分的神经细胞处于兴奋和工作状态，其他部分的神经细胞则处于抑制和休息状态，从而形成工作区和休息区。工作区和休息区可以随着活动性质和活动方式的改变而发生交互变化，这种镶嵌式的活动方式，可以使大脑皮层各区轮换休息，以保持机体正常的工作能力，防止过度疲劳。婴幼儿神经系统尚未发育成熟，如果某一种性质的活动持续时间过长，就会引起大脑皮层相应区域神经细胞的疲劳，因此，婴幼儿在从事某种活动一段时间以后，要变换活动，这样才能使婴幼儿大脑皮层的神经细胞得到充分的休息，避免疲劳，保持较好的工作能力。

为此，托幼园（所）在制定生活制度时，应考虑到不同性质的活动轮换进行，做到劳逸结合、动静交替。例如，在教育活动之后，可以安排婴幼儿进行自由的游戏活动；在室内较安静的活动之后，可以让婴幼儿到户外进行体育活动等。这样，便可以使幼儿大脑皮层各机能区的神经细胞以及身体的各器官系统既得到充分的调动和锻炼，又得到充分的休息，从而促进婴幼儿身心健康发展。

3. 依据地区的特点和季节的变化

我国地域辽阔，具有较大的南北气候差异以及东西时间差异，各园（所）应根据所在地区的具体地理特征以及园（所）的实际情况，制定相应的生活制度。同时，在制定生活制度时，还应考虑不同季节的特点，对生活制度中的部分环节进行适当的调整。例如，夏季昼长夜短，婴幼儿入园（所）的时间可适当提前，寄宿制幼儿园早晨起床的时间可以适当提前，而晚上睡觉时间可以适当推迟，为了保证婴幼儿每天有足够的睡眠时间，中午可适当延长午睡的时间等。必要的话，托幼园（所）可以根据当地的具体情况和需要，制定合适的生活制度。

4. 依据家长工作时间的需要

婴幼儿的年龄特点决定了婴幼儿入园（所）以及离园（所）最好是由家长亲自

第九章 集体儿童卫生保健

接送,因此,托幼园(所)在制定生活制度时,还应该考虑婴幼儿家长的实际情况和需要,更好地为家长服务。例如,婴幼儿入园(所)的时间,可以根据家长的需要适当提前,而离园(所)的时间可以适当推迟。

(三)主要生活环节的安排

在婴幼儿生活制度建立以后,应该严格地执行,以保证婴幼儿在园(所)内生活的规律性。但因为婴幼儿在园(所)内的活动并不是一成不变的,有时会有一些特殊的活动介入,例如开展幼儿运动会、组织幼儿远足、进行健康检查等,所以婴幼儿一日生活的安排,既应该具有稳定性和规律性,又应该具有相对的灵活性。

婴幼儿之间存在着较大的差异性,例如,有的婴幼儿精力十分旺盛、需要的睡眠时间较少,而有的婴幼儿由于体质较弱等原因,往往需要比其他人更多的睡眠时间,有的婴幼儿吃饭慢,吃饭需要较长的时间等。所以,在生活制度具体实施的过程中,还应该兼顾婴幼儿的个别差异,区别对待,以满足婴幼儿的不同需要。

1. 睡眠

一般全日制幼儿园的幼儿需要安排午睡。寄宿制幼儿园的幼儿一昼夜需要12个小时左右的睡眠。

在睡眠过程中,保育员要注意巡视,了解婴幼儿的睡眠情况。如帮助纠正睡眠姿势,查看婴幼儿是否踢掉了被子,判断是否需要叫醒婴幼儿排尿。如果发现个别婴幼儿有尿床、吸吮手指、睡眠不安及玩弄生殖器等情况时,应分析原因,帮助纠正,但不能当众训斥,否则不仅会伤害幼儿的自尊心,还会影响其他幼儿的睡眠。

2. 进餐

进餐前可组织婴幼儿安静地做游戏,不要做剧烈运动。进餐应定时,端来饭后再让婴幼儿有秩序地去洗手,洗完就吃,不必等别的小朋友。一般吃饭用时20~30分钟。应教育婴幼儿专心吃饭,细嚼慢咽。不要催促小朋友快吃,或比较谁吃得快。但对于边吃边玩的小朋友,要提醒他专心吃饭。

婴幼儿进餐时,不处理会影响他们情绪的问题,使他们保持精神愉快,同时注意引导他们形成良好的饮食卫生习惯,如饭前、饭后洗手,不挑食,不捡吃掉在地上的饭菜,饭前不吃零食,吃饭时保持桌面和地面清洁卫生等。

教会幼儿使用餐具,如幼儿园小班幼儿学习正确使用小勺,中大班幼儿学习正确使用筷子;教育幼儿吃完饭后把餐具放在指定的地方,把椅子放好,有礼貌地离开餐桌。

3. 户外活动

每日应有3～4个小时的户外活动。夏、秋季时间可以长一些,冬季可适当缩短时间,但不可取消。

组织幼儿开展户外活动时,应注意活动场所的地面是否整洁、周围环境有无噪声、空气是否有污染,活动时所用玩具、材料、器械等是否符合安全卫生要求等。活动的内容和方法应符合幼儿的年龄特点,注意动静交替,并控制好活动量,同时要注意照顾个别体弱的孩子。

外出活动和散步前,要做好充分的准备,集合和分散活动前都要清点人数,防止幼儿丢失。

4. 盥洗

培养婴幼儿自己洗手、刷牙、洗脸等能力,引导他们按顺序盥洗,养成良好的习惯。

早晚刷牙、饭前便后及手脏时用肥皂或洗手液洗手,早晚及午睡后最好用流动的水洗脸。寄宿制托幼园(所)应根据季节改变洗头、洗澡的次数。每晚洗屁股、洗脚,定期剪指甲、理发。

婴幼儿的盥洗用具如毛巾、漱口杯、牙刷等要专人专用,并进行定期消毒,以防传染疾病。

5. 如厕

应培养婴幼儿定时排大便的习惯。在活动间歇,提醒婴幼儿如厕,不要憋尿。教育婴幼儿大便后用肥皂洗手,拉稀要告诉老师。

保育人员每天早晨起床后或早饭前应提醒婴幼儿大便,活动间歇和睡眠前应提醒幼儿排尿。个别婴幼儿可能有尿频的习惯,可以设法转移孩子的注意力,尽力延长排尿的间隔时间,但不应限制婴幼儿便溺的次数、时间。

注意培养婴幼儿不随地大小便的习惯。4～5岁的孩子应逐步学会自己料理大小便和穿脱裤子。保育人员还应根据婴幼儿排便的情况,及时发现疾病。

三、提供合理的膳食

儿童膳食的配制要符合婴幼儿的年龄特点,提供合理的膳食,保证婴幼儿健康成长。为婴幼儿提供合理的膳食包括制定营养平衡的食谱,定期计算婴幼儿进食量和营养素摄取量,进行营养评价,以及进行烹调指导和卫生监督等几项工作。

(一)婴幼儿膳食计划

膳食计划是保证合理营养的一种科学管理方法。它包括按照各年龄儿童的营养需要,选择食品种类,计算数量,编制食谱,以及合理烹调。

第九章　集体儿童卫生保健

1. 选择食物种类

婴幼儿膳食常用的食物种类有含优质蛋白质的食物,富含维生素、无机盐和膳食纤维的食物,供热能食物,调味品(盐、酱油、醋等)。

在选购以上食物时应以《中国居民膳食指南》为指导,即食物多样,谷类为主;多吃蔬菜、水果和薯类;每天吃奶类、豆类或其制品;吃适量鱼、禽、蛋、瘦肉,少量肥肉和荤油;吃清淡少盐的膳食;吃清洁卫生、不变质的食物。

2. 计算数量

可根据当地食品供应情况、伙食费等,计算出各类食品的数量。通常来说,1～3岁的婴儿每日需要:粮150克,油25克,蔬菜鲜豆100～150克,豆制品50～100克,蛋或动物内脏50克,鱼或肉50～100克,牛奶或豆浆150～250克,白糖10～12.5克;3～6岁的幼儿每日需要:粮180克,油25克,蔬菜鲜豆250～500克,豆制品50～100克,蛋或动物内脏50克,鱼或肉50～100克,牛奶或豆浆250克,白糖10～12.5克。

3. 制定食谱

食谱是一日食物的量、调配和烹调方法的实施计划,是膳食计划的重要组成部分。制定食谱的原则有:

(1)依据膳食计划所拟定的食品种类和数量,不任意改变。

(2)注意季节变化,冬季多用高热量食物,夏季多用清淡、爽口的食物。

(3)食谱所列的烹调方法和食物应适应儿童的消化能力。

(4)品种多样化,并能增进食欲。

(5)注意观察儿童接受食物的情况,必要时做调整。

(6)每周更换食谱。

4. 讲究烹调技术,注意饮食卫生

在食物搭配中,充分利用蛋白质的互补作用,烹调中尽量减少营养素的损失。同时注意饮食卫生、厨房卫生和炊事人员的个人卫生。保教人员在开饭前应洗手,饭桌及餐具应符合卫生要求。

(二)合理的膳食制度

正确分配食物数量,合理安排就餐时间是确定膳食制度的两个基本问题。

1. 饮食次数和间隔时间

决定饮食次数及两餐之间的间隔时间应以食物停留在胃里的时间为依据。两餐间隔以4个小时为宜。3～6岁幼儿,可每日安排三餐及午后一次点心。初断奶的婴儿胃容量小、消化力弱,可适当增加进餐次数,每天可食5～6次。

婴幼儿进餐应遵守开饭时间,养成定时进餐的习惯。

2.各餐食物数量的分配

要按照婴幼儿身体发育的需要和一日活动对能量的消耗来合理分配食物的量。早晨可给予质量好、热量高的食物,中餐应含较多的热能,晚餐宜清淡、易消化。

每餐提供的热能占全天总热能的比例为:早餐25%～30%;中餐35%～40%;午点10%;晚餐25%～30%。

农村地区幼儿园若不提供三餐,可于上午10点左右提供一次点心,避免幼儿在家吃不好早餐,自带零食入园,边吃边玩,既不卫生也不安全。

(三)严防食物中毒

1.细菌性食物中毒

(1)病原菌污染食物的主要途径:操作中,切生食、熟食使用同一块菜板、同一把刀;在制作和供应食品时,细菌经手传到食品上;苍蝇、老鼠等将病原菌带到食品或炊具上;熟食放在冰箱内,被生肉上的血或污物污染。

(2)细菌性食物中毒的种类。

①沙门氏菌食物中毒。病畜、病禽是引起沙门氏菌食物中毒的主要食品,其次是蛋类、鱼类及乳类。

②葡萄球菌食物中毒。葡萄球菌常存在于人的鼻咽部及手上,尤其是皮肤溃烂感染处。通常是炊事员面对食物咳嗽、用菜勺尝味,而将细菌带到食物上,引起食物中毒。

③嗜盐菌食物中毒。嗜盐菌大量的存在于海产品中。

④肉毒杆菌食物中毒。一旦中毒,病死率很高。引起中毒的食品多为罐头食品,因为细菌会在没有氧气的条件下生长并产生毒素。

2.非细菌性食物中毒

(1)化学性食物中毒。因为食物在成长、制备、储存或烹调过程中,被化学物质如农药、煤油等污染,引起中毒。

(2)植物性食物中毒。发芽马铃薯中毒;扁豆中毒(若炒煮时间不够,扁豆中所含的皂素未被破坏,可引起中毒);豆浆中毒(生豆浆含有皂素、抗胰蛋白酶等有害物质,对胃肠道黏膜有刺激性,可引起呕吐、腹泻等)。

3.食物消毒的方法

建立并严格执行消毒制度,是预防疾病发生以及切断传染病传染途径的一项重要措施。托幼园(所)应做好预防性消毒和传染病疫源地消毒两方面工作。对日常用水、食物、餐具、餐桌、盥洗用具、玩具、图书等要定期消毒,称为"预防性消毒";当发生传染病后,要对疫源地进行消毒,称为"疫源地消毒"。

托幼园(所)常用的消毒方法有物理消毒法和化学消毒法。

第九章 集体儿童卫生保健

(1)物理消毒法。物理消毒法主要包括机械消毒、煮沸消毒、蒸气消毒、日晒消毒等。

①机械消毒:利用洗涤、通风换气等方法,杀灭和消除环境中的致病微生物。主要用于玩具、室内空气等的消毒。

②煮沸消毒:利用水的高温作用,将物品中的致病微生物杀灭。其方法是将需要消毒的物品全部浸入水中,煮沸15分钟以上。主要用于耐热和不怕水的餐具、金属器械、衣物等的消毒。

③蒸气消毒:利用蒸气的高温作用,将物品中的致病微生物杀灭。主要用于毛巾、尿布、衣物、餐具等物品的消毒。

④日晒消毒:利用日光中紫外线的作用杀灭附着在物品表面的致病微生物。其方法是将需要消毒的物品放在日光下持续曝晒3~6个小时。主要用于衣服、被褥、图书、玩具等物品的消毒。

(2)化学消毒法。化学消毒法是指利用化学药品进行消毒的一种方法。

托幼园(所)常用的清洁、消毒剂有酒精、碘酒、高锰酸钾、洗涤剂、消毒灵、肥皂水、洗衣粉、去污粉、漂白粉、石灰、来苏水、过氧乙酸等。消毒剂最好是液体状态或者溶于水的,以便于与致病微生物迅速接触,起到消毒的作用。使用消毒剂时,应严格掌握消毒剂的有效浓度和浸泡时间。物品浸泡前通常要洗刷干净,然后再将物品全部浸泡在消毒液中进行消毒。

在实际操作时,可以将物理消毒法与化学消毒法结合起来,以提高消毒效率。

四、建立体格锻炼制度

(一)体格锻炼的意义

1.增强幼儿体质

经常进行体格锻炼,可增强幼儿心脏的生理功能,表现为心肌收缩力加强,每次搏动输出血量增加,能耐受剧烈运动时心率的加快,而且安静下来时心率能较快恢复正常;体格锻炼还可以促使幼儿肺脏功能增强,使呼吸深度加大,提升肺活量。另外,体格锻炼对于促进幼儿新陈代谢,提高神经、体液调节能力以及机体对内、外环境的适应能力具有极大的作用。

2.有利于幼儿德、智、体全面发展

在参与体格锻炼的过程中,幼儿的信心、毅力、耐力、自制力和胆量都得到了有效的锻炼,这对于形成良好的个性品质具有不可低估的作用。同时,体育运动也是幼儿之间交往互动的重要途径之一,幼儿可以从中学会平等交往、相互合作、互助谦让等良好品质。对于生长发育中的幼儿来说,体格锻炼还具有美体的作用,经常运动可使幼儿体格健壮、比例匀称、形体优美。

3. 符合用脑卫生

学习、游戏、体育活动交替进行,符合用脑卫生,对幼儿大脑的发育有良好的刺激作用。

4. 有利于体弱儿童的康复

佝偻病患儿、贫血、反复呼吸系统感染的幼儿,通过适宜的体格锻炼,可以增强机体的活力,加速体内新陈代谢,吸收更多的营养,有利于疾病的康复。

(二)体格锻炼的注意事项

1. 持之以恒

只有持之以恒的体格锻炼才能增强幼儿的体质,发挥其应有的作用。经过持续的锻炼,幼儿大脑皮层会建立起有关的联系,当周围环境发生变化时,能灵活准确地调节有关器官,使之迅速做出相应的反应,保持机体与外界环境的平衡。经过多次反复的练习,大脑皮层上有关的联系就变成巩固而复杂的条件反射,可达到增强体质、少生病的目的。

2. 循序渐进

体格锻炼应符合幼儿的生理特点,宜循序渐进,逐步提高各种因素对人体的刺激强度,逐步延长锻炼时间。锻炼的方式要由简单到复杂。这样才能使幼儿的器官逐渐对锻炼产生良好的适应。

3. 个别对待

针对不同年龄和健康状况的幼儿,锻炼的方法、时间、强度应有所区别。如对体弱儿的体格锻炼应较健康儿缓慢,时间应短并要密切观察幼儿的锻炼情况。

4. 及时调整

锻炼时要注意锻炼内容的多样化,锻炼强度要符合幼儿年龄特点,时间要有所控制,否则会造成幼儿各生理功能的不协调,达不到锻炼的目的。锻炼前要作适当的准备活动,运动量要逐渐增加,使心血管系统有足够时间提高其活动水平,消除肌肉、关节的僵硬状态,以减少外伤的发生。锻炼后的整理活动可使神经系统由紧张恢复到平静,防止发生"运动性休克"。在锻炼过程中,应该仔细观察幼儿对锻炼的反应,及时采取措施,进行相应调整,达到增强幼儿体质的目的。

(三)体格锻炼的方法

1. 经常组织符合幼儿特点的游戏和体育活动

幼儿体育活动以各种身体动作的练习为基本内容,以游戏为基本形式,而且具有一定的情节、规则,有娱乐性和竞赛性,因此深受幼儿喜爱。体育活动包括各种幼儿体操、健美操、小篮球、小足球以及利用体育活动器械进行的各种活动。

2.天气正常时,安排充足的户外活动

每天保证有 2 个小时以上的户外活动,如晨间户外活动和散步等。

3.有效利用自然因素进行体格锻炼

充分利用本园的环境条件,利用日光、空气及水等自然因素,有计划地锻炼幼儿身体。

日光浴是指利用适当的日光照射身体裸露部分的锻炼方法。进行日光浴时,需要随时观察幼儿的反应,若幼儿出现头晕、头痛、心慌、恶心等情况,即应停止日光浴,并采取相应的康复措施。

空气浴是指将身体裸露在冷空气中进行体格锻炼的一种方法。锻炼时,夏季只穿短裤,天冷时只穿薄的衣服,进行各种游戏、体操等运动,冬季可持续 20 分钟左右,若幼儿打寒战、起鸡皮疙瘩即应停止。

水浴是指利用水来锻炼身体的一种方法,主要有冷水盥洗、冷水擦身和冷水冲淋等。冷水盥洗对身体的刺激较为温和,可以有效地提高幼儿对寒冷的适应能力。一般从夏季开始,用冷水洗手、洗脸,坚持到冬季。冷水擦身和冷水冲淋对身体的刺激性较强,所以不提倡开展,如要开展则需要在保健医生的指导和监护下进行。

五、传染病管理

学前儿童正处于生长发育中,身体发育不成熟,免疫力较弱,容易感染传染病。为了预防传染病的发生和蔓延,托幼园(所)要做好管理工作。

(一)管理传染源

1.及早发现传染病人

托幼园(所)的保健医生、保育员应熟悉小儿常见传染病的早期症状,以便及早发现疫情,做到早发现。有些传染病,在发病早期传染性最强。所以,一旦发现传染病人,必须马上采取相应的措施。疑似传染病人也应被隔离观察。

2.做好疫情报告

做出传染病诊断或疑似诊断后,应及时向卫生防疫部门报告,方便各级卫生防疫部门掌握疫情、做好记录、制定防疫措施等。

3.密切观察接触者

与传染源有密切接触的健康人和正处于该病潜伏期的人,称为"传染病接触者"。一般是指与传染病患儿同班的小朋友或与其一同居住的人。对接触者应采取管理措施,尽可能缩小传染的范围,不使传染病蔓延,而且对于处于传染病潜伏期的人,可以及早发现症状,早隔离、早治疗。

（二）切断传播途径

1. 经常性的预防措施

（1）搞好环境卫生、饮食卫生和个人卫生。保持环境清洁、空气清新，养成良好的个人卫生习惯，讲究饮食卫生，都是很重要的预防措施。

（2）做好经常性的消毒工作。消毒的目的是消除或杀灭环境中的病原体。做好经常性的消毒工作是切断传播途径的重要措施。

2. 传染病发生后应采取的措施

（1）隔离病人，病人的一切用具都必须专用。

（2）隔离病人后，要对他原来的活动场所进行一次彻底的消毒。若病人患呼吸道传染病，他停留过的房间应该通风换气；若病人患肠道传染病，对病人所用过的物品，如床、桌椅、玩具、便盆、马桶等均要进行消毒。

（三）保护易感者

1. 非特异性措施

增强儿童体质，提供合理营养，培养个人卫生习惯，搞好环境卫生等。

2. 预防接种

托幼园（所）应配合卫生防疫部门，完成幼儿的计划免疫工作，防止漏种、错种、重种。注射后，要填写预防接种卡片，并注意观察幼儿接种后的反应。

六、安全措施和安全教育

（一）安全措施

1. 组织好儿童的活动

每次活动前要做好充分的准备工作，向幼儿提出具体的注意事项，配备足够的保育人员。在活动过程中，保育人员要全面细致地照顾幼儿，确保幼儿在他们的视线范围内活动。

2. 场地、房舍

托幼园（所）的建筑设备要符合安全卫生要求，并定期进行检修，发现问题时要及时处理。

为便于防火和疏散，托幼园（所）的走廊净宽度，双面布房的不应小于1.8米，单面布房的不应小于1.5米。在幼儿安全疏散和经常出入的通道上，不应设有台阶。

楼梯应在靠墙一侧设幼儿扶手，其高度不应大于60厘米。楼梯台阶的高度不应大于15厘米，宽度不应小于26厘米。楼梯坡度不应大于30度。楼房的窗户、楼梯要有栏杆。

3. 设备

幼儿的玩具材料应无毒,外表必须光滑无锐角。玻璃球、木球体积不能太小,以免幼儿误吞。发声玩具的声音不得超过 70 分贝,以免因噪音而损害幼儿的听觉。

儿童房间的照明宜采用拉线开关;电器应安装在儿童接触不到的地方;热水瓶、火柴、刀、剪、图钉等应放在儿童拿不到的地方;家具要牢固,没有尖角和裂缝;运动器械要随时检修,保持坚固和表面光滑;劳动工具应放在储藏室内,不得让幼儿自行拿动和使用。

4. 药品、有毒物品

建立严格的药品保管制度。内服药、外用药、消毒剂均需标示清楚、分开放置,安排专人保管。给幼儿用药前,要仔细核对姓名、药名、剂量,杜绝拿错药或服过量的现象出现。

避免让幼儿接触各类消毒剂、杀虫剂、油漆及卫生球等有毒物品。在为幼儿消毒时,要注意降低消毒剂的浓度。在使用杀虫剂时,要让幼儿暂时离开喷洒杀虫剂的环境。要妥善保管化妆品,勿让幼儿拿到手。

(二)安全教育

1. 遵守幼儿园的安全制度

教育幼儿不得随便离开自己的班级,必须在得到允许后才能离开;教育幼儿遵守秩序,出入各活动室及上下楼梯时不要拥挤;教育幼儿运动、游戏时遵守规则,不做有危险的游戏等。

2. 遵守交通规则

教育幼儿自觉遵守交通规则;教育幼儿要走人行道,横穿马路时要走斑马线,不得在马路上停留玩耍、追逐打闹等。

3. 懂得生活中的潜在危险

(1)懂得水、火、电的潜在危险。教育幼儿在距水边较近的地方玩耍时要注意安全,不玩火、不摆弄电器,室外遇雷雨不可在大树下避雨,并注意躲开被刮断的电线等。

(2)不要捡拾小物件,不能将小钢珠、豆粒、碎玻璃等小物件放进鼻或耳中,或把玩具放在口中吸吮等。

(3)不采食花、草、种子,以免误食有毒植物。

4. 教给幼儿自救的粗浅知识

在发生意外事故时,如果当事人具有一些自救常识,往往能在很大程度上争取时间,减轻事故造成的损害,减少人员伤亡。因此,在幼儿园安全教育中,应提高幼儿自我防备和自我救护的能力,教给他们自救的粗浅知识,如突遇火灾、煤气泄漏、烧烫伤以及迷路走失时的自救方法。

七、建筑设备卫生

为幼儿提供一个良好的、符合卫生要求的物质环境,是保证幼儿正常发育和健康发展的基础,也是做好托幼园(所)保教工作的重要前提。

托幼园(所)的物质环境建设,必须以保证婴幼儿健康、促进婴幼儿发展为目的,从安全、保健、教育等基本点出发,创设既符合婴幼儿发展水平,又能促进婴幼儿身心健康发展的良好环境,使婴幼儿安全、健康、愉快地生活、游戏和学习。

(一)托幼园(所)地址的选择

1. 社区环境

在进行社区规划时应考虑托幼园(所)的合理布局,并按照一定的卫生标准和卫生要求进行规划,以保证婴幼儿能有一个良好的生活和学习环境。有关托幼园(所)所在地的选择需要满足下列要求:

(1)远离各种污染源,并满足有关卫生防护标准的要求。

(2)日照充分,场地干燥,排水通畅,环境优美或接近城市绿化地带。

(3)交通便利,便于家长接送。

2. 园所规划

(1)托幼园(所)的绿化。托幼园(所)的绿化非常重要。首先,绿化能改善托幼园(所)内局部小环境的气候,减轻尘土、废气、噪音等对婴幼儿的危害,使空气得到净化。其次,绿化能起到美化环境的作用,有利于婴幼儿产生愉悦的情绪,怡情养性。再次,在烈日炎炎的夏季,茂密的树木可以为婴幼儿提供活动和纳凉的浓荫,有利于夏季户外活动开展。最后,托幼园(所)还可以利用绿化带,引导婴幼儿认识各种树木与花草,培养婴幼儿探索大自然的兴趣以及热爱大自然的情感。为此,托幼园(所)应尽可能地扩大园所内的绿化面积。

在托幼园(所)的绿化带中,不得种植有毒的或带刺的植物,以免伤害婴幼儿。在种植的树木与花草中,最好既包括常绿树,又包括落叶树,以便使园所内一年四季都能见到绿色,同时又能使幼儿感受到季节的变化。有条件的托幼园(所),应铺设一定面积的草坪,因为幼儿很喜欢在草坪上追逐和玩耍。

(2)托幼园(所)的室外活动场地。托幼园(所)的室外活动场地主要供婴幼儿户外游戏和体育活动时使用。

托幼园(所)应设置专用的、靠近各自活动室的室外活动场地。每班活动场地的面积不应小于60平方米,各活动场地之间宜分隔开,以便于在传染病流行期间,控制传染病的蔓延。如果托幼园(所)的室外活动场地不足,各班可以有计划地采取轮流使用室外活动场地的方式,这样做可以提高室外活动场地的使用率。

托幼园(所)还应有全园共用的室外活动场地。共用的活动场地既包括可供节日或全园师生活动时使用的面积较大的活动场地,也包括可设置大、中型幼儿运动器械、嬉水池、沙坑以及30米长的直跑道等的场地。

(二)房舍建筑

1. 生活用房的设置

托幼园(所)的生活用房主要包括乳儿室、喂奶室、配乳室、卫生间和储藏室等。

托幼园(所)的生活用房主要包括活动室、寝室、配餐室、卫生间、储藏室、音体活动室等。

托幼园(所)的生活用房应安排在最好的日照方位,并与附近的建筑保持一定的距离,以保证室内光线充足和房屋的冬暖夏凉。在温暖地区、炎热地区,生活用房应避免朝西,否则应设遮阳设施。

2. 生活用房的建筑构造

托幼园(所)的生活用房应设计成每班可独立使用的生活单元,其中以活动室为主,其他各室分别与之连接,各单元应有自己单独的出入口以及通向户外活动场地的过道。这种配置既便于保教人员组织幼儿活动以及进行日常生活照顾与管理,也便于在传染病流行期间采取隔离措施,若遇到紧急情况,也有利于疏散。

以班级为单元的设计,各室之间的配置可以根据不同需要在样式上有所不同,但是各室配置的卫生原则是不变的。活动室、寝室及音体活动室宜为暖性、弹性地面,幼儿经常出入的通道应为防滑地面,卫生间则应为易清洗并防滑的地面。

3. 服务用房

托幼园(所)的服务用房主要包括医务保健室、隔离室、晨检室、教职工办公室、资料室、会议室、值班室、传达室以及教职工厕所、浴室等。其中保健室宜与隔离室相邻,并与幼儿的生活用房保持适当的距离。如果是楼房,保健室应设在底层。隔离室应有单独的厕所。晨检室则应设在建筑物的出口、入口处。

4. 托幼园(所)房舍配置的卫生原则

托幼园(所)的房舍配置,除了需要考虑适合于不同年龄阶段婴幼儿发展的特点,还应该遵循以下几个基本的卫生原则:

(1)房舍建筑本身应安全、牢固。

(2)房舍的配置要能保证婴幼儿的安全及其身心健康发展。

(3)房舍的配置要便于控制传染病在园所内蔓延或流行。托幼园(所)房舍的建筑设计以及卫生安全要求,可参照我国城乡建设环境保护部与国家教育委员会于1987年9月3日共同颁布的《托儿所、幼儿园建筑设计规范》等有关文件和规定。

(三)采光和照明、通风、采暖

1. 采光和照明

活动室应采光充分、照明良好。婴幼儿的视觉器官尚未发育完善,要保护好婴幼儿的视力,必须解决好活动室的采光和照明问题。

采光,又称"自然采光",是指以日光为光源来获取视觉效果的方法。照明是指用人工光源获取视觉效果的方法。采光和照明的目的,是为了形成良好的视觉环境,保证安全和用眼卫生。活动室要做到光线充足,就要保证采光充分。这不仅能缓解婴幼儿的视觉疲劳,预防和减少近视,还会影响婴幼儿的心理状态,使婴幼儿感到舒适和心情愉快。适宜的自然光线,还具有杀灭细菌、净化空气、促进婴幼儿新陈代谢的功能。当遇到阴雨天或在早晚间活动时,由于自然采光不足,就需要使用人工照明来调节室内光线。

活动室采光和照明的卫生要求主要有两个方面:一是应使室内各桌面、黑板面有足够的照度(指光线的明亮程度),照度充足,眼睛就看得清楚,不易产生视觉疲劳;二是应做到光线均匀,光质柔和,避免产生眩光和阴影,以保护幼儿的视觉机能。

活动室的采光状况与照度,主要取决于窗户的面积大小,通常用采光系数来衡量。采光系数是指窗户的透光面积与室内地面面积之比。一般来说,幼儿活动室侧窗采光的采光系数不应低于1∶5。此外,窗户玻璃的清洁度、窗外是否有遮挡物、室内墙壁的颜色等方面的因素也会对室内的采光状况与照度产生一定的影响。为了保证活动室内具有充足的采光与照度,活动室的窗户应尽可能开多些、大些,窗户的玻璃应擦得明亮些,窗外不宜有高大建筑物或树木等的遮挡,室内的墙壁、天花板以及家具等,也应尽可能选用浅色的涂料。同时,为了避免眩光和日光的直射,还应采取相应的遮光措施。

2. 通风

托幼园(所)生活用房应有良好的自然通风,厨房、卫生间等均应设置独立的通风系统。

婴幼儿的需氧量较大,对疾病的抵抗能力较差,如果活动室的空气不好,含氧量不足,再加上闷热以及湿度过大或过小,都有可能会造成婴幼儿机体缺氧,引起婴幼儿疲劳、精神不振、注意力不集中等。而且,也较容易导致某些疾病的传播,影响婴幼儿的健康成长。因此,适时通风换气是保证室内空气清新适宜的

第九章 集体儿童卫生保健

条件,这对于保证婴幼儿的身心健康十分重要。

活动室通风的形式主要有两种,一种是自然通风,即利用自然风力、气流的通风形式;另一种是人工通风,是指利用电风扇等电器产品进行通风的方法。活动室的通风应以经常敞开窗户这一形式来实现。把窗户全部打开,一般10分钟左右就可换气一次。

为了保证室内空气新鲜,活动室应制定合理的每日通风制度:婴幼儿入园(所)前、户外活动时、进寝室睡眠时以及离园时,都应打开所有窗户通风换气;幼儿在室内活动期间,应根据季节的不同以及活动室窗户的具体设置情况,定时打开全部或部分窗户通风换气。同时,应避免让幼儿在穿堂风中活动。通风换气时间的长短,可根据室内外气温的具体状况来定,一般而言,若室外和室内温度相差较大,通风换气的速度就相应较快,这时,通风换气的时间可以相对短一些,反之,则应相对长一些。

3. 采暖

采暖的方式有集中采暖和局部式采暖两种。

集中采暖又可分为蒸汽采暖和热水采暖两种。由于蒸汽采暖散热片表面温度较高,容易烫伤婴幼儿,因此,托幼园(所)一般使用低温热水集中采暖,但是供暖的散热器必须采取防护措施。

局部采暖一般包括火炉、壁炉、火墙、火炕等明火取暖和电热取暖器和空调等电热取暖。采用明火采暖时,一定要采取适当的防火措施以及相应的通风与排烟措施,以防火灾以及有害气体等危害幼儿机体;采用电热取暖虽然相对比较卫生,但也要防止触电和烫伤。

(四)桌椅

婴幼儿在活动室进行游戏、绘画、进餐等活动以及休息时都离不开桌椅。合适的桌椅,有助于婴幼儿保持良好的坐姿,避免疲劳,预防近视和脊柱异常弯曲的发生。婴幼儿桌椅的大小尺寸、结构以及配置,应符合下列卫生要求。

1. 桌椅的大小尺寸与婴幼儿的身材相适应

椅高(指椅面前缘最高点距离地面的垂直高度)应与婴幼儿的小腿长相适应,使婴幼儿在就座时,大腿与小腿之间的夹角基本上能保持在90度左右。这样,婴幼儿的下肢便可着力于整个脚掌上,不会有明显的压迫感,而且下肢可以较自然地前、后或左、右方向移动。

椅深(指椅面前后的深度)应为婴幼儿大腿的2/3~3/4,以便使婴幼儿在就座时,大腿的后3/4部分都能置于椅面上;椅宽(指椅面左右的宽度)应为婴幼儿臀部的宽度再加上5~6公分,以保证婴幼儿臀部发挥对于身体的支撑作用。

桌椅高度差(指桌面与椅面之间的垂直距离)应合适,以婴幼儿在就座时,两臂能很自然地放在桌面上、背部能伸直为宜。若桌椅的高度差过大,会使婴幼儿就座时耸肩或单肩提高,造成脊柱异常弯曲;若桌椅的高度差过小,则会使婴幼儿上体过度前倾,形成驼背。

桌椅的重量应适中,要便于婴幼儿自己安全搬运;桌椅的颜色应选浅色,但不应选白色,因为白色的反光性较强,会对婴幼儿的眼睛产生较强的光刺激,以致损伤眼睛。

婴幼儿应使用平面桌,桌面的面积可大、可小,可以两人坐,也可以四人坐、六人坐等。无论是几个人共同使用一张桌子,在婴幼儿进行桌面活动时,其采光的方向以及光线的强弱等均应符合基本的卫生要求。此外,桌子的下方不宜设有抽屉或横栏,以免影响婴幼儿下肢的正常摆放与活动。

应经常擦拭婴幼儿的桌椅。用于进餐的桌子,在每次使用前,应使用专用的抹布进行擦拭并进行必要的消毒。

2. 桌椅的配置应以婴幼儿的身高为依据

学前儿童正处于身体发育的阶段,因此,为婴幼儿配置桌椅应是动态的,根据婴幼儿的生长发育状况作相应的调整。因为同一年龄段婴幼儿的身高差异可能较大,所以一个班级的桌椅尺寸不应强调整齐划一,每一个年龄班最好备有三种不同尺寸的桌椅。一般而言,婴幼儿身高相差10厘米以内者,可以使用同一尺寸的桌椅。同时,还应该注意根据婴幼儿身高的变化调整桌椅,以满足婴幼儿的发展需要。

(五)寝具

每名婴幼儿应使用自己专用的小床。婴幼儿床的大小及结构等,也应适合于婴幼儿的身材。具体来说,婴幼儿床的长度应为婴幼儿的身长再加上15～25厘米;床的宽度应为婴幼儿肩宽的2～2.5倍。为了保证婴幼儿睡眠时的安全以及便于幼儿自己上下床,幼儿床的高度一般为30～40厘米,不宜过高。床的周围应设有栏杆,在床的一侧可留有上下床的空隙。婴幼儿使用的床不宜过软,最好是用木板床或棕绷床、藤绷床,因为这一类床有利于婴幼儿脊柱的正常发育。若睡眠室较小,可以使用婴幼儿双层床或婴幼儿折叠床,其尺寸大小以及结构等方面的设计,应适合婴幼儿的身材以及考虑到婴幼儿的健康。

为了避免婴幼儿睡眠时相互干扰、适当地控制疾病的传播以及便于保育人员在床间进行巡视和照料,婴幼儿床的床头之间以及床与床边缘之间均应留有一定的距离。婴幼儿使用的床应保持清洁与干燥,必要时可以放到日光下进行曝晒消毒。

婴幼儿枕头的高低以及软硬程度,会直接影响婴幼儿的健康,应选用扁平些的、柔软些的枕头。过高的枕头有可能会导致婴幼儿脊柱异常弯曲或成年后患颈椎病；过低的枕头或不枕枕头，会使婴幼儿头部过分后仰，造成颈前部肌肉压迫气管，从而影响婴幼儿正常的呼吸以及头部的血液循环等。婴幼儿枕头的软硬度也应适中，不宜过硬，也不宜过软，否则会影响婴幼儿头部的血液循环。

婴幼儿应使用自己专用的寝具，如枕巾、被子和褥子等，寝具应选用纯棉制品，并经常进行清洗和晾晒，不用时则应放置在干燥的橱柜中加以保存，以保证其清洁与卫生。我国南方的夏季比较炎热，可以在婴幼儿的床上铺席子，婴幼儿使用的席子以草席为宜。新购买的席子应用开水浇烫、晾干。在婴幼儿使用时，每天都应用温水擦洗，以消灭或减少其中的有害微生物。

▶阅读推荐◀

[1]高瑛瑛.集体儿童卫生保健指南.福州:福建人民出版社,2009

[2]江平.集体儿童卫生保健工作手册.广州:广东人民出版社,1996

[3]彭振耀,袁全莲,沈芳.全方位做好区域集体儿童肥胖防控管理的探索与思考.中国社区医师,2014,(36)

[4]柴莲.集体儿童保健业务指导的做法和体会.江苏卫生保健,2003,(03)

[5]彭晓珊.集体儿童卫生保健管理的做法和体会.中国儿童保健杂志,2001,(05)

[6]丁雄,唐玲等.集体儿童健康状况10年动态观察.华南国防医学杂志,2000,(04)

[7]严柳青.城市集体儿童卫生保健工作管理项目做法与体会.中国妇幼保健,1999,(03)

▶思考与探索◀

1.做好集体儿童保健工作的意义是什么？

2.集体儿童保健的具体内容有哪些？

参考文献

［1］蔡黎曼.幼儿卫生学.广州:广东高等教育出版社,1995
［2］万钫.学前卫生学(第3版).北京:北京师范大学出版社,2012
［3］朱家雄,汪乃铭.学前儿童卫生学(修订版).上海:华东师范大学出版社,2012
［4］冯志坚.幼儿生理卫生与保健.长春:东北师范大学出版社,1995
［5］李林静.学校卫生学(修订本).重庆:西南师范大学出版社,1997
［6］郑晓边.幼儿卫生学.郑州:大象出版社,1998
［7］顾荣芳.学前儿童卫生与健康教育.南京:江苏教育出版社,1997
［8］麦少美.学前卫生学.上海:复旦大学出版社,2009
［9］左明雪.人体解剖生理学(第二版).北京:高等教育出版社,2009
［10］郭光文,王序.人体解剖彩色图谱.北京:人民卫生出版社,2008